TASCHENATLAS DER GYNÄKOLOGISCHEN ZYTOLOGIE

mit 217 Abbildungen

Hellmut Flenker

IDwerk 2010 · dritte, erweiterte Auflage

TASCHENATLAS DER GYNÄKOLOGISCHEN ZYTOLOGIE

mit 217 Abbildungen

Herausgeber: IDwerk kommuniziert OHG

Autor: Prof. Dr. med. Hellmut Flenker (Univ. Göttingen)
Arzt für Pathologie, F.I.A.C.
Strödacker 63, D-27580 Bremerhaven

Konzept und Gestaltung: Dipl. Des. Andreas Recknagel
IDwerk, Konsul-Smidt-Str. 8d, D-28217 Bremen
Tel. +49 (0)421 489988-0, Fax +49 (0)421 489988-3
mail@idwerk.org, www.idwerk.org
Bestellung: www.taschenatlas.de

Abbildungen:

1–10, 13–15, 21, 23–33, 46–50, 54–56, 201: IDwerk Bremen (Entwurf: Prof. Dr. H. Flenker)

20: Dr. H. Wegner, Labor Dres. E. Bayer/H. Wegner, Siegen

51: Dr. C. Sartori, DCS Hamburg

52–53: Pathologie Priv.-Doz. Dr. S. Falk, Frankfurt a. M.

62: Dr. P. Schomann, Lüneburg

57–61: Carl Zeiss AG, Oberkochen

82–83: Prof. Dr. W. Friedmann, Frauenklinik Bremerhaven

203, 207–209: Zytologisches Labor ZPZ, Köln

210–211: Tharmac GmbH

212–213: BD Diagnostics

214–215: Thermo Fisher Scientific

216–217: Hologic Deutschland GmbH

alle übrigen Fotogramme/Präparate vom Autor

ISBN-Nr. 978-3-00-030188-9

VORWORT ZUR DRITTEN AUFLAGE

Unsere Leser haben die vorherigen Ausgaben des „Taschenatlas“ erfreulich positiv angenommen. In den letzten Jahren nun wurden molekularmedizinische Untersuchungsmethoden auch für das Routinelabor entwickelt. Die jetzige Auflage berücksichtigt diese Entwicklung, sie möchte Sie mit den Grundlagen der molekularen Zellbiologie vertraut machen. Der Text ist kurz gehalten, der eine oder andere Leser wird kritisieren, dass damit viele Details ausgeblendet werden. Es war unser Ziel, mit der jetzigen Auflage dem Lernenden – und das sind wir alle – neben der konventionellen Zytologie das Verständnis für die molekulare Medizin zu erleichtern. Umfang und Preis sollten in einem noch vertretbaren Rahmen verbleiben, um den Einstieg in unser Fachgebiet nicht unnötig zu belasten. Ob diese Bemühungen gelungen sind, müssen unsere Leser entscheiden.

Der „Taschenatlas“ wurde in allen Kapiteln überarbeitet und aktualisiert, zahlreiche Abbildungen wurden ausgetauscht und hinzugefügt. Nach wie vor gilt: Der „Taschenatlas“ ist ein Arbeitsbuch für die Praxis. Das abschließende Literaturverzeichnis berücksichtigt vorwiegend die deutschsprachige Literatur, weist jedoch auch auf einzelne (meist spürbar preisgünstigere) angloamerikanische Werke hin.

Dem Herausgeber danke ich für Verständnis und Geduld, die er immer wieder aufbringen musste, um meine Vorstellungen in die Praxis umzusetzen.

Sollten mir missverständliche oder fehlerhafte Angaben unterlaufen sein – sei es im Text oder bei den Abbildungen –, so bitte ich um Nachsicht: Niemand ist frei von Irrtümern. Für mögliche Fehler bin allein ich verantwortlich, für Ihre Hinweise bin ich Ihnen dankbar.

Bremerhaven, Januar 2010

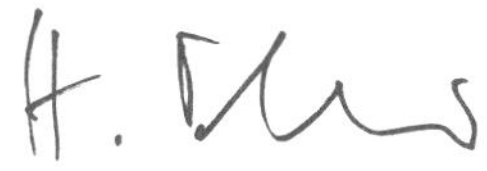

Hellmut Flenker

HINWEISE ZUR HANDHABUNG

Diagnostisch wichtige Hinweise sind in den Abbildungslegenden stichwortartig aufgeführt.

Abkürzungen für häufig wiederkehrende Bezeichnungen:

SZ	Superfizialzelle
gr. IZ	große Intermediärzelle
kl. IZ	kleine Intermediärzelle
PBZ	Parabasalzelle
DD	Differenzialdiagnose

Im Text finden Sie häufig Längenangaben in µm (Mikrometer = 1/1.000 mm); die Ausmessung mit dem Okularmikrometer ist nicht erforderlich. Im Routinelabor ist der Vergleich mit den in nahezu jedem Präparat vorhandenen Objekten ausreichend:

Erythrozyt	~ 7 µm
Zellkern gr. IZ	~ 9 – 10 µm
SZ	> 45 – 50 µm

Kursiv gesetzte Begriffe werden im Glossar (Kap. 29) nochmals erläutert.

Bei den Mikrofotogrammen ist der Vergrößerungsfaktor des Objektivs angegeben.

Mikroskop:
Zeiss Axioskop 40 mit Obj. EC Plan-Neofluar 4x, 10x, 20x und 40x

Kamera:
Digital Camera JVC KY-F75U

Bilddokumentation:
Diskus 32 Vers. 4.60 (Techn. Büro Carl H. Hilgers, D-53639 Königswinter)

INHALTSVERZEICHNIS

1. MOLEKÜLE DER ZELLE (Tab. 1–4, Abb. 1–3)

Struktur, Funktionen sowie physiologische und krankhafte Reaktionen der Zelle sind molekular, d. h. chemisch zu erklären (Tab. 1). Grundkenntnisse der Biochemie sind für das Verständnis der Zellbiologie heute unerlässlich.

1.1 Wasser

Wasser dient als Lösungs- und Transportmittel in der Zelle und im Extrazellularraum. 2 elektropositive Wasserstoffatome sind im Wassermolekül unter einem Winkel von 105° mit 1 elektronegativen Sauerstoffatom verbunden. Das Molekül ist in seiner Ladung asymmetrisch, es ist polar. Ionen, Salze, Alkohole, Proteine, Polysaccharide oder Nukleinsäuren sind ± polar, Wasser bildet um die Moleküle eine Hydrathülle (Abb. 1). Die Anziehungskräfte der gelösten Substrate werden dadurch vermindert, die Stoffe bleiben wasserlöslich, sie sind *hydrophil*. Apolare Moleküle wie z. B. Neutralfette oder Cholesterin sind in Wasser unlöslich, sie sind *hydrophob*.

1.2 Proteine (syn.: Polypeptide, Eiweiße)

Proteine bilden den größten Anteil organischer Verbindungen in der Zelle. Für die Proteinsynthese benötigt die Zelle bis zu 20 verschiedene Aminosäuren: die sogenannten proteinogenen *Aminosäuren*. Die saure Carboxylgruppe (–COOH) einer Aminosäure wird mit der basischen Aminogruppe (–NH_2) einer zweiten Aminosäure durch *Peptidbindung* verknüpft. Durch Peptidbindung von mehreren Aminosäuren entsteht ein Polypeptid, ab ~ 100 Aminosäuren spricht man von einem Protein. Die Reihenfolge der Aminosäuren (Primärstruktur des Proteins) ist genetisch codiert. Die Proteinbiosynthese erfolgt durch *Ribosomen* im Zytoplasma. Durch Kombination der bis zu 20 verschiedenen Aminosäuren im Proteinmolekül ergibt sich eine extreme Variabilität. In einem kleinen Peptid mit nur 6 Aminosäuren sind bereits 20^6, d. h. 64.000.000, unterschiedliche Sequenzen denkbar (allerdings hat die Natur nur einen verschwindend kleinen Teil dieser Möglichkeiten verwirklicht). Proteine sind gewöhnlich sehr viel größer, bei 100 oder gar > 1.000 Aminosäuren wird die Anzahl möglicher Proteine damit unvorstellbar groß.
Die lineare Primärstruktur wird in Form einer Schraube oder eines Faltblatts zur Sekundärstruktur verkürzt (Abb. 2), Wasserstoffbrücken festigen das Molekül. Durch weitere räumliche Veränderungen – wiederum stabilisiert durch Wasserstoffbrücken oder Ionenbindungen – entsteht die funk-

tionsfähige Tertiärstruktur des Proteins. Die ausgeprägt variable räumliche Konfiguration des Proteinmoleküls aktiviert das Immunsystem zur Bildung hochspezifischer Antikörper. Die Reaktion des Antigens mit einem Antikörper ist Grundlage der Immunzytologie.
Proteine übernehmen im Organismus eine Vielzahl von Funktionen (Tab. 2).

1.3 Lipide

Lipide (syn.: Fette) stehen für eine heterogene Substratklasse, sie sind in Wasser unlöslich und damit *hydrophobe* Moleküle. Für die Zelle wichtige Lipide sind

- Triglyceride (syn.: Neutralfette, einfache Lipide), unterschiedlich lange Fettsäuren – Palmitin-, Stearinsäure u. a. m. –, sind mit dem 3-wertigen Alkohol Glycerin verestert. Triglyceride stellen den größten Energiespeicher des Körpers dar; das Molekül ist *osmotisch* unwirksam.
- Phospholipide (syn.: komplexe Lipide), *Ester* des Glycerins mit 2 hydrophoben Fettsäuren und einem hydrophilen Phosphatid. Phospholipide bilden den flexiblen Anteil in zellulären Membranen.
- Cholesterolderivate (syn.: Steroide) enthalten 4 Kohlenstoffringe. Das Molekül ist unflexibel, es stabilisiert zelluläre Membranen. Cholesterol (Abb. 27) ist Grundstruktur der Steroidhormone (weibliche/männliche Sexualhormone, Gluco- und Mineralocorticoide der Nebennierenrinde) und Gallensäuren (für die Fettresorption im Verdauungstrakt).

1.4 Kohlenhydrate (syn.: Polysaccharide)

Die Summenformel erklärt den Namen: x C-Atome bilden mit x H_2O die kleinste Einheit der Kohlenhydrate, ein Monosaccharid. Monosaccharide sind nach der Anzahl ihrer C-Atome benannt.
Triosen (3 C), Tetrosen (4 C), Pentosen (5 C), Hexosen (6 C) etc.:

- die Pentosen Ribose und 2-Desoxyribose sind Bestandteile der RNA und DNA
- Glucose – eine Hexose – ist Energielieferant für die Zelle wie auch für DÖDERLEIN-Bakterien

Monosaccharide haben einen süßen Geschmack, Kohlenhydrate werden daher auch „Zucker" genannt. Sie sind gut wasserlöslich und im Zytoplasma *osmotisch* wirksam, sie eignen sich damit nicht als Energiespeicher. Zahlreiche Glucosemoleküle lagern sich zu einem *Polymer* zusammen, dem Glycogen (in Pflanzenzellen: Stärke). Die Polymere sind in Wasser unlöslich, *osmotisch* unwirksam und damit als Energiespeicher für die Zelle gut geeignet. In der Zellmembran sind kleinere *Polymere* (Oligosaccharide) vielfach an Proteine oder Lipide gebunden als Glycoproteine bzw. Glycolipide.

1.5 Nukleinsäuren (syn.: Polynukleotide)

Nukleotide bilden die Grundstruktur von DNA und RNA (Tab. 3), ein Nukleotid besteht aus

- einem Phosphat
- einer Pentose (Zucker mit 5 C-Atomen) und
- einer Base (Adenin, Cytosin, Guanin oder Thymin bzw. Uracil)

In der *DNA* formen zwei lange fadenförmige Polynukleotide eine Doppelhelix, die Basen Adenin und Thymin bzw. Cytosin und Guanin bilden über *Wasserstoffbrücken* (nicht durch chemische Bindung) Basenpaare (bp). Da zwei Basen sich jeweils ergänzen, spricht man von komplementären bp (Abb. 3).

Die *RNA* ist gewöhnlich einzelsträngig. Ist die Basensequenz des kleineren RNA-Moleküls einem umschriebenen Abschnitt der DNA in der Basensequenz komplementär, so bildet sich ein DNA-RNA-Doppelstrang: ein *Hybrid*. Hierauf basieren Hybridisierungsmethoden im Labor.

DNA bzw. RNA sind Träger der genetischen Information: Eine Sequenz von 3 Basen (Triplett; syn.: Codon) codiert für jeweils eine *Aminosäure* (z. B. ATG für Methionin, GCG für Alanin, CGT für Arginin). Der DNA-Code mit den Basen A, C, G und T wird im Zellkern in mRNA mit den Basen A, C, G und U umgeschrieben *(Transkription)*. Das DNA-Molekül im Zellkern aller Zellen codiert mit $3{,}3 \times 10^9$ bp die vollständige genetische Information des Menschen.

Das wesentlich kleinere einsträngige RNA-Transkript codiert lediglich für ein oder mehrere Proteine. Im Zytoplasma übersetzen Ribosomen die RNA-Sequenz in das Protein *(Translation)*. Die Aminosäuren werden durch Peptidbindung zur Primärstruktur des Proteins verknüpft.

1.6 Grundprinzipien des Zellstoffwechsels

In der Zelle laufen zugleich enzymatisch abbauende *(katabole)* und aufbauende *(anabole)* Reaktionen ab. Alle Moleküle und Strukturen einer Zelle – ausgenommen die DNA – werden fortwährend umgebaut, die Zelle muss sich veränderten Umgebungsbedingungen anpassen, muss fehlerhafte Moleküle korrigieren etc. Diese Reaktionen benötigen Energie, die Zelle gewinnt sie aus dem Abbau von aufgenommener Nahrung. Fette sind energiereich, der Fettspeicher des Körpers enthält Energie für mehrere Wochen, der Glycogenspeicher von ~ 400 g in Leber und Muskulatur nur für wenige Minuten. Mit der Nahrung aufgenommene Proteine werden für die Synthese körpereigener Proteine benötigt (Zellstrukturproteine, Enzyme, Hormone, Transportproteine u. a. m.), sie werden zur Energiegewinnung nur in geringem Maße hinzugezogen.
Durch den *katabolen* Stoffwechsel wird die chemische Bindungsenergie der Moleküle freigesetzt und als Adenosintriphosphat *(ATP)* in der Zelle gespeichert. Im Stoffwechsel der DÖDERLEIN-Bakterien entstehen aus 1 Molekül Glucose 2 Moleküle ATP und 2 Moleküle Pyruvat (Brenztraubensäure). Der Stoffwechsel höher organisierter mehrzelliger Lebewesen oxidiert das Pyruvat in mehreren Stufen weiter, u. a. im Zitratzyklus zu H_2O und CO_2. Die Zelle gewinnt zusätzlich 36 Moleküle ATP. Aus 1 Molekül-ATP (Molekül-Gewicht 507 g) werden durch Abspaltung eines Phosphatrests (Dephosphorylierung) zum Adenosindiphosphat (ADP) 8 kcal (32 kJ) frei, bei weiterer Dephosphorylierung zum Adenosinmonophosphat (AMP) nochmals 8 kcal (32 kJ). Die Energiebilanz – 507 g ATP entsprechen 8 kcal bzw. 32 kJ – ergibt, dass der Körper fortwährend in 24 Stunden ATP in der Größenordnung von ~ 70 bis 80 kg (!) auf- und abbaut.

Der Energiebedarf einer Person mit 70 kg Körpergewicht beträgt in 24 Std. ~ 2.000 – 2.500 kcal (~ 8.300 – 10.500 kJ), bei maximaler/körperlicher Aktivität bis zu 8.000 – 10.000 kcal (~ 33.500 – 42.500 kJ). Die in der Nahrung gebundene Energie ist aus Tab. 4 ersichtlich.

chemische Analyse einer Zelle

Substrat	Gewichtsanteil	Anzahl unterschiedlicher Moleküle
Wasser	~ 70 %	1
Proteine	15 – 20 %	mehrere 100.000
Kohlenhydrate	2 – 3 %	< 100
Nukleinsäuren	bis 10 %	–
DNA		1
RNA		~ 10.000 (Anzahl entsprechend den aktiven Genen)
Elektrolyte	unbedeutend	~ 15 (Na-, K-, Ca-, Mg-Salze u. a. m.)

Tab. 1

Zellproteine und ihre Funktionen

Proteingruppe	Funktion mit Beispielen
Enzymproteine	> 4.000 *Enzyme* katalysieren alle chemischen Reaktionen in der Zelle; Transferasen, Hydrolasen, Oxidoreduktasen, Ligasen u. a. m.
Speicherproteine	Ferritin speichert Eisen-III-Ionen
Transportproteine	Hämoglobin (Sauerstoff), Serumalbumin (Vitamine, Pharmaka, Mg-, Ca-Ionen u. a. m.)
Strukturproteine	Kollagen im Bindegewebe, *Zytokeratin* im Plattenepithel
kontraktile Proteine	*Actinfilamente* in nahezu allen Zellen, insbesondere in der Muskulatur
Oberflächenproteine	Blutgruppenantigene
Regulatorproteine	> 200 *Protoonkogenproteine* fördern den Zellzyklus ~ 30 *Suppressorproteine* hemmen antagonistisch den Zellzyklus Signaltransduktionsproteine übertragen aufgenommene Signale in das Zytoplasma und/oder den Zellkern
Abwehrproteine	spezifische Immunglobuline (Synthese in Plasmazellen)

Tab. 2

Desoxyribonukleinsäure (DNA) und Ribonukleinsäure (RNA)

	Molekülstruktur	nicht variable Moleküle	variable Moleküle (Basen)
DNA	Doppelstrang (Doppelhelix)	Phosphat und Desoxyribose	Adenin, Cytosin, Guanin oder Thymin
RNA	Einzelstrang	Phosphat und Desoxyribose	Adenin, Cytosin, Guanin oder Uracil

Tab. 3

Chemische Bindungsenergie in 1 g Substrat

Substrat	kJ/g	kcal/g	nach enzymatischem Substratabbau
pflanzliche Stärke	17,5	4,2	Energie + H_2O + CO_2
Kohlenhydrat	17,5	4,2	Energie + H_2O + CO_2
Ethylalkohol	30,0	7,2	Energie + H_2O + CO_2
Neutralfett	39,1	9,4	Energie + H_2O + CO_2
Eiweiß	17,5	4,2	Energie + H_2O + CO_2 + Harnstoff

Tab. 4

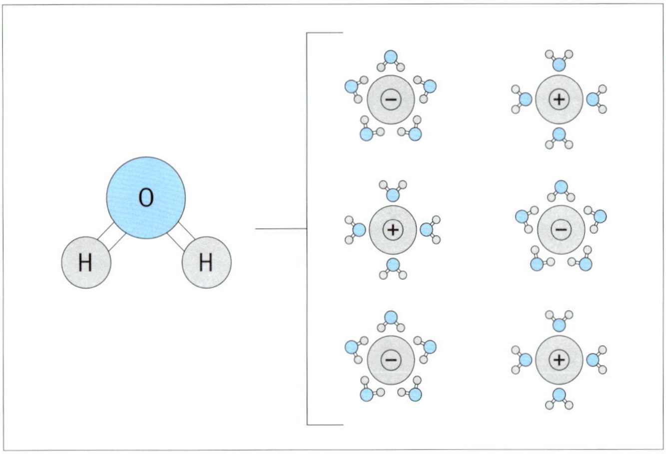

Abb. 1

l.: unsymmetrisches H_2O-Molekül (H pos. Ladung, O neg. Ladung)

r.: Hydrathülle um pos./neg. Moleküle oder Ionen

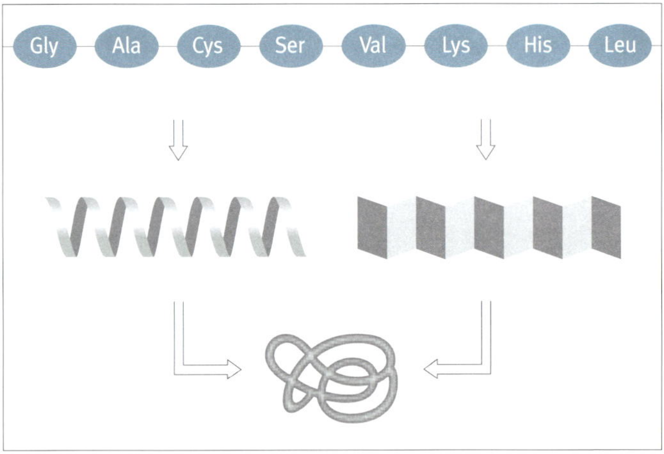

Abb. 2

Primär-, Sekundär- und Tertiärstruktur eines Proteinmoleküls

o.: Aminosäuresequenz (Primärstruktur)

M.: Konfiguration als Faltblatt oder Schraube (Sekundärstruktur)

u.: funktionsfähiges Protein in räumlicher Anordnung (Tertiärstruktur)

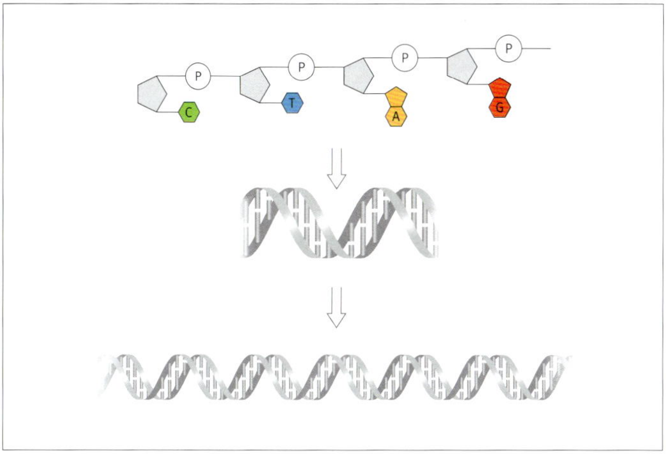

Abb. 3

Desoxyribonukleinsäure (DNA)

o.: Desoxyribose, Phosphat und 4 Basen Cytosin, Thymin, Adenin und Guanin

M.: Wasserstoffbrücken (A-T bzw. C-G) stabilisieren den DNA-Doppelstrang

u.: Ausschnitt aus der 100 cm (!) langen DNA-Doppelhelix

2. BIOMEMBRAN, KOMPARTIMENTE UND ZELLORGANELLEN (Abb. 4–12)

Der Organismus des Menschen besteht aus ~ 10^{14}-Zellen mit ~ 200 unterschiedlich differenzierten Formen (glatte Muskulatur, Skelettmuskulatur, Herzmuskulatur, Erythrozyt, Monozyt, B-Lymphozyt, T-Lymphozyt u. a. m.). 1840 darf als die Geburtsstunde der Zytologie gelten: Friedrich Theodor SCHWANN und Matthias Jakob SCHLEIDEN erkennen, dass alle Pflanzen und Tiere aus Zellen bestehen. Wenige Jahre später fügt Rudolf VIRCHOW – Begründer der Zellularpathologie – hinzu:

- Zellen entstehen nur durch Teilung aus bereits existierenden Zellen.
- Krankheiten werden durch von der Norm abweichende gestörte Zellfunktionen hervorgerufen.

Die Zellularpathologie ist bis heute Grundlage der naturwissenschaftlich orientierten Medizin, heute ergänzt durch die Molekularpathologie.

Die meisten Zellen sind 30 bis 50 µm groß, die kleinste Zelle misst 3 µm (Spermium), die größte 120 µm (Eizelle). Die verschiedenen Zellformen unterscheiden sich in Größe, Morphologie und Funktion, dennoch gibt es Übereinstimmungen zwischen ihnen:

- Zellen haben einen *Zellkern,* nur Erythrozyten und Thrombozyten sind kernlos. Einzelne Zellen sind doppel- oder mehrkernig: Osteoklast, Synzytiotrophoblast, Megakaryozyt, gelegentlich auch Hepatozyt, Herzmuskelzelle u. a. m.
- *Membranen* grenzen die Zellen voneinander ab.
- im Zytoplasma findet sich eine größere Anzahl von *Zellorganellen,* sie sind wegen der geringen Größe von < 1 µm gewöhnlich nur elektronenmikroskopisch sichtbar.
- es besteht eine Oberflächen-Volumen-Beziehung, an der Zelloberfläche werden Nährstoffe aufgenommen und Sekrete oder Abfallprodukte ausgeschieden, im Zytoplasma findet der Stoffwechsel statt. Der Radius einer Zelle sei **r**, dann ist die Oberfläche $4\pi \mathbf{r}^2$, das Volumen jedoch $4/3\pi \mathbf{r}^3$. Das Volumen einer Zelle wächst also ungleich stärker als die Oberfläche, zahlreiche Funktionen der Zelle wurden beeinträchtigt. Daher haben (höher organisierte) mehrzellige Lebewesen zahlreiche kleine statt weniger großer Zellen.

2.1 Biomembran und Kompartimente (syn.: Funktionsraum)

Für die vielfältigen Zellfunktionen müssen fortwährend Nährstoffe und Flüssigkeiten im Zytoplasma wie auch mit benachbarten Zellen und dem Extrazellularraum ausgetauscht werden. Diese Abläufe erfolgen in strikter Abgrenzung voneinander, die Zelle ist hierfür in *Kompartimente* (Funktions- oder Reaktionsräume) unterteilt. Die Kompartimente (Zelle, Zellkern, Mitochondrien, Lysosomen u. a. m.) sind durch Membranen voneinander abgegrenzt. Die Struktur der Membranen ist bei Bakterien, Pflanzen und Tieren weitgehend vergleichbar, sie wird auch „Einheitsmembran" (syn.: Biomembran, Elementarmembran) genannt.

Die Membran besteht aus einer 6 bis 10 nm starken Doppelschicht von Phospholipiden, sie ist lichtmikroskopisch nicht sichtbar (erst > 1.000 übereinandergeschichtete Membranen ergeben ~ 7 µm, den Durchmesser des Erythrozyten!). In den Phospholipiden ist 1 *hydrophile* Phosphatgruppe mit 2 *hydrophoben* Fettsäuren verknüpft. Phospholipide bilden in wässrigem Milieu spontan eine Doppelschicht, in die Membran der Zelle sind zusätzlich Membranproteine integriert (Abb. 4). Auf der Zelloberfläche sind an membrangebundene Proteine und Phospholipide vielfach Zuckermoleküle gebunden, sie werden dadurch zu Glycoproteinen bzw. Glycolipiden. Die Membranen der verschiedenen Zellorganellen zeigen nur geringe strukturelle und funktionelle Unterschiede, für alle Membranen lassen sich Aufbau und Funktion weitgehend vergleichen:

- die Membran ist nicht starr, sondern durch den Phospholipidanteil verformbar. Im englischen Sprachraum wird üblicherweise die Bezeichnung „fluid-mosaic membrane" verwendet, d. h. verformbare Membran mit mosaikartig eingelagerten Proteinen.
- Phospholipide unterbinden für wässrige Lösungen die Passage, sie sind eine Permeationsschranke. Proteine in der Membran dagegen stellen ein selektives Transportsystem dar.
- in die äußere Zellmembran sind Merkmale integriert, die von anderen Zellen erkannt werden – nur so ist ein geordneter Zell-Zell-Kontakt im Gewebe möglich
- in der äußeren Zellmembran finden sich Rezeptormoleküle, mit denen die Zelle externe Signale empfängt

2.2 Substrat- und Flüssigkeitstransport

Substrate werden durch die Membran auf unterschiedlichen Wegen transportiert:

- durch *Diffusion*, vorausgesetzt, es besteht ein Konzentrationsgefälle zwischen den *Kompartimenten*. Der Transport hängt u. a. von der Molekülgröße ab (Abb. 5), er erfolgt lediglich in einer Richtung. Der Transport durch Diffusion ist passiv, er benötigt keine Energie. Tunnelförmige Proteine in der Membran erleichtern die Diffusion z. B. für Glukose oder Wassermoleküle.

- durch Transportproteine in der Zellmembran. Der Transport erfolgt – ähnlich einer Pumpe – auch gegen ein Konzentrationsgefälle, der Transport verläuft aktiv: Proteine binden spezifisch z. B. Na^+- oder K^+-Ionen, nach Durchtritt durch die Membran wird das Substrat frei (Abb. 6). Die Substratbindung benötigt Energie, sie wird aus ATP gewonnen.

- größere Partikel (Bakterien, Fragmente abgestorbener Zellen oder Fremdkörper) werden durch Einbuchtung der Zellmembran in *Vesikel* eingeschlossen *(Endozytose)* bzw. bei Abgabe eines Partikels durch Anlagerung eines Vesikels an die äußere Zellmembran abgegeben *(Exozytose)*. Auch Endo- und Exozytose verbrauchen Energie (Abb. 7).

2.3 Zytoplasma

Das Zytoplasma besteht aus:

- dem flüssigen Zytosol: Wasser mit löslichen Substraten und Makromolekülen (Proteine, Kohlenhydrate und Lipide), hier finden zahlreiche chemische Reaktionen statt; und
- korpuskulären Anteilen: Mit membranumhüllten *Kompartimenten*, den Zellorganellen sowie fadenförmigen Proteinen *(Zytoskelett)* und Enzympartikeln *(Ribosomen)*

Von den 10 bis 15 Zellorganellen sind für das Verständnis der Zellularpathologie wichtig:

- Ribosomen: enthalten rRNA (ribosomale RNA) und Proteine. Ribosomen sind 25 nm groß, ± kugelförmig, sie sind nicht von einer Membran umhüllt. Ribosomen wirken als *Enzym:* Sie verbinden Aminosäuren durch Peptidbindung zum Protein (Abb. 8). Ribosomen liegen frei im Zytoplasma oder sind an Membranen des endoplasmatischen Retikulums gebunden.
- endoplasmatisches Retikulum (ER): vielfach gefaltetes Membransystem, dadurch erheblich vergrößerte Funktionsfläche (1 ml Leberparenchym entspricht ~ 10 m^2 Membranfläche!). Das Retikulum färbt sich intensiv basophil bzw. zyanophil wie in unreifen (Parabasalzellen) oder sekretorisch aktiven Zellen (Plasmazellen). Der Spaltraum zwischen den Membranen transportiert die Proteine in perinukleäre Bereiche des Retikulums, den GOLGI-Apparat. Hier werden die Proteine modifiziert, und – von einer Membran umschlossen – als Transportvesikel abgeschnürt. Sie durchqueren nun das Zytoplasma, ohne mit anderen Zellstrukturen zu reagieren.
- Vesikel: membranumhüllte, bis 100 nm große Bläschen, sie schnüren sich vom Retikulum ab. Vesikel stellen u.a. ein Transportmedium im Zytosol dar, sie sind frei beweglich und können mit anderen Membranen konfluieren. Vesikel wirken an der Nährstoffaufnahme, der Ausscheidung nicht verwertbarer Substrate, der Regulation des Wassergehalts u.a.m. mit. Vesikel > 100 nm sind im Lichtmikroskop als Vakuole sichtbar.
- Lysosomen: Vesikel mit ~ 40 Enzymen (Phosphatasen, Esterasen, Proteasen, Nukleasen, Phospholipasen u. a. m.). Das Wirkungsoptimum der Enzyme liegt im sauren Bereich. Sie bauen phagozytierte Partikel (Bakterien, Fremdkörper, abgestorbene oder defekte Zellen) ab: Ein Vesikel mit phagozytiertem Partikel konfluiert mit einem Lysosom, es bildet sich ein Phagolysosom. Beim Abbau körpereigener Strukturen spricht man vom Autophagosom, bei körperfremdem Material vom Heterophagosom. Zellen wie Histiozyten, Monozyten oder Granulozyten enthalten besonders viele Lysosomen. Im unzureichend fixierten Zellabstrich wird die lysosomale Membran defekt, die Enzyme können dann Zellsubstrate andauen wie z.B. *Histonproteine,* die Zelle erscheint „degenerativ“ verändert.
- Mitochondrien: bis 2 µm große längliche Zellorganellen, in stoffwechselaktiven Zellen machen sie bis 20% des Zellvolumens aus. Mitochondrien haben 2 Membranen, sie besitzen eigene Ribosomen und eine mitochondriale ringförmige DNA. Diese Beobachtungen stützen die so-

genannte Endosymbiontentheorie: In der Frühphase der Evolution hat eine Zelle bakterienähnliche Lebensformen phagozytiert. In der Symbiose konnte die Zelle nun den effektiveren aeroben Stoffwechsel entwickeln und der „Eindringling" war vor Einwirkungen aus der Umgebung geschützt. Die Innenmembran des Mitochondriums ist gefaltet, die Funktionsfläche damit vergrößert. Der Membran angelagert sind Enzyme des Zitronensäurezyklus und Fettsäureabbaus. Durch Öffnung der energiereichen Bindungen wird Energie frei und im Mitochondrium als Adenosintriphosphat (ATP) gebunden. Stoffwechselaktive Zellen wie im Herzmuskel oder in der Leber enthalten > 2.000 Mitochondrien.

- GOLGI-Apparat: Perinukleär gelegener Stapel aus flachen Hohlräumen. Im GOLGI-Apparat (ital. Arzt, 1843–1926) werden funktionsfähige Proteine in kleinen Vesikeln abgeschnürt. Bei der exokrinen Sekretion werden Vesikel in die Ausführungsgänge der Drüse, bei endokriner Sekretion als Hormon in die Blutkapillaren abgegeben.

2.4 Zytoskelett

Das Verhältnis von Stärke äußerer Zellmembran (< 10 nm) und Zelle (z. B. Superfizialzelle 50 µm) beträgt 1 : 5.000, die Membran gibt der Zelle offensichtlich nicht die erforderliche Stabilität. Ein dichtes Geflecht von fadenförmigen Proteinen, den Zytoskelettfilamenten, verbindet die Innenseiten der äußeren Zellmembran miteinander, sie bilden das *Zytoskelett*. Dem Zytoskelett angelagert sind Motorproteine, sie bewegen sich an den Proteinfäden entlang und übernehmen Transportaufgaben. Das System des Zytoskeletts ist dynamisch, es wird fortwährend den sich ständig verändernden Anforderungen angepasst. Im Zytoskelett lassen sich 3 Gruppen unterscheiden:

- Mikrotubuli: Lange feste Röhren mit 25 nm Außendurchmesser. Proteine transportieren an ihnen entlang Vesikel, Lysosomen und weitere Zellorganellen sowie Makromoleküle, z. B. die mRNA zum Ribosom. Mikrotubuli ermöglichen die Beugebewegung von Geißeln (Trichomonaden) oder den Zilien im Epithel der Endozervix, Tube oder des Bronchus. Mikrotubuli bilden während der Mitose den Spindelapparat der Zelle.

- Intermediärfilamente: Vorkommen nur im Tierreich, seilförmige Proteine mit 8 bis 12 nm Durchmesser. Sie stabilisieren die Zellstruktur und fixieren Zellkern sowie vorübergehend auch Zellorganellen im Zytoplasma. Im Kontakt mit benachbarten Zellen verbinden die Filamente Zellen zum Gewebsverband. Intermediärfilamente sind z. B. als Zytokeratine im Plattenepithel vorhanden, auch in Haaren und Nägeln.
- Actinfilamente: Kleinere Filamente (syn.: Mikrofilamente) mit 7 bis 8 nm Durchmesser. Sie stabilisieren die Zellstruktur und bilden zusammen mit dem Protein Myosin kontraktile Elemente, u. a. in Muskelzellen. Actinfilamente ermöglichen die Migration von zervikalen Reservezellen bei der Regeneration oder die Bewegung der Mikrovilli in einigen Oberflächenepithelien.

2.5 Zellkern und Nukleolus

Der *Zellkern* (syn.: Nucleus) stellt die größte Zellorganelle dar. Form und Größe des Zellkerns spiegeln Differenzierungsgrad der Zelle, reaktive Veränderungen oder evtl. Malignität wider (Größe des Nucleus: Superfizialzelle 5 µm, große Intermediärzelle 8 bis 10 µm, Regenerationsepithel 20 bis 30 µm, Endometrium 10 µm, Endometriumkarzinom >15 µm). Innerhalb einer Zellpopulation gleicher Herkunft und Funktion sind die Zellkerne in Größe, Form und Chromatinstruktur *isomorph*. Die Konstanz der Kern-Plasma-Relation ist ein wichtiges Kriterium für benigne Zellen, bei Malignität ist das Verhältnis gewöhnlich zugunsten des Zellkerns verschoben.

Der Zellkern besitzt eine innere und eine äußere Kernhülle. Zellinneres *(Karyoplasma)* und das Zytoplasma sind durch zahlreiche Kernporen verbunden, ~ 10 nm große runde Öffnungen (Abb. 9). Der Zellkern umgibt und schützt zugleich die DNA; das fadenförmige DNA-Molekül ist ~ 100 cm (!) lang und um Proteinpartikel *(Histonproteine)* gewunden. Hierdurch und durch weitere räumliche Veränderungen verkürzt sich die Gesamtlänge des DNA-Moleküls drastisch und findet dann Platz im ~ 5 bis 10 µm großen Zellkern (Abb. 10). Histonproteine sind *polare* Moleküle mit basischen ($-NH_2$) und sauren (–COOH) Arealen, an die sauren Gruppen lagert sich der basische Kernfarbstoff Hämatoxylin an. Degenerativ veränderte Histonproteine – z. B. in unzureichend fixierten Zellen – ergeben schwach angefärbte, kontrastarme und

schlecht beurteilbare Kernstrukturen. Der Komplex aus DNA und Histonproteinen wird (aus historischen Gründen) als *Chromatin* bezeichnet.
Der Innenfläche der Kernmembran sind Laminproteine angelagert, sie stabilisieren die Form des Zellkerns. Die äußere Kernmembran geht in das endoplasmatische Retikulum über.

Die DNA – ein Polynukleotid aus Phosphat, Zucker und einer Base – codiert das Genom. Die Basensequenz der DNA wird zunächst in mRNA transkribiert und an enzymatisch aktiven *Ribosomen* im Zytoplasma in Proteine übersetzt. Das Genom des Menschen besteht aus ~ 20.000 Genen, die demgegenüber wesentlich höhere Anzahl von unterschiedlichen Proteinen deutet an, dass Gene für mehrere Proteine oder Teile von Proteinen codieren.

Bei der Transkription von DNA in RNA werden Wasserstoffbrücken zwischen den Strängen der Doppelhelix vorübergehend gelöst, sie werden nach erfolgter *Transkription* umgehend wieder zusammengefügt. Zellen mit geringer Proteinsynthese haben eine gleichförmige, fein granuläre Chromatinstruktur, sie sind heterochrom (Abb. 11). In Zellen mit stärkerer Proteinsynthese ist die DNA entspiralisiert, sie ist frei von Histonproteinen: der Zellkern hat hellere Areale, er ist euchromatisch (Abb. 12).

Kernkörperchen (syn.: *Nucleolus*) sind eine vorübergehende Ansammlung von rRNA (ribosomale RNA) im Zellkern. Über Kernporen treten sie in das Zytoplasma über und lagern Proteine an, es entstehen *Ribosomen*. Nukleoli finden sich in Zellen mit stärkerer Proteinsynthese, z. B. in unreifen, noch wachsenden Zellen oder auch in Karzinomzellen.

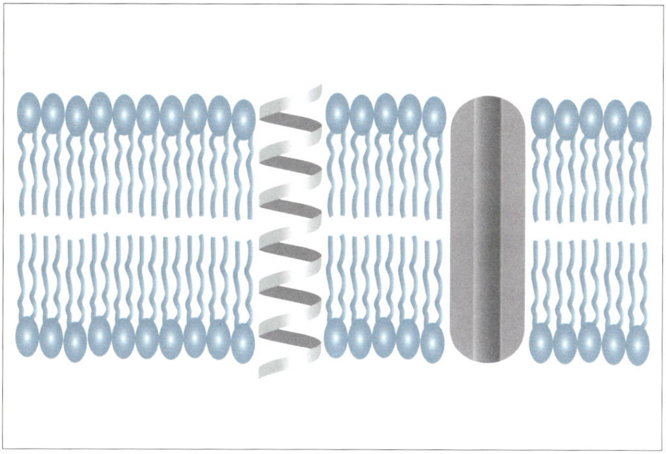

Abb. 4

Biologische Membran

2 Phospholipidschichten mit integrierten Membranproteinen

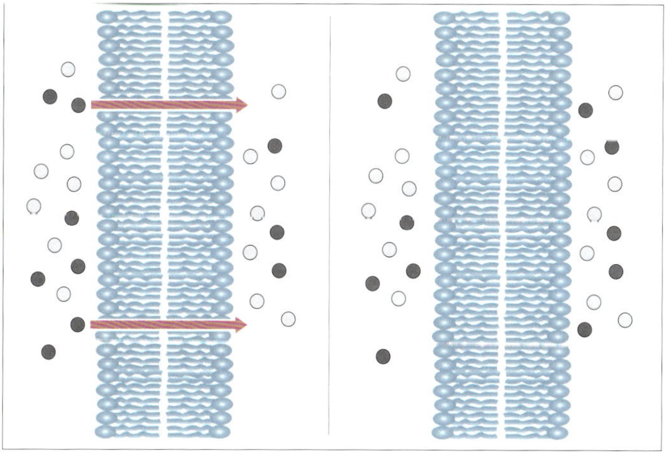

Abb. 5

Diffusion

Substratpartikel diffundieren in Richtung des Konzentrationsgefälles (l.) bis zum Konzentrationsausgleich (r.)

Abb. 6

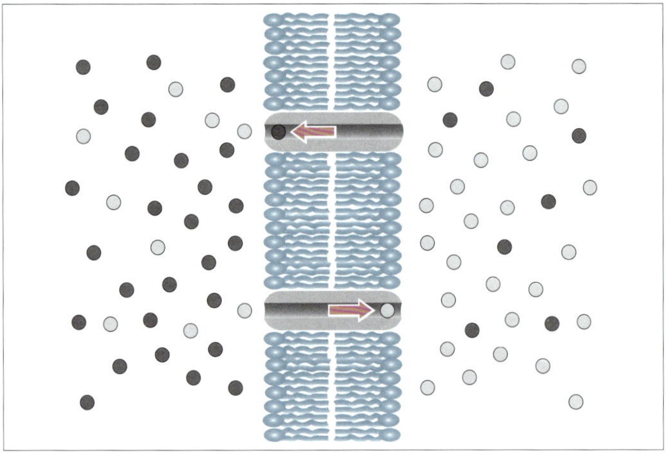

Aktiver Substrattransport durch Membranproteine auch gegen einen Konzentrationsgradienten

Abb. 7

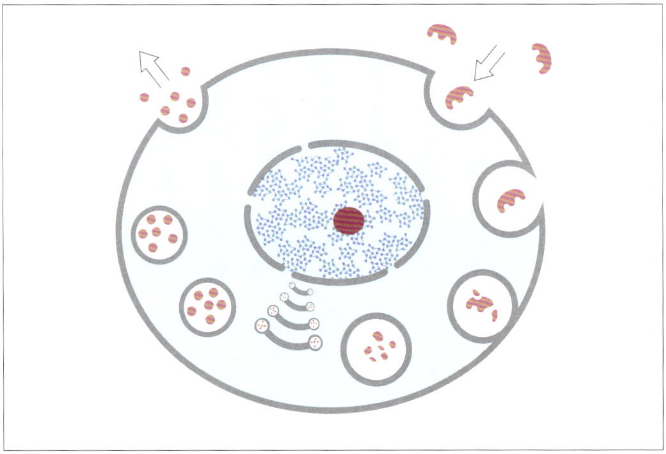

r.: Substrataufnahme (Endozytose) und Abbau im Lysosom

l.: Substratabgabe (Exozytose), Vesikel werden vom GOLGI-Apparat abgetrennt

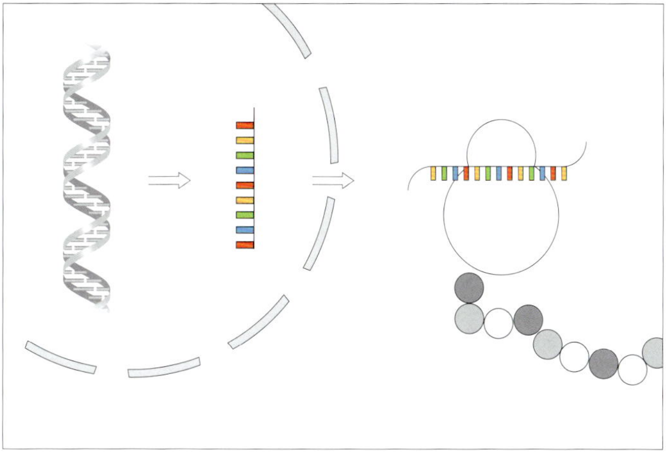

Abb. 8

Im Zellkern: Transkription eines Abschnitts der DNA in mRNA
Im Zytoplasma: Translation der mRNA in die Primärstruktur eines Proteins

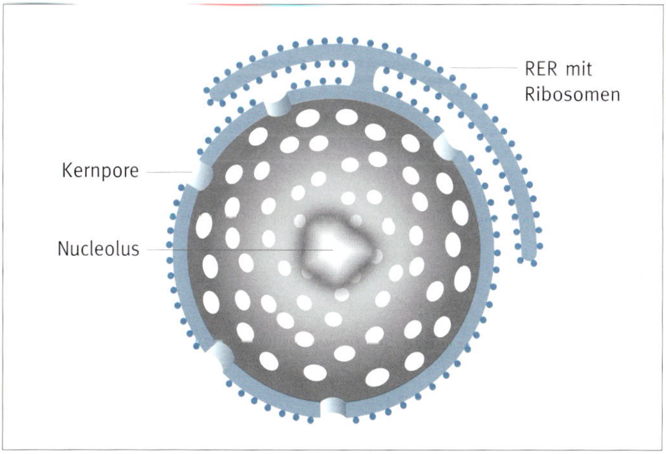

Abb. 9

Zellkern mit Kernporen, Nukleolus (N) und endoplasmatischem Retikulum

Abb. 10

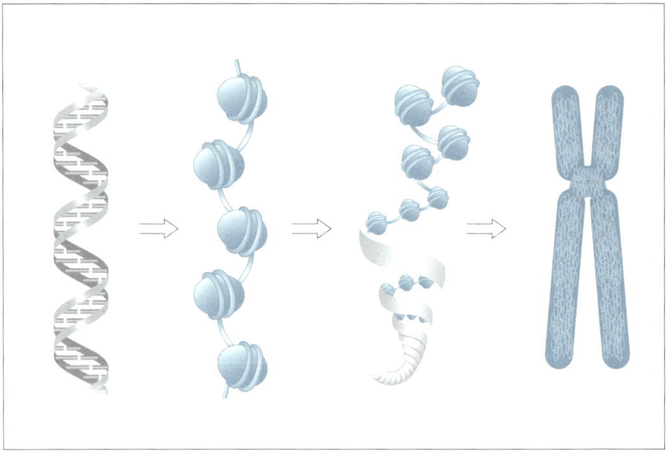

Organisation der DNA im Zellkern, von l. nach r.
Doppelsträngige DNA, DNA mit Histonproteinen,
100 cm langer DNA-Faden, DNA kondensiert zum Chromosom

Abb. 11

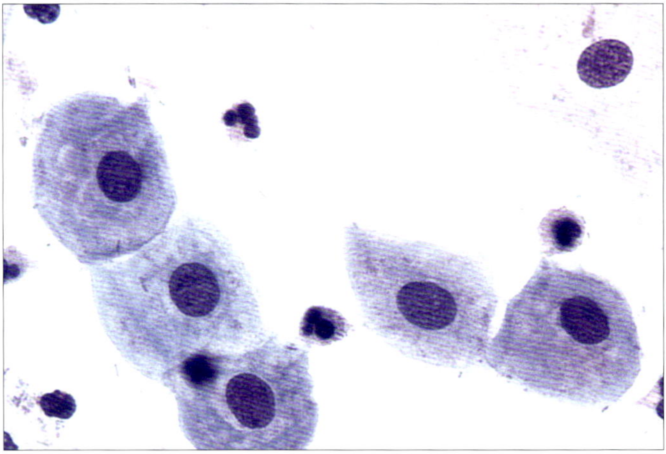

Heterochromatische Zellkerne (normale Proteinsyntheseaktivität)

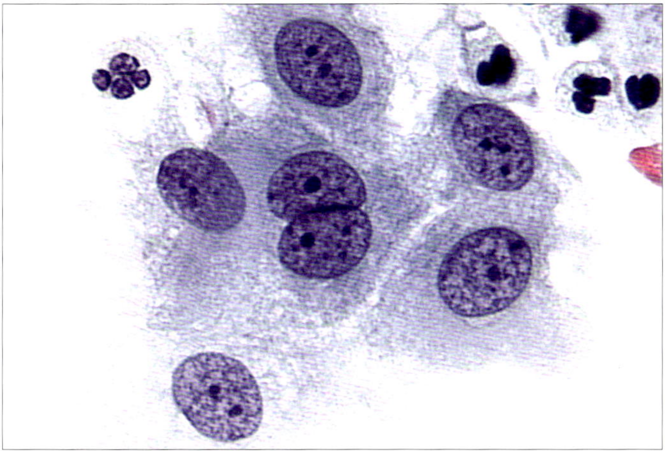

Abb. 12

Euchromatische Zellkerne und Nukleoli (gesteigerte Proteinsynthese-aktivität)

3. SIGNALTRANSDUKTION UND GENAKTIVIERUNG (Abb. 13–14)

Die Biologie des mehrzelligen Organismus erfordert, dass Zellen ihre Aktivitäten aufeinander abstimmen. Durch zelluläre Signalübertragung werden Zellteilung, Wachstum und Differenzierung der Zelle, Stoffwechsel, Anpassungsreaktionen, Zelluntergang u. a. m. koordiniert. Die Kommunikation der Zellen erfolgt gewöhnlich über Botenmoleküle, in geringerem Umfang auch durch physikalische Reize.

Die Signalübermittlung vollzieht sich in mehreren Schritten:

- endokrine Signalmoleküle zirkulieren im Blutkreislauf, sie wirken im gesamten Körper. Beispiele: Steroid- und Proteinhormone wie Östrogen, Gestagen, Insulin, Cortisol der Nebenniere, Hormone der Schilddrüse.
- parakrine Signalmoleküle wirken lokal, sie diffundieren von der signalgebenden Zelle in benachbarte Zielzellen. Beispiele: Migration von Granulozyten, Monozyten und Fibroblasten bei der Wundheilung.
- autokrine Signalmoleküle sind Sekrete der Tumorzellen, sie stimulieren sich selbst
- die Zielzelle kann auf das Signal nur reagieren, wenn die Außenmembran einen *Rezeptor* hat, der spezifisch das Signalmolekül erkennt.
- das Signal wird transmembranös in das Zytoplasma weitergeleitet und an das Zielobjekt übertragen. Beispielsweise wird ein Gen in mRNA transkribiert, es wird der Glukosestoffwechsel der Zelle aktiviert u. a. m. Die intrazelluläre Signaltransduktion erfolgt in einer Reihe von Zwischenschritten – so wird verhindert, dass ein einzelner Fehler bereits möglicherweise unerwünschte Folgen für die Zelle hat

Die Umsetzung des Signals in eine Reaktion der Zelle geschieht unterschiedlich rasch:

- kurzfristig (Abb. 13 l.) – innerhalb weniger Sekunden regt z. B. Adrenalin (Hormon des Nebennierenmarks) über einen Rezeptor die enzymatische Glykogenolyse an. Die Bindungsenergie der Glukose wird ohne zeitliche Verzögerung in ATP umgeformt; Sinneszellen reagieren auf externe Reize in wenigen Millisekunden.

- zeitlich verzögert (Abb. 13 r.) – Stunden oder Tage nach Aufnahme des Signals exprimiert z. B. die Plattenepithelzelle Zytokeratinproteine. Das Signal wird zunächst in mehreren Stufen zum Zellkern übertragen (Signaltransduktion), dort wird die DNA-Sequenz in mRNA transkribiert und dann durch Ribosomen das Protein gebildet. Weitere Beispiele für die zeitlich verzögerte Signaltransduktion sind die Anpassungsreaktionen der Zelle (Atrophie, Metaplasie, Hypertrophie, Hyperplasie, Regeneration u. a. m.).

Kleine Signalmoleküle wie Sexual- oder Schilddrüsenhormone passieren direkt die äußere Zellmembran und aktivieren Rezeptoren im Zytoplasma. Größere Signalmoleküle binden zunächst an den Membranrezeptor und werden als Signaltransduktion im Zytoplasma weitergeleitet (Abb. 14).

Rezeptoren der äußeren Zellmembran sind Glykoproteine, die meisten Zellen haben spezifische Rezeptorstrukturen. Zellen des blutbildenden Systems werden nach den Membranrezeptoren klassifiziert: Immunzytologisch werden > 150 CD-Klassen (cluster of differentiation) unterschieden, z. B. CD 4 (T-Helferzelle), CD 6 (B-Lymphozyt), CD 8 (zytotoxischer T-Lymphozyt), CD 30 (u. a. Hodgkin-Lymphom). Die Leukämie- und Lymphomdiagnostik ist heute ohne die immunzytologische CD-Klassifikation nicht mehr vorstellbar.

Arzneimittel konkurrieren teils mit den körpereigenen Signalmolekülen um die Rezeptorbindung. Zur Tumortherapie werden Arzneimittel eingesetzt, die möglichst selektiv das Wachstum der Tumorzelle hemmen. *Monoklonale* Antikörper (monoclonal antibody als Endung -mab im Freinamen des Wirkstoffs) besetzen Membranrezeptoren und blockieren die Weitergabe des Signals: Bevacizumab (Avastin®) blockiert bei einigen Karzinomen den Rezeptor für den Gefäßwachstumsfaktor VEGF, Trastuzumab (Herceptin®) bindet bei einigen Mammakarzinomen an den Rezeptor erbB2.

An der Signaltransduktion im Zytoplasma ist eine größere Anzahl von Proteinen beteiligt, sie übertragen und verstärken das Signal bis zum Zielort (Abb. 13). An der Signaltransduktion beteiligte Proteine werden sofort nach der Signalweitergabe enzymatisch abgebaut. Dies verhindert, dass sich die Signaltransduktion unkontrolliert weiter fortsetzt.

Alle Zellkerne verfügen über das identisch vollständige Genom. Die jeweils erforderlichen Gene werden in mRNA transkribiert, nachfolgend wird das entsprechende Protein synthetisiert. Transkription und Proteinsynthese gemeinsam werden als Genexpression bezeichnet. Diese unterliegt aus vielerlei Gründen einer strikten Kontrolle.

In den unterschiedlichen Wachstums- und Differenzierungsphasen benötigt die Zelle unterschiedliche Proteine, die entsprechenden Gene müssen jeweils aktiviert oder auch deaktiviert werden. Manche Gene (insbesondere die der Stoffwechselregulation) sind permanent aktiv, andere nur vorübergehend, um auf spezielle Anforderungen zu reagieren. In der ausdifferenzierten Zelle sind gewöhnlich 50 bis 60 % der Gene aktiv, die übrigen Gene bleiben für die Transkription „gesperrt“. Ein Beispiel für die koordinierte Signaltransduktion ist der programmierte Zelltod: die *Apoptose*.

Die Regulation des An- bzw. Abschaltens von Genen ist außerordentlich komplex. Proteine interagieren mit DNA-Sequenzen, die dem eigentlichen Gen vorgelagert sind: Der Promoterregion. Die Signaltransduktion verläuft nicht linear, sondern ist als Netzwerk zahlreicher Faktoren zu verstehen. Die Komplexität der Genregulation deutet an, dass z. B. die maligne Transformation der Zelle nicht bereits durch einen einzelnen fehlerhaften Schritt erfolgen kann.

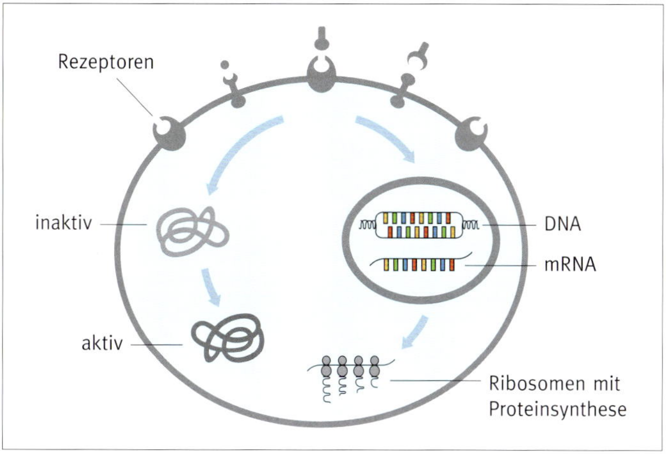

Abb. 13

Signalübertragung in der Zelle
l.: kurzfristige Umwandlung des Signals, z. B. mit Aktivierung eines Enzyms
r.: langsame Umwandlung des Signals mit Transkription und Translation

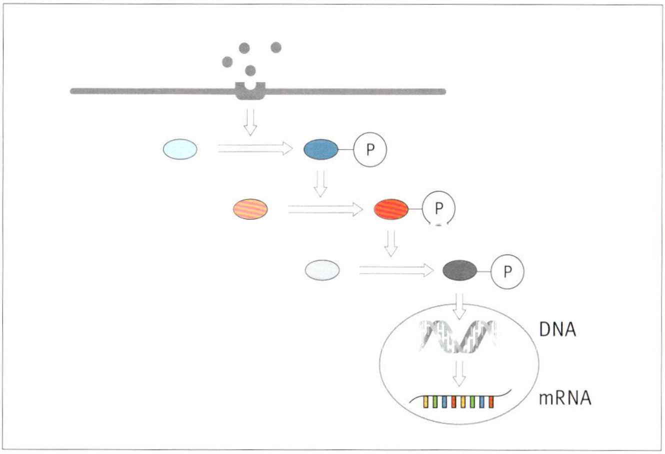

Abb. 14

Signaltransduktion durch Aktivierung mehrerer Signalproteine
Inaktives Protein (hell) und phosphoryliertes aktives Protein (dunkel); im Zellkern wird das Zielgen in mRNA transkribiert

4. ZELLZYKLUS UND MUTATION (Abb. 15)

4.1 Zellen eines Individuums haben ein identisches Genom

Alle normalen kernhaltigen Zellen – ausgenommen die Keimzellen – verfügen über 46 Chromosomen in einem *diploiden* Satz: 2 x 22 Autosomen und 1 + 1 Geschlechtschromosomen (bei der Frau XX, beim Mann XY). Ein Satz mit 22 Autosomen und einem X-Geschlechtschromosom ist mütterlicher, ein weiterer Satz mit 22 Autosomen und X- oder Y-Geschlechtschromosom väterlicher Herkunft.

Obgleich alle kernhaltigen Zellen die identische genetische Information enthalten, hat die einzelne Zelle unterschiedlich umfangreichen Zugang zum Genom:

- aus der totipotenten Stammzelle (syn.: embryonale Stammzelle) – befruchteter Eizelle und Zellen im frühen Embryonalstadium – entwickeln sich alle Zellen des adulten Organismus, die Zelle hat Zugang zum gesamten Genom
- die pluripotente Zelle (syn.: adulte Stammzelle) ist partiell determiniert, sie kann sich aber noch zu einer Anzahl unterschiedlicher Zellen differenzieren. Beispiel: Aus der Stammzelle des blutbildenden Systems bilden sich Erythrozyten, neutrophile, eosinophile und basophile Granulozyten, Monozyten, Thrombozyten und Lymphozyten; der Zugang zum Genom ist gegenüber der totipotenten Stammzelle eingeschränkt.
- bei der determinierten Vorläuferzelle ist der Zugang zum Genom deutlich eingeengt, gewöhnlich auf die für die Zelldifferenzierung spezifischen Gene. Beispiel: Basalzelle der Ektozervix –> ektozervikales Plattenepithel; endozervikale Reservezelle –> Zylinderepithel der Endozervix. Vorläuferzellen können unter besonderen Umständen eine abweichende Differenzierung einschlagen, sie sind dann bi- oder tripotent – ein Beispiel für die abweichende Differenzierung der Zelle ist die Metaplasie.

4.2 Zellen und Teilungsfähigkeit

Im vielzelligen Organismus besteht ein Gleichgewicht zwischen programmiertem Zelltod *(Apoptose)* und physiologischer Zellregeneration. In der jugendlichen Wachstumsphase oder bei Anpassungsreaktionen (bei Zellverlusten durch Erkrankungen, höheren Anforderungen an die Zellfunktion) und im malignen Tumor überwiegen Zellproliferation und -wachstum, in höherem Alter hingegen prädominiert die Apoptose. Das Gleichgewicht von Regeneration und Apoptose beim Erwachsenen regulieren externe Wachstumsfaktoren sowie fördernde oder hemmende zelleigene Zyklusproteine.

Bei den Gewebsarten wird nach der Teilungsaktivität unterschieden zwischen:

- labilem Gewebe mit kontinuierlich hoher mitotischer Aktivität. Beispiele: Epithel der Haut und Schleimhäute, Urothel und Zellen des blutbildenden Systems. Die differenzierte Funktionszelle überlebt nur wenige Tage, Zellverluste werden kontinuierlich durch Proliferation der Vorläuferzellen ersetzt. Bei einem Ungleichgewicht zwischen Zelluntergang und -regeneration kommt es rasch zum Ungleichgewicht im Gewebe, das Gewebe ist labil. Teilungsaktive Zellen der Zervix uteri sind die Basalzellen des Plattenepithels und die endozervikalen Reservezellen.
- stabilem Gewebe mit geringer mitotischer Aktivität. Beispiele: Epithel der inneren Organe, Bindegewebszellen, Osteozyten u. a. m. Die differenzierte Zelle überlebt Monate bis Jahre, die Zelle ist noch teilungsfähig, die Zellreplikation erfolgt aber normalerweise nur in geringem Umfang. Die Zellzahl im Gewebe ist gewöhnlich langfristig stabil. Nur besondere Reize regen die Zellproliferation vorübergehend stark an wie z. B. im Lebergewebe nach Hepatitis.
- permanentem Gewebe ohne mitotische Aktivität. Beispiele: Skelett- und Herzmuskelzellen, Ganglienzellen des zentralen Nervensystems. Zellverluste werden nicht ersetzt, die Teilungsaktivität erlischt bereits kurz nach der Geburt.

4.3 Zellzyklus

Die Zellteilung der Vorläuferzellen erfolgt asymmetrisch: Nach der Zellteilung wird eine der beiden Zellen zur differenzierten Funktionszelle, die andere Zelle bleibt als Vorläuferzelle erhalten. Teilungsfähige Zellen durchlaufen einen Zyklus mit 4 Abschnitten (Abb. 15):

- G1-Phase (engl. gap: Lücke, Spalt), die längste Phase im Zellzyklus, in der die Zelle ihre Funktion für den Organismus erfüllt. Ist die Zelle bereits weitgehend ausdifferenziert, verliert sie die Fähigkeit zur Zellteilung; diese Zellen werden auch als GO-Zellen bezeichnet. Die Dauer der G1-Phase variiert zwischen mindestens 12 Stunden (im Gewebe mit hoher Mitoserate) und mehreren Monaten bis Jahren (im Gewebe mit stabiler Zellpopulation). Empfängt die Zelle in der G1-Phase ein Wachstumssignal, bereitet sie sich energetisch auf den weiteren Ablauf des Zellzyklus vor. Am Ende der G1-Phase liegt ein Kontrollpunkt (syn.: Restriktionspunkt) – ist dieser überwunden, so tritt die Zelle in die nachfolgende S-Phase ein.

- S-Phase: In der DNA-Synthesephase findet die Replikation des Erbguts der Zelle statt. Der Abschnitt dauert ~ 7 Stunden, am Ende der S-Phase ist der Chromosomensatz verdoppelt, die Zelle ist nun tetraploid.

- G2-Phase: Der Abschnitt dauert ~ 4 Stunden und dient der Kontrolle des replizierten Genoms. Enzyme vergleichen die Basensequenz mit dem komplementären DNA-Strang, fehlerhafte Bereiche werden herausgeschnitten und durch korrigierte Sequenzen ersetzt. Bei umfangreichen Fehlern leitet das Protein p53 die Apoptose ein. Abweichungen von der originären Basensequenz im Genom werden als *Mutation* bezeichnet.

- M-Phase: Die Dauer der Mitose beträgt ~ 1 Stunde. Die bis zum Beginn der M-Phase zarte fadenförmige DNA verkürzt sich stark und wird nun in 2 x 46 Chromosomen sichtbar: In der S-Phase wurde das Genom verdoppelt, es wird jetzt auf 2 Tochterzellen aufgeteilt. Aus der *tetraploiden* Zelle zu Beginn der Mitose gehen 2 *diploide* Tochterzellen mit jeweils 46 Chromosomen hervor.

Eine besondere Form der Zellkernteilung ist die Meiose der Keimzelle: Aus der diploiden Ausgangszelle entstehen 4 Zellen mit jeweils einem halben *(haploiden)* Chromosomensatz. 2 Keimzellen ergeben dann wiederum eine *diploide* Zelle.

4.4 Mutation

In der S- und M-Phase des Zellzyklus kann das Genom geschädigt werden. Fehlerhafte DNA-Replikation oder ungleichmäßige Verteilung der DNA auf

beide Tochterzellen wird als Mutation bezeichnet. Replikationsfehler treten in der S-Phase spontan in einer Häufigkeit von 1 : 10^{10} Basen pro Zellgeneration auf, d. h., bei 15 Millionen Mitosen/Sek. ist von mehreren Millionen Mutationen/Sek. im Körper auszugehen. Dass diese Mutationsrate nur in wenigen Fällen mit Veränderungen in der Tochterzellgeneration einhergeht, erklärt sich durch effektive Reparatursysteme, das Erbgut ist weitgehend stabil. Die Detektion und Interpretation von Genmutationen sind Aufgaben der Humangenetik.
Nicht korrigierte Mutationen wirken sich nicht unbedingt nachteilig für nachfolgende Zellgenerationen aus, sie können der Zelle gegenüber benachbarten Zellen im Gewebe durchaus auch einen Vorteil verschaffen: Zum Beispiel dass die Zelle sich Veränderungen schneller anpassen kann. Mutationen bilden die Grundlage des Lebens auf der Erde, ohne sie hätte sich die Vielfalt von Bakterien, Pflanzen und Tieren nicht entwickeln können. Mutationen in Keimzellen können zu nachhaltigen Embryonalschäden führen. Mutationen in somatischen Zellen (Körperzellen) sind in der Lage, in nachfolgenden Zellgenerationen Malignität hervorrufen.

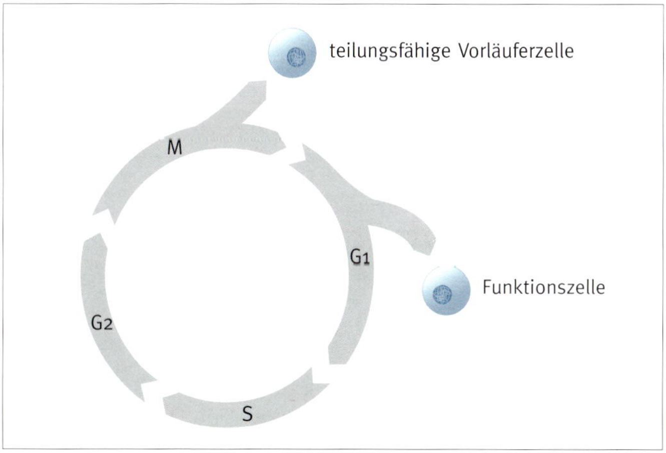

Abb. 15

Zellzyklusphasen, durch Mitose entstehen 2 genetisch identische Zellen

G1 (Vorbereitung), S (DNA-Reduplikation), G2 (Kontrolle), M (Mitose)

5. EPITHELGEWEBE (Abb. 16 – 20)

5.1 Zelle und Gewebe

Gewebe sind Verbände von Zellen durchaus unterschiedlicher Morphologie, aber mit gleichen Aufgaben. Gewebe bestehen aus:

- dem Parenchym – Zellen mit spezifischer Funktion wie Hepatozyten in der Leber oder Thyreozyten in der Schilddrüse – und
- dem *Stroma* – dem Bindegewebsgerüst mit Blut-, Lymphgefäßen und Nerven

Nach morphologischen und funktionellen Gesichtspunkten sind zu unterscheiden:

- Epithelgewebe:
    - Oberflächenepithel der Haut und inneren Hohlorgane
    - Drüsenepithel mit Bildung und Abgabe von Zellsekreten und
    - Sinnesepithel für die Aufnahme externer Reize
- Binde- und Stützgewebe: faserreiches Gewebe (Knochen, Knorpel, Sehnen u. a.), lockeres Bindegewebe in vielen Organen, blutbildendes und lymphatisches System
- Muskelgewebe: quer gestreifte Skelettmuskulatur, glatte Muskulatur (Arterien, Venen und innere Organe) und Myokard (Herzmuskulatur)
- Nervengewebe: Nervenzellen (Neurone) und die sie schützenden Stützzellen (Gliazellen) in Gehirn, Rückenmark und peripheren Nerven

5.2 Epithelarten

Präparate der gynäkologischen Zytologie enthalten überwiegend Epithelzellen, die sich aus dem Zellverband oberflächlich abgelöst haben (Exfoliativzytologie).

Im Epithelgewebe liegen die Zellen dicht beieinander, sie sind durch Zellkontakte zu einem mechanisch ± widerstandsfähigen Gewebe verbunden. Epithelzellen sind auf der Basalmembran fixiert (Abb. 16). Im Epithelverband finden sich keine Blut- oder Lymphgefäße, die Zellen werden durch Diffusion aus dem angrenzenden Stroma des Organs versorgt. Epithelzellen stellen eine labile Zellpopulation dar, wegen der auf wenige Tage begrenzten Lebensdauer der einzelnen Zelle erneuern sie sich fortwährend.

Oberflächen- oder Deckepithelien

- einschichtiges flaches Epithel mit Zellen geringer Höhe, der Zellkerndurchmesser ist meist größer als die Dicke der Epithelzelle.
  Beispiel: Mesothel in Brust- und Bauchhöhle, Endothel in Blutgefäßen (Abb. 17).

- einschichtiges prismatisches Epithel insbesondere in inneren Hohlorganen, es sezerniert bzw. resorbiert Flüssigkeiten und/oder Substrate.
  Beispiel: Nierentubuli (Rückresorption des Primärharns), Magen- und Darmschleimhaut (Schleimsekretion und Substratresorption) oder Schilddrüsenepithel.

- einschichtiges Zylinderepithel mit stoffwechselaktiven, zylindrisch länglichen Zellen, teils an der freien Oberfläche mit Mikrovilli (Oberflächenvergrößerung) oder Zilien (Substrattransport). In einzelnen Organen sezerniert das Zylinderepithel Schleim (Abb. 18).
  Beispiel: Respirationstrakt (Trachea und Bronchien), Tube des Uterus und Endozervix.

- mehrreihiges Epithel, die Zellkerne liegen in unterschiedlicher Höhe; das Epithel reicht teils bis zur Basalmembran (es ist einschichtig), andere Areale sind mehrschichtig.
  Beispiel: Urothel in den ableitenden Harnwegen, die Zellform ändert sich mit dem Füllungsgrad des Hohlorgans.

- mehrschichtiges Plattenepithel mit ausgedehnten interzellulären Kontakten, sie festigen den Zellverband. Mehrschichtiges Plattenepithel ist resistent gegen mechanische, chemische und mikrobielle Einwirkungen, es schützt den Körper u. a. vor Flüssigkeitsverlust.
  Beispiel: nicht verhorntes mehrschichtiges Plattenepithel (Abb. 19) der Vagina, Ektozervix, Gingiva oder Ösophagus. Stärker mechanisch beanspruchtes Plattenepithel verhornt (Abb. 20).

- in exokrinen Drüsen ist das Epithel kubisch bis zylindrisch, das Zellsekret wird frei durch
  · vollständigen Zellzerfall (holokrine Sekretion in der Talgdrüse)
  · Abschnürung von Zytoplasmapartikeln (apokrine Sekretion in der laktierenden Mamma)
  · oder Exozytose (im exokrinen Pankreas).

Abb. 16

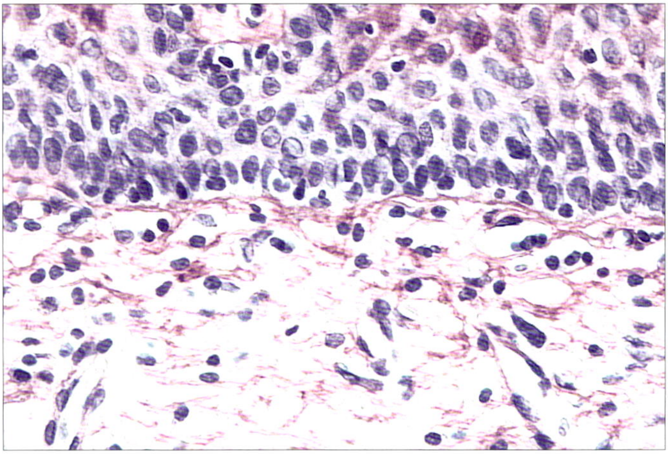

Basalmembran (rot, PAS-Färbung) zwischen Epithel (oben) und Bindegewebe (unten)

Abb. 17

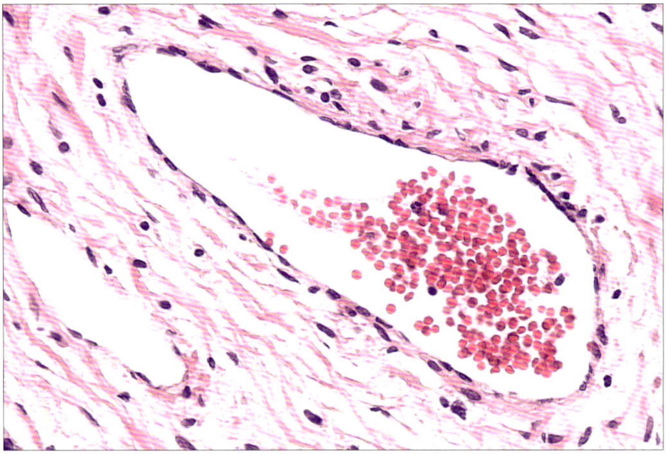

Venole mit flachem einschichtigem Endothel (H & E-Färbung)

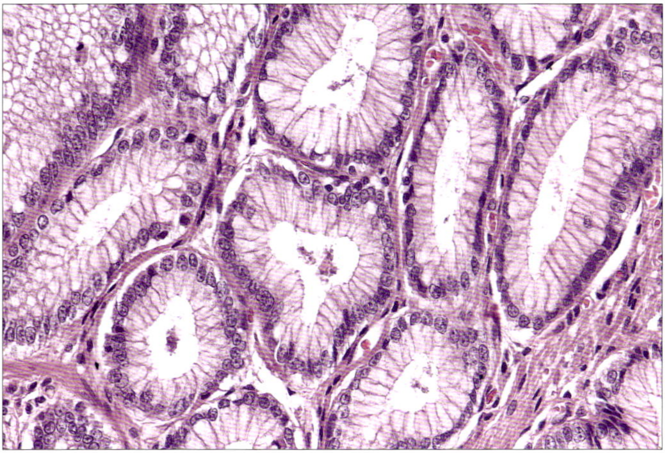

Abb. 18

Hochzylindrisches Epithel (Schleimhautadenom, H & E-Färbung)

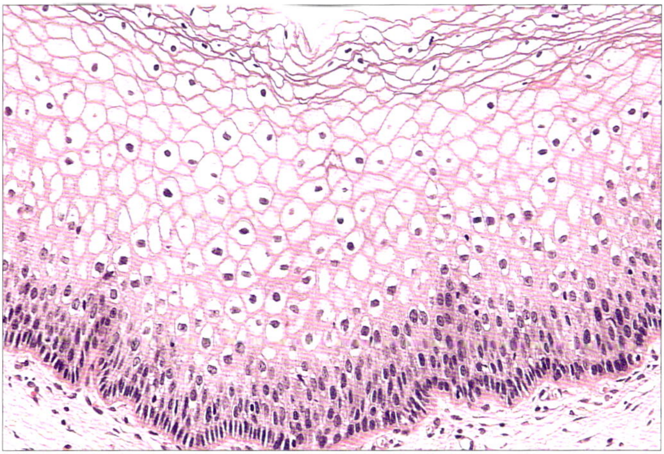

Abb. 19

Mehrschichtiges nicht verhorntes Plattenepithel
(Ektozervix, H & E-Färbung)

Abb. 20

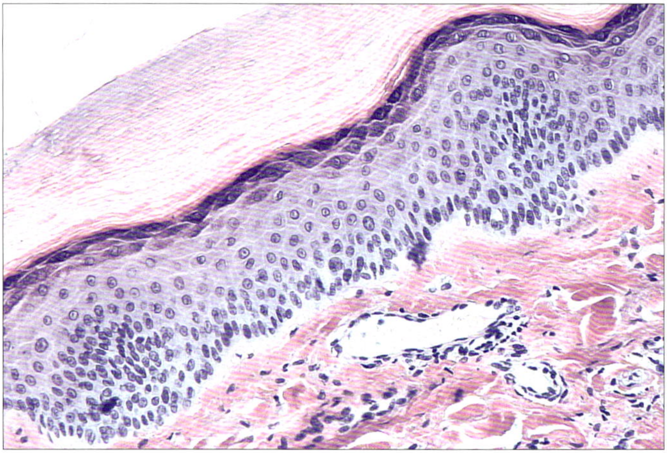

Mehrschichtiges verhorntes Plattenepithel (Haut, H & E-Färbung)

6. ALLGEMEINE ZELLPATHOLOGIE (Tab. 5–7, Abb. 21–23)

Krankheit wird subjektiv empfunden. Der Versuch einer umfassenden Definition des Begriffs scheitert am Unvermögen, alle wissenschaftlichen, sozialen, gesellschaftspolitischen Elemente und letztlich auch individuelle Empfindungen allgemeingültig einzubinden. Rudolf VIRCHOW begründete um 1850 die „Zellularpathologie“: In gesundem Zustand sind Funktion und Morphologie der Zelle unauffällig, umgekehrt sind abnormale Funktion und Morphologie Kriterien einer Erkrankung.
Die Zellularpathologie ist noch immer Grundlage der naturwissenschaftlich orientierten Medizin, sie wird heute ergänzt durch molekularbiologische Erkenntnisse. Die molekulare Medizin wird in naher Zukunft auch in der täglichen Praxis an Bedeutung gewinnen.

6.1 Pathologie – die Lehre von Krankheiten und ihren Ursachen

Die allgemeine Pathologie beschreibt die gemeinsamen Grundlagen von Erkrankungen:

- die Ätiologie, ursächliche Faktoren für eine Krankheit (Beispiel: energiereiche Strahlung –> strahleninduzierte DNA-Mutation) und
- die Pathogenese, Struktur- und Funktionsschädigungen, die im Verlauf der Krankheit auftreten (Beispiel: DNA-Mutation –> Präkanzerose –> Karzinom)

Die spezielle Pathologie beschreibt krankheitsbedingte Veränderungen in einzelnen Organen bzw. Organsystemen, z. B. Erkrankungen der Leber oder Erkrankungen der endokrinen Organe.
Für die gynäkologische Zytologie sind einige Grundbegriffe der allgemeinen Pathologie wichtig.

6.2 Veränderung von Zellzahl und/oder Zellvolumen

Atrophie (Abb. 21): erworbene Verkleinerung eines Organs/Zelle durch eine geringere Zellzahl (numerische Atrophie) und/oder ein geringeres Zellvolumen (einfache Atrophie). Die numerische Atrophie überwiegt im Gewebe mit hohem Zellumsatz (Epithel der Haut und Schleimhäute, Blutbildung im Knochenmark), die einfache Atrophie im Bindegewebe und im Epithel der

inneren Organe (Niere, Pankreas, Leber, endokrine Organe). Beide Formen der Atrophie treten häufig zusammen auf.
Ursachen: Alter, Mangelversorgung (Nährstoffe, Blutzufuhr), mechanische Druckwirkung, Inaktivität oder unzureichende Stimulation der Zellproliferation.
Beispiel: *Involution* des Endometriums in der Postmenopause; plattenepitheliale Atrophie bei Hormonmangel post partum, in der Postmenopause u. a. m.

Hypertrophie und Hyperplasie (Abb. 21), die erworbene Vergrößerung eines Organs/einer Zelle durch eine gesteigerte Zellzahl (Hyperplasie) oder ein vergrößertes Zellvolumen (Hypertrophie). Die Hypertrophie findet sich insbesondere in der Skelett- oder Herzmuskulatur.
Beispiel: länger anhaltende vermehrte Arbeitsbelastung oder Bluthochdruck.
Die Hyperplasie beruht auf einer gesteigerten Zellproliferation, z. B. Stimulation der teilungsaktiven Zellen durch Wachstumsfaktoren.
Beispiel: adenomatöse Endometriumhyperplasie bei lang andauernder Östrogenstimulation ohne Gegenregulation durch Gestagene.

6.3 Zellalterung und Zelluntergang

Zellen altern, sie sterben nach der vorgegebenen Lebensdauer ab (Tab. 5).
Apoptose: Der regulierte Zelltod ist im Genom der Zelle codiert, die Apoptose wird über Rezeptoren in der Zellmembran eingeleitet. Zellkern und Zytoplasma kondensieren, das Chromatin wird enzymatisch in ± gleichmäßige Fragmente aufgespalten. Vom Zytoplasma schnüren sich Partikel ab; DNA und Zytoplasma werden in Makrophagen lysosomal weiter zerlegt und im Organismus erneut verwertet. Im Organismus sterben in jeder Sekunde ~ 15 Millionen Zellen ab, überwiegend Zellen des peripheren Bluts, des Epithels der Haut und der Schleimhäute. Die Apoptose betrifft einzelne disseminiert im Gewebe gelegene Zellen, eine entzündliche Reaktion unterbleibt. Die Apoptose ist häufig am Epithel der Ektozervix bei Hormonmangel zu sehen (Abb. 22) mit

- Karyopyknose (Schrumpfung des Kerns mit Chromatinverdichtung)
- Karyorrhexis (Zerfall des Kerns in kleinere Fragmente) und

- Karyolyse (weitgehende Auflösung der Kernstruktur)

Anm.: Tumorzellen haben die Fähigkeit zur Apoptose verloren, sie sind immortal und können sich beliebig lange teilen.

Nekrose: Die Zellen gehen durch externe Faktoren (Entzündung, physikalische oder chemische Noxen) zugrunde. Bei der Entzündung schwillt die Zelle durch Aufnahme von Wasser an, der pH-Wert verschiebt sich bei zunehmendem Energiemangel in saure Bereiche. Die Instabilität der Membranen setzt lysosomale Enzyme frei, sie leiten die Selbstandauung *(Autolyse)* ein. In der Regel sind durch die Nekrose nicht Einzelzellen sondern größere Gewebsareale betroffen. Der ausgedehnte Zellverlust geht gewöhnlich mit einer entzündlichen Reaktion einher.

6.4 Entzündungsreaktion

Die Entzündung ist eine komplexe lokale oder auch generalisierte Reaktion auf endogene oder exogene Noxen, die ein Gewebe geschädigt haben. In die Entzündungsreaktion eingebunden sind die Mikrozirkulation im Gewebe, Plasmaproteine (Fibrinogen, Immunproteine), chemische *Mediatoren* (Prostaglandine, Histamin, Bradykinin, Komplementsystem u. a. m.) und Entzündungszellen (Granulozyten, Lymphozyten, Plasmazellen, Monozyten).
Die Ursachen der Entzündung sind:

- exogener Natur
    - chemisch-toxische Substanzen (Säure, Base, Gase wie Stickoxid oder Ozon, bakterielle, pflanzliche oder tierische Toxine, Lösungsmittel, Arzneimittel u. a. m.)
    - physikalische Faktoren (Hitze, Kälte, mechanische Einwirkungen, energiereiche Strahlung wie UV- oder Röntgenstrahlen u. a. m.)
    - mikrobielle Erreger (Protozoen, Bakterien, Pilze und Viren)

- oder endogene Faktoren
    - Immunreaktionen (angeborene oder erworbene Immundefekte, Überempfindlichkeitsreaktionen, Autoimmunerkrankungen, Immunreaktion auf Proteine von Tumorzellen u. a. m.)
    - toxische Stoffwechselprodukte
    - Zellnekrosen bei Mangeldurchblutung u. a. m.

Die Entzündung ist eine komplexe Reaktion

- des Gefäßsystems mit Vasokonstriktion und/oder Vasodilatation
- der Entzündungszellen (Granulozyten, Mastzellen, Lymphozyten, Monozyten bzw. Histiozyten, Thrombozyten) und
- der Entzündungsmediatoren (biogene vasoaktive Amine wie Histamin und Serotonin, Arachidonsäurederivate wie Leukotriene oder Prostaglandine, Zytokine wie Interferon u. a. m.)

Zytologische Veränderungen der Entzündung werden in Kap. 19 beschrieben.

6.5 Zellregeneration

Durch Apoptose untergegangene Zellen werden fortwährend durch teilungsfähige Zellen im Gewebe ersetzt: ektozervikales Plattenepithel durch Basalzellen, endozervikales Zylinderepithel durch zervikale Reservezellen. Solch ein Zellersatz ist im zytologischen Präparat nicht sichtbar.

Größere Zellverluste werden durch die im Prinzip vergleichbare, aber lokal wesentlich ausgeprägtere reparative *Regeneration* ersetzt: Makrophagen räumen *nekrotische* Zellen des Defekts ab, teilungsaktive Zellen aus intaktem Epithel der Umgebung wandern ein und proliferieren. Diese Regeneration wird zytologisch sichtbar (Kap. 20.5).

Beispiele: reparative Regeneration der Bronchialschleimhaut bei Virusinfektionen oder toxischer Schleimhautschädigung, Regeneration der Hepatozyten nach Hepatitis u. a. m.
Die reparative Regeneration schließt – abhängig vom Schweregrad der Gewebsschädigung – oft auch das angrenzende Bindegewebe ein. Epitheliale Zellen regeneriert das Oberflächenepithel, im Bindegewebe proliferieren Fibroblasten. Der Gewebsdefekt heilt dann mit Ausbildung einer Narbe aus. Beispiel: Vernarbung im Myokard nach Myokardinfarkt.

6.6 Metaplasie

Die *Metaplasie* ist eine benigne, meist reversible Reaktion auf exogene chronische Reize wie chemische Noxen, Entzündungen u. a. m. oder endogene Faktoren z. B. von Hormonen: in einem differenzierten Gewebsverband bildet sich ein hiervon abweichend differenziertes Gewebe. Die Metaplasie ist gewöhnlich in proliferationsaktiven Zellpopulationen zu finden, gelegentlich auch im weniger teilungsaktiven Bindegewebe. Die Metaplasie wird benannt nach dem Gewebe, welches sich anstelle des ortsüblichen Gewebes gebildet hat (Tab. 6).

6.7 Malignität und Kanzerogenese

Malignität ist eine erworbene genetische Erkrankung der *somatischen* Zellen (nicht zu verwechseln mit genetischen Erkrankungen der Keimzellen). Dem klinischen Stadium gehen viele Jahre der klinisch gewöhnlich unauffälligen Präkanzerose voraus. Der Verlauf lässt sich in Entwicklungsschritte unterteilen (Abb. 23):

- Initiationsstadium: Das Genom der Zelle wird durch endo- und/oder exogene Faktoren in einem für die Proliferationsaktivität entscheidenden Bereich geschädigt. Diese Schädigung der DNA durch ein Karzinogen (s. u.) ist ein relativ häufiges Ereignis, die geschädigte DNA-Sequenz wird in den weitaus meisten Fällen durch körpereigene Reparaturmechanismen behoben. Bei schwerwiegenden Störungen leiten Proteine – insbesondere p53 – die Apoptose ein.
- Stadium der klonalen Promotion: Bei unzureichender Reparatur der DNA-Schädigung kann sich aus der initial geschädigten Zelle eine klonale Zellproliferation entwickeln. Weitere DNA-Defekte durch Kokarzinogene oder fehlerhafte Reparatursysteme machen die Zellpopulation genetisch zunehmend instabiler; dieser Abschnitt entspricht weitgehend dem der Präkanzerose.
- Stadium der Progression: die Zellpopulation der Präkanzerose wird zunehmend heterogener, durch Differenzierungsverluste entsteht das klinische Bild der Krebserkrankung mit Invasion der Tumorzellen bei Destruktion der Basalmembran. Karzinomzellen können sich aus dem Verband lösen und evtl. in andere Organe oder Körperregionen metastasieren.

Die *Karzinogenese* ähnelt einer Evolution im Zeitraffer: Eine in ihrem Genom geschädigte Zelle bekommt gegenüber benachbarten Zellen einen zunächst geringen Wachstumsvorteil, in nachfolgenden Tochterzellgenerationen können weitere *Mutationen* hinzukommen. Aus einer geschädigten Einzelzelle entsteht im Verlauf von Jahren eine monoklonale Zellpopulation.

Genetische Mutationen dürften sehr häufig bei allen Lebewesen vorkommen. Bei einer Mitoserate von 10 bis 15 Millionen Zellen/Sek. ist davon auszugehen, dass im Verlauf von nur wenigen Tagen mehrfach Mutationen auftreten (Initialstadium der Karzinogenese), die zu Malignität führen könnten. Die Promotion im Stadium der Präkanzerose hingegen ist weniger häufig, die initiale Mutation überlebt nicht oder sie erfährt keine „Unterstützung“ durch weitere Veränderungen im Genom. Das Stadium der Promotion ist keine „Einbahnstraße“ in dem Sinne, dass die Präkanzerose zwangsläufig nach längerem Verlauf in ein Karzinom einmündet. Schwerwiegende Genmutationen sind häufig letal oder die Zellen werden durch das Immunsystem eliminiert. Effektive DNA-Reparaturmechanismen und das Immunsystem verhindern, dass Malignität häufiger vorkommt, als es eigentlich zu erwarten wäre.

Die molekulare Karzinogenese ist für einige Karzinome zumindest im Ansatz geklärt. Bei allen Tumoren überwiegt die Wirkung proliferationsfördernder onkogener Proteine diejenige ihrer *Antagonisten,* der proliferationshemmenden Suppressorproteine. Eine noch unbekannte Zahl weiterer Regulationsproteine – Proteine für die Signaltransduktion, Proteine für die *Genexpression* u. a. m. – greift zudem in ein komplexes Netzwerk ein, dessen Details noch keineswegs verstanden werden.

Die initial zunächst geringen molekularen Veränderungen gehen im weiteren Verlauf der Karzinogenese mit einem veränderten Phänotyp einher: Der Zellkern ist vergrößert, die Kernform zunehmend deformiert, der DNA-Gehalt liegt oberhalb des physiologischen Werts von 2n bis 4n. Die Zellen sind jetzt zytologisch auffällig und werden in der Zeitspanne, da sie noch auf das Epithel mit intakter Basalmembran begrenzt sind, als Präkanzerose bezeichnet. Die Atypien sind lediglich in der Epithelschicht gelegen und gegenüber dem subepithelialen Gewebe durch die Basalmembran begrenzt. In einigen Fällen – von Gewebe zu Gewebe und individuell unterschiedlich häufig – treten weitere Mutationen hinzu, die das biochemische Verhalten des Zellklons radikal ändern: Die Basalmembran wird enzymatisch destruiert, die Zellen können nun infiltrierend wachsen. Aufgabe der Früherkennung ist es, dieses Krankheitsstadium durch Entfernung der präkanzerösen Vorstadien zu verhindern.

Ätiologisch für die Karzinogenese sind Faktoren, die Mutationen erzeugen oder verhindern, dass diese durch Reparaturmechanismen eliminiert werden. Tab. 7 stellt einige wichtige Kanzerogene zusammen. Die Kette fehlerhafter Proteine reicht von Oberflächenrezeptoren über Proteine der Signaltransduktion und der Transkription von DNA in mRNA bis hin zu Kontroll- und Regulationsproteinen in allen Bereichen der Zellfunktionen. Malignität stellt eine polygenetische Erkrankung dar, sie wird nicht durch einen einzelnen Faktor hervorgerufen, sondern durch eine Vielzahl – nach bisheriger Kenntnis mindestens 10 bis 15 – fehlerhafter Proteine.

Lebensdauer von Zellen (nach FLINDT 2000)

Zelle	**durchschnittliche Lebensdauer**
Zylinderepithel (Magenschleimhaut)	2 Tage
Granulozyt	3–4 Tage
Alveolarzelle (Lunge)	8 Tage
Zylinderepithel (Colon)	10 Tage
Plattenepithel (Haut)	15–20 Tage
Erythrozyt	120 Tage
Hepatozyt	mehrere Monate
Lymphozyt	Tage bis mehrere Jahre
Osteozyt	25–30 Jahre
Neuronen (Großhirnrinde)	keine Zellregeneration

Tab. 5

Metaplasie in verschiedenen Organen

Art der Metaplasie	originäres Gewebe	Ätiologie
plattenepithelial	endozervikales Zylinderepithel	Hormone, Entzündung saures Scheidenmilieu u. a. m.
plattenepithelial	Urothel (Trigonum der Harnblase)	Östrogenwirkung
plattenepithelial	respiratorisches Zylinderepithel	chronische Entzündung, Reizgase, Zigarettenrauch u. a. m.
intestinal	Plattenepithel im Ösophagus	Reflux der Magensäure
intestinal	Magenschleimhaut	bei chronischer Gastritis

Tab. 6

karzinogene Faktoren (in Auswahl)

Kanzerogen	Vorkommen	induzierte Karzinome
Naphthylamin	Anilinfarbstoffe	Harnblasenkarzinom
Arsensalze	Insektizid im Weinbau	kutanes Plattenepithel-karzinom
Asbestfaser	Baustoffe u. a. m.	Mesotheliom der Pleura, Bronchialkarzinom
Aflatoxin	Getreideschimmelpilz	hepatozelluläres Karzinom
3,4-Benzpyren	Tabakrauch	Bronchialkarzinom
UV-Strahlen	Sonnenlicht, Solarium	kutanes Plattenepithel-karzinom, Melanom
Papillomvirus	Haut und Schleimhäute	Larynx-, Vulva-, Zervix- und Analkarzinom

Tab. 7

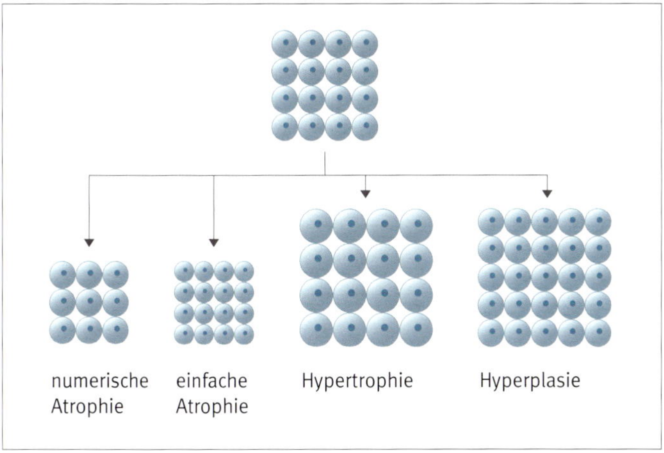

Abb. 21

o.: unauffälliger Gewebsverband
u.: abweichende Zellzahl oder verändertes Zellvolumen

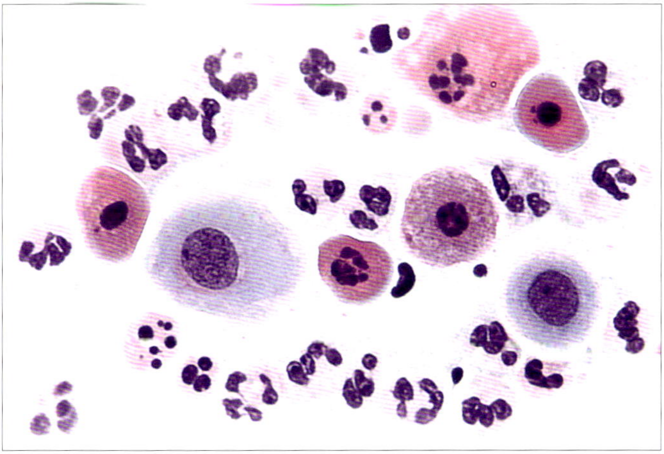

Abb. 22

Apoptose mit Karyopyknose und Karyorrhexis
(Ektozervix bei Hormonmangel)

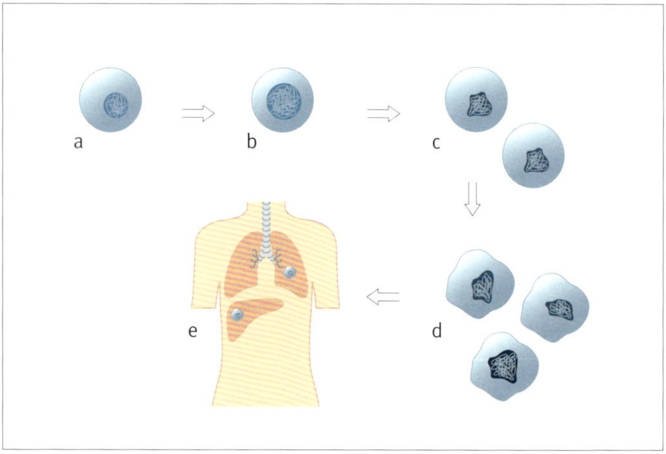

Abb. 23

Karzinogenese, durch karzinogene Faktoren in allen Zwischenschritten

a. unauffällige Zelle, b. Initiation und klonale Proliferation, c. Carcinoma in situ, d. Karzinom, e. Metastasierung

7. ANATOMIE DES WEIBLICHEN GENITALS (Abb. 24–26)

Mons pubis (Schamhügel), Labia majora und Labia minora (große und kleine Schamlippen), Klitoris (Kitzler) und Vestibulum vaginae (Scheidenvorhof) bilden die äußeren Geschlechtsorgane, die Vulva. Sie ist von mehrschichtigem teils verhorntem, teils nicht verhornten Plattenepithel bedeckt. Das subepitheliale Bindegewebe enthält Haarfollikel, Schweiß-, Duftdrüsen, Gefäße und Nerven.

Die inneren Geschlechtsorgane liegen im kleinen Becken: Vagina, Uterus, Tuben und Ovarien (Abb. 24 und 25).

7.1 Vagina

Die Vagina (Scheide), ein 8 bis 10 cm langes schlauchförmiges Hohlorgan, wird von mehrschichtigem nicht verhorntem Plattenepithel ausgekleidet; sie ist umgeben von einem Mantel aus faserreichem Bindegewebe und quer gestreifter Muskulatur. Das Plattenepithel proliferiert und reift unter Einwirkung der Sexualhormone aus.

7.2 Uterus

Die Wandung des Uterus ist eine bis 3 cm breite Schicht glatter Muskulatur (Corpus uteri), sie umschließt einen flachen Hohlraum (Cavum uteri), der vom Endometrium ausgekleidet ist. Am Übergang zur Cervix uteri (Gebärmutterhals oder Collum cervicis) verengt sich das Cavum und geht in den zentral gelegenen Zervikalkanal über. Dieser wird von einschichtigem Zylinderepithel ausgekleidet, ein größerer Anteil des Epithels sezerniert einen zähen Schleim. Der Schleim schützt den Körper vor mikrobiellen Erregern, die aus der Vagina aufsteigen könnten. Der untere, etwas in die Vagina vorgewölbte Bereich der Cervix uteri heißt Portio cervicis (klin.: Portio).

Das Zylinderepithel der Endozervix grenzt in der ekto-/endozervikalen Junktionszone (Übergangszone) an das mehrschichtige nicht verhornte Plattenepithel der Ektozervix.
Für die zytologische Krebsfrüherkennung wird Zellmaterial aus dem Areal der Junktionszone entnommen – das Zervixkarzinom hat in der überwiegenden Anzahl der Fälle hier seinen Ursprung. Ausdehnung und Umriss der Junktionszone sind individuell unterschiedlich ausgeprägt und werden durch

mehrere Faktoren beeinflusst (insbesondere Lebensalter, Sexualhormone und lokale entzündliche Reaktionen).

Die Tuben beiderseits sind bis 10 cm lang, glatte Muskulatur umgibt zirkulär eine enge Lichtung. Die Tubenschleimhaut enthält ein einschichtiges prismatisches Epithel (Flimmerepithel und sekretorisch aktive Zellen). In der Tube wird das Ei befruchtet, in das Cavum uteri transportiert und in das sekretorisch umgewandelte Endometrium eingebettet.

7.3 Ovar

Die Ovarien sind ~ 3 x 2 x 1,5 cm groß, oberflächlich vom einschichtigen Epithel des Peritoneums bedeckt. In den Ovarien finden sich Follikel: eine Eizelle (Oozyt), von einschichtigem, später dann mehrschichtigem Follikelepithel umgeben. Bei der Geburt enthalten die Ovarien ~ 400.000 Primärfollikel, die später überwiegend degenerieren. Zwischen Pubertät und Klimakterium reifen 400 bis 500 Follikel heran (Abb. 26). Im Primärfollikel nimmt das Volumen der Eizelle zu, das umgebende Follikelepithel wird kubisch. Eizelle und Epithel vergrößern sich weiter, das Epithel wird hochprismatisch, es bildet sich ein Sekundärfollikel. Zwischen den Epithelzellen bilden sich kleine flüssigkeitsgefüllte Lücken, sie konfluieren zu einem zystenähnlichen Hohlraum. Im Tertiärfollikel liegt die Eizelle exzentrisch, am Rande. Durch weitere Ansammlung von Flüssigkeit entsteht ein nun sprungreifer GRAAF'scher Follikel (holländischer Anatom, 17. Jh.). Nach der Ovulation in Zyklusmitte (Eisprung) bildet sich aus dem Follikelepithel das Corpus luteum (Gelbkörper).

Das Follikelepithel sezerniert Steroidhormone: Östrogene in der ersten Zyklushälfte und Gestagene in der zweiten Zyklushälfte. Wird die Eizelle nicht befruchtet, stirbt sie ab; das Endometrium blutet ab und regeneriert unter Einfluss der Östrogene aus einem erneut heranreifenden Follikel. Nach der letzten Menstruation (Menopause) verkleinern sich in der Postmenopause Ovarien und Uterus mehr oder minder rasch.

Den inneren Geschlechtsorganen unmittelbar benachbart sind Rektum und Harnblase (Abb. 24). Sie sind oberflächlich vom flachen Epithel des Peritoneums (Serosa) überzogen. Zwischen Rektum und Uterus bildet sich eine von Serosa ausgekleidete Einsenkung, der DOUGLAS-Raum (Excavatio rectouterina). Erkrankungen der im kleinen Becken eng benachbarten Organe können aufeinander übergreifen.

7.4 Embryonalentwicklung

Das genetische Geschlecht wird mit der Vereinigung von Eizelle (X) und Spermium (X oder Y) festgelegt. Bei beiden Geschlechtern ist die Gonadenanlage (Genitalleiste medial der Urnieren) bis zur 7. bis 8. Embryonalwoche isomorph (sogenannte primär indifferente Gonaden). Beiderseits der Mittellinie entwickeln sich im Bauchraum die paarigen Urogenitalfalten, sie enthalten beiderseits dorsal die Urnieren, ventral davor gelegen die WOLFF -Gänge (syn.: Urnierengang) und am Vorderrand die MÜLLER-Gänge. Die indifferente Phase der Embryonalentwicklung ist zunächst weiblich ausgerichtet, erst unter Einwirkung des Testosterons aus den LEYDIG-Zellen der Gonadenanlage entwickelt sich aus den WOLFF-Gängen das männliche Genitale, die MÜLLER-Gänge verkümmern. Für die Ausbildung der weiblichen Genitalorgane sind weibliche Hormone hingegen nicht notwendig. In der Beckenregion verschmelzen die MÜLLER-Gänge, die WOLFF-Gänge gehen – da die Stimulation durch männliche Steroidhormone fehlt – zugrunde. Aus den MÜLLER-Gängen entwickelt sich ein durchgehendes Hohlraumsystem mit Tuben, Uterus, Cervix und dem oberen Drittel der Vagina. Durch die Embryonalentwicklung werden Missbildungen wie auch Überschneidungen bei einer evtl. malignen Zelltransformation im späteren Leben verständlich (z. B. sind ~ 25 % der zervikalen Adenokarzinome „endometroide“ Karzinome).

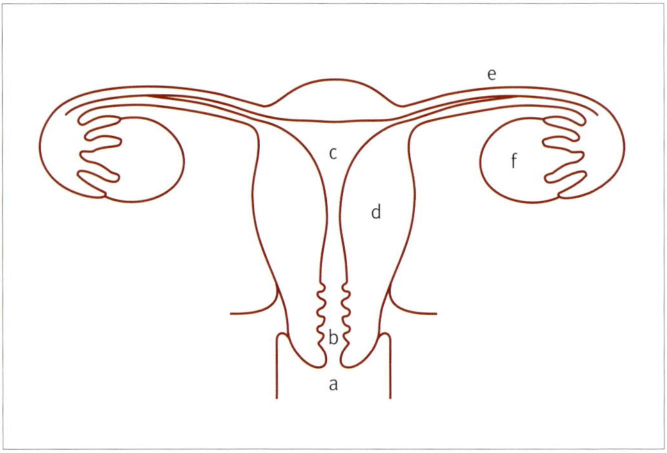

Abb. 24

Uterus mit Adnexen

a. Vagina, b. Cervix uteri, c. Cavum uteri mit Endometrium, d. Myometrium, e. Tube, f. Ovar

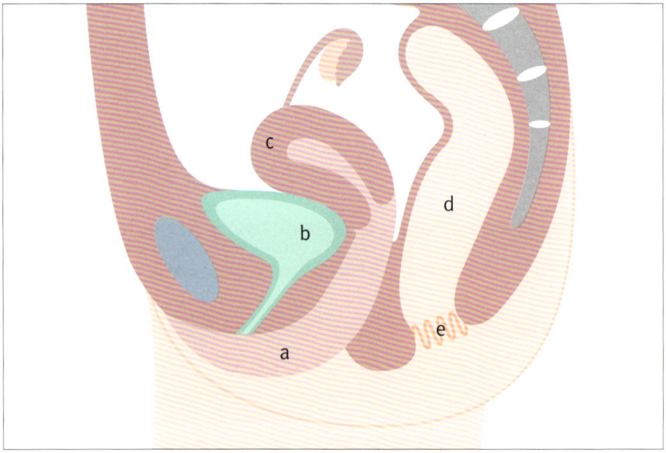

Abb. 25

Weibliche Sexualorgane (kleines Becken)

a. Vulva, b. Harnblase, c. Uterus, d. Rektum, e. Anus

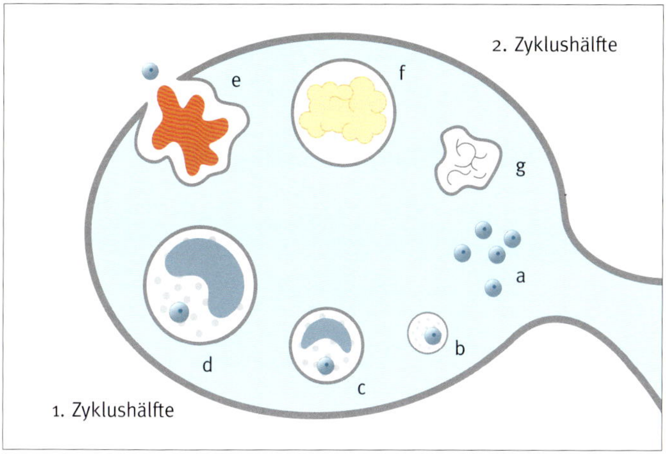

Abb. 26

Ovar mit zyklischer Ausreifung einer Oozyte

a. Oozyten, b. Primär-, c. Sekundär-, d. Tertiärfollikel,
e. Ovulation, Einblutung in den rupturierten Follikel,
f. Corpus luteum, g. Corpus albicans

8. SEXUALHORMONE (Abb. 27–29)

Die weiblichen und männlichen Sexualhormone sind in ihrer chemischen Struktur C_{19}-Steroide, sie leiten sich vom Cholesterol ab (Abb. 27). Die Sexualhormone prägen das äußere Bild, viele Organfunktionen und die Psyche von Frau und Mann. Die Hormone werden im Epithel der Keimdrüsen sezerniert (Östrogene und Gestagene im Follikelepithel des Ovars, Androgene in Sertoli-Zellen des Hodens) und – in geringem Maße – bei beiden Geschlechtern auch in der Nebennierenrinde.

Das Hormon GnRH (engl.: Gonadotropin-releasing hormone) des Hypothalamus stimuliert den Hypophysenvorderlappen, Gonadotropine zu sezernieren (Abb. 28):

- FSH (follikelstimulierendes Hormon) und
- LH (luteinisierendes Hormon)

Gonadotropine regulieren die zyklische Sekretion der Steroidhormone im Ovar: Östrogene durch das Follikelepithel und Gestagene durch das Epithel des Corpus luteum.

1. Zyklushälfte (syn.: Östrogenphase): Sie dauert individuell unterschiedlich lang zwischen 8 und mehr als 20 Tagen. Unter Einwirkung der Östrogene proliferiert das Plattenepithel von Vagina und Ektozervix und reift aus. In der 1. Zyklushälfte dominiert im zytologischen Abstrich die Superfizialzelle. Die Viskosität des Sekrets endozervikaler Zylinderepithelien ist niedrig, das Endometrium proliferiert. Kurz vor der Zyklusmitte erreicht die Plasmakonzentration der Östrogene maximale Werte und sinkt nach der Ovulation ab (Abb. 29). Auch in der 2. Zyklushälfte sezerniert das Corpus luteum neben den Gestagenen weiterhin Östrogene.

2. Zyklushälfte (syn.: Gestagen- oder Gelbkörperphase): Das Follikelepithel wandelt sich um zum Corpus luteum und sezerniert nun zunehmend Progesteron. Die Östrogensekretion geht auf basale Werte zurück (Abb. 29). Die Gelbkörperphase ist mit 14 Tagen recht konstant. Das Endometrium wandelt sich unter Wirkung der Gestagene sekretorisch um, eine befruchtete Eizelle kann sich einnisten. Liegt diese nicht vor, so verkleinert sich das Corpus luteum durch Rückkopplung der Steroidhormone mit den hypophysär sezernierten Gonadotropinen – es kommt zur Menstruation. Im zytologi-

schen Abstrich dominiert die große Intermediärzelle. Postovulatorisch ist die Körpertemperatur um 0,5 °C erhöht, die Viskosität des Zervixsekrets nimmt zu. Das degenerierte Corpus luteum bleibt als kleiner weißer Restkörper sichtbar (Corpus albicans).

Hormonelle Veränderungen in den unterschiedlichen Altersstufen werden in Kap. 18 dargestellt.

Abb. 27

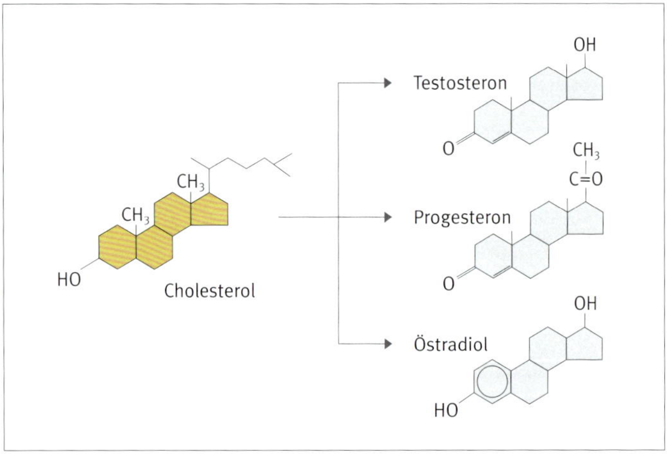

Steroidhormone mit der Grundstruktur des Cholesterolmoleküls

Abb. 28

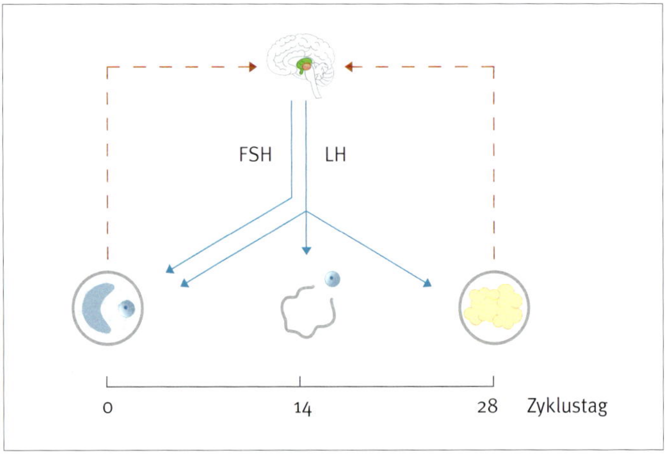

Blau: hypothalamisch-hypophysäre Gonadotropine FSH und LH

Rot: Rückkopplung der Steroidhormone mit übergeordneten Zentren

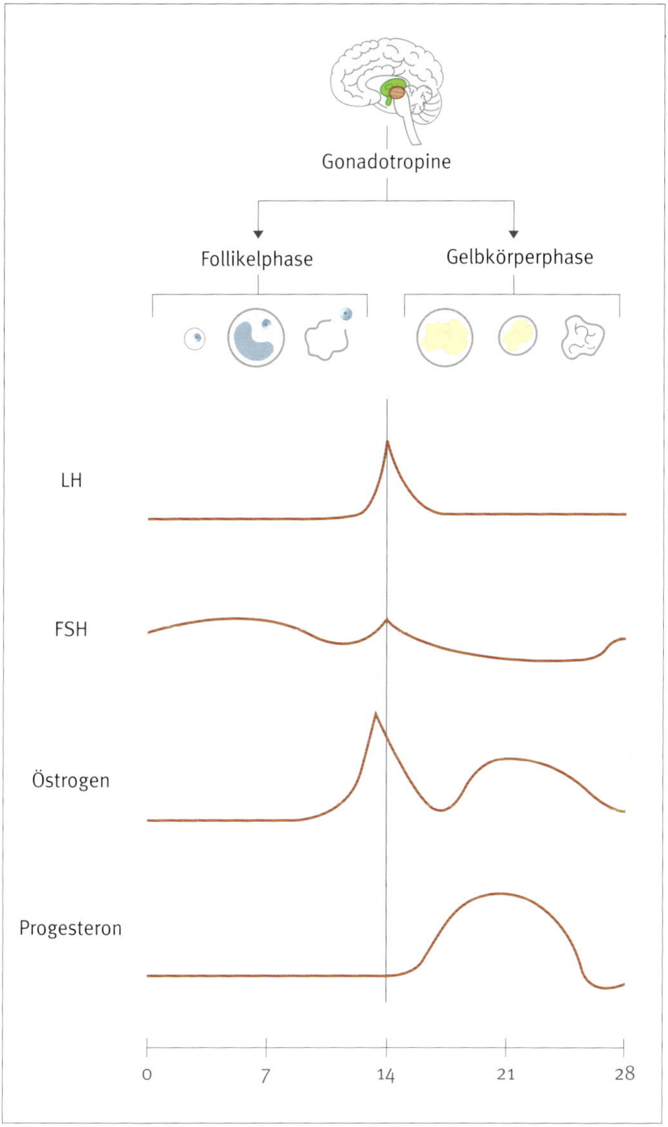

Abb. 29

Hormone im 28-tägigen Zyklus

o.: FSH und LH (Sekretion in Hypothalamus und Hypophyse)

M.: Follikelausreifung, Ovulation und Corpus luteum

u.: Hormone des Follikelepithels im Ovar

9. RICHTLINIEN: KASSENÄRZTLICHE BUNDESVEREINIGUNG UND G-BA

Art. 74 des Grundgesetzes legt fest: Bund und Länder sind gemeinsam verantwortlich für das Gesundheitswesen. Die Aufgaben werden teils auf Ärztekammern und teils auf Kassenärztliche Vereinigungen (KV) übertragen; sie sind Körperschaften des öffentlichen Rechts und unterliegen der Aufsicht des Bundesministeriums für Gesundheit und Soziales. Seit dem 1. Januar 2004 ist der Gemeinsame Bundesausschuss (G-BA) oberstes Beschlussgremium, der Ausschuss verabschiedet Richtlinien und den Leistungskatalog der Gesetzlichen Krankenversicherung.

Für die Krebsfrüherkennung sieht die Vereinbarung der Kassenärztlichen Bundesvereinigung (KBV) vom Oktober 2007, ergänzt durch die G-BA-Richtlinie vom November 2008, u. a. vor:

- das Zellmaterial von der Portiooberfläche und aus dem Zervikalkanal wird in der Regel „mithilfe von Spatel (Portiooberfläche) und Bürste (Zervikalkanal)“ entnommen
- Färberaum und übriger Laborbereich sind räumlich zu trennen
- die Untersuchung erfolgt mit einem binokularen Mikroskop (10x und 40x Objektiv, 10x Okular)
- für die interne Fortbildung muss ein Diskussionsmikroskop oder eine vergleichbare Einrichtung vorhanden sein
- die Präparatebefundung kann vom verantwortlichen Arzt an nicht ärztliche Mitarbeiter delegiert werden, die Überwachung aller Arbeitsvorgänge durch den Arzt muss gewährleistet sein
- nicht ärztliche Mitarbeiter müssen den Abschluss an einer Zytologieschule oder MTA-Schule nachweisen und anschließend eine ganztägige praktische Tätigkeit in einem Labor für Zervixzytologie. In dieser Zeit müssen mindestens 3.000 Präparate selbstständig vorgemustert werden (eine Übergangsregelung für hiervon abweichende Vor- und Ausbildung endete am 1. Oktober 2009).
- es dürfen durchschnittlich pro Arbeitsstunde nicht mehr als 10 Präparate befundet werden; die KV führt einen Abgleich durch zwischen Anzahl der Mitarbeiter, Angaben zur Arbeitszeit und Anzahl der jährlich bearbeiteten Präparate

- die Befundung erfolgt nach der Münchner Nomenklatur II von 1989
- der verantwortliche Arzt hat in „jedem Fall zu begutachten"
    - auffällige Befunde der Gruppen III, IV a, IV b und V
    - Präparate mit bedingt bzw. nicht ausreichender Abstrichqualität
    - den ersten negativen Abstrich nach auffälligem zytologischem oder histologischem Vorbefund
    - Präparate bei klinisch suspektem Portiobefund
- alle Präparate werden 10 Jahre lang archiviert
- die Qualitätssicherungs-Kommission der zuständigen KV überprüft im Abstand von 24 Monaten Präparatequalität und -befundung durch eine Stichprobe von 12 Präparaten
- der verantwortliche Arzt muss eine Jahresstatistik erstellen
- Der verantwortliche Arzt muss für die nicht ärztlichen Mitarbeiter eine themenbezogene Fortbildung von 40 Stunden in 2 Kalenderjahren nachweisen; hiervon können 20 Stunden durch eine einrichtungsinterne Fortbildung abgegolten werden
- auffällige Befunde werden in dokumentierten Fallbesprechungen diskutiert
- ein Befund mit der Empfehlung zur histologischen Abklärung erfordert die Nachmusterung aller Vorbefunde der Patientin aus den letzten 3 Jahren, der Vorgang muss dokumentiert werden

10. KREBSFRÜHERKENNUNG IN DER ARZTPRAXIS (Abb. 30–43)

Frauen ab dem 20. Lebensjahr haben nach den Richtlinien des Bundesausschusses der Ärzte und Krankenkassen Anspruch auf eine jährliche Untersuchung.

Ein entscheidender Faktor für die Krebsfrüherkennung ist eine sorgfältige Abstrich- und Ausstrichtechnik, die Qualität des Präparats ist entscheidend für die mikroskopische Untersuchung. Abstriche mit eingeschränkter oder unzureichender Qualität mindern die Aussagekraft, durch sie entstehen fehlerhaft negative Befunde: Die Patientin ist erkrankt, wird zytologisch jedoch als „unauffällig“ beurteilt. Industrie und Handel nehmen diese Defizite – die nicht zu leugnen sind – zum Anlass, für die von ihnen angebotenen, vorgeblich überlegenen Präparationstechniken zu werben.

10.1 Anamnese

Der Arzt erhebt vor der Untersuchung eine gezielte Anamnese, die wichtigsten Angaben sollten für das zytologische Labor auf dem Untersuchungsantrag vermerkt werden:

- gibt die Patientin Beschwerden an?
- Tag der letzten Regelblutung, Blutungsdauer und Blutungsstärke?
- Blutungsanomalien?
- Fluor (vaginaler Ausfluss)?
- Kontrazeption (Ovulationshemmer, IUP u. a. m.)?
- Schwangerschafts- und Geburtenanamnese
- Gynäkologische Erkrankungen (Adnexitis, OP, Tumorerkrankung mit Strahlentherapie u. a. m.)

10.2 Vorbereitung für den zytologischen Abstrich

Nach Inspektion des äußeren Genitale folgen Spekulumuntersuchung und Entnahme von Zellmaterial für die zytologische Untersuchung. Die Vagina wird durch sogenannte Spekula etwas gespreizt, die Oberfläche der Portio ist sichtbar (Abb. 30). Diese Untersuchung muss der gynäkologischen Tastuntersuchung unbedingt vorausgehen, um Irritationen des Epithels zu vermeiden. Unter Sicht wird mit einem Instrument die Schleimhautoberfläche zirkulär in der ekto-/endozervikalen Junktionszone abgestrichen. Die

Grenze zwischen Plattenepithel und Zylinderepithel ist variabel (Abb. 31 und 62), sie unterliegt insbesondere hormonellen Einflüssen. Auffällige Areale werden evtl. zusätzlich und getrennt abgestrichen, das Präparat wird entsprechend markiert, Lokalisation und spezielle Fragestellungen sollten auf dem Untersuchungsantrag vermerkt sein.

10.3 Instrumente für den zytologischen Abstrich

Das Abstrichinstrument stellt einen wichtigen Faktor für die Qualität des zytologischen Präparats dar. In Deutschland wurde über viele Jahre üblicherweise der Watteträger benutzt. Vom Watteträger gelangen nur relativ wenig Zellen auf den Objektträger, über 80 % der Zellen gehen verloren. In Skandinavien, den USA und anderen Ländern wird der Watteträger als Entnahmeinstrument schon seit vielen Jahren nicht mehr empfohlen.

Seit 2008 schreiben auch die Richtlinien des G-BA als Entnahmeinstrument Spatel oder Zervixbürste vor (Abb. 32). Insbesondere die der Anatomie der Zervix angepassten Spatel ergeben erfahrungsgemäß zellreiche Präparate, zudem werden in einem Arbeitsgang ekto- und endozervikale Zellen abgestrichen. Ein Schleimpfropf im Bereich der Junktionszone wird vor der Abstrichentnahme mit einem Tupfer entfernt. Bei korrekter Anwendung des Instruments ist die topografische Zuordnung auffälliger Zellen möglich (Abb. 33). Der Zelltransfer vom Instrument auf den Objektträger erfolgt mit nur geringem Andruck: Unreifes Epithel und glanduläre Zellen werden durch mechanische Einwirkung leicht zerstört. Der Spatel wird in einer Richtung – parallel zum Längsrand des Objektträgers – zweimal über den Objektträger geführt. Kreisförmiges „Umrühren“ sollte unterbleiben.

10.4 Der Objektträger

Der Objektträger wird – sicherheitshalber vor der Abstrichentnahme – mit Bleistift auf dem Mattrand beschriftet: Name und Geburtsdatum der Patientin minimieren die Gefahr einer Verwechslung bzw. der unsicheren Zuordnung im zytologischen Labor. Tintenstifte o. Ä. sind ungeeignet, sie lösen sich später im Labor in alkoholischen Lösungen.

10.5 Fixierung des Abstrichpräparats

In nicht mehr vollständig vitalen Zellen werden die Membranen instabil. Dies führt zur Freisetzung lysosomaler Enzyme. Durch die Enzyme werden u. a. Proteine hydrolisiert, insbesondere auch Histonproteine im Zellkern. Die Proteine lagern dann weniger Kernfarbstoff (Hämatoxylin) an, die mikroskopische Untersuchung ist dann nur noch eingeschränkt möglich. Die chemische Fixierung der Zelle denaturiert zelleigene (oder auch exogene bakterielle) Enzyme und verhindert Autolyse und Degeneration. Enzyme sind Proteine, sie besitzen eine komplexe Tertiärstruktur mit zahlreichen chemischen Bindungen zwischen den Untereinheiten. Fixierlösungen denaturieren und inaktivieren die Struktur des Enzyms. Das Einbringen des Objektträgers für 20 Minuten in eine mit alkoholischer Lösung gefüllte Küvette ist ausreichend. Gängige Fixierlösung ist ein 96 %iger Ethylalkohol (Ethanol). Methanol ist für die gynäkologische Zytologie ungebräuchlich. Isopropanol (syn.: 2-Propanol) diffundiert weniger rasch als Ethanol in die Zelle, die Zeit in der Fixierlösung sollte mindestens 30 Minuten betragen. Zu beachten ist, dass Alkohole wegen des geringen Siedepunkts relativ leicht verdunsten und in stärkerer Konzentration hygroskopisch sind, d. h., sie nehmen Luftfeuchtigkeit auf. Fixierlösungen sollten daher zumindest einmal wöchentlich erneuert werden, bei einer größeren Anzahl von Präparaten auch häufiger.

Für den Versand der Abstriche empfiehlt sich zum Fixieren eine Mischung von 1.000 ml Isopropanol mit 20 ml gesättigter wässriger Lösung von Polyethylenglykol (Molekulargewicht 1.500). Diese Lösung ist auch in handelsüblichen Fixiersprays enthalten. Bei der Sprayfixierung ist auf einen ausreichenden Abstand zum Objektträger zu achten – die versprühte Fixierlösung verdrängt die Zellen leicht: Das Resultat sind zelldichte, überlagerte und daneben zellfreie Bereiche.

Für die gynäkologische Zytologie absolut ungeeignet ist – das für histologische Untersuchungen unerlässliche – Formaldehyd (Formalin).

10.6 Das qualitativ gute Präparat

Anforderungen an das „optimale Präparat" sind nicht definiert, allgemein wird jedoch erwartet, dass folgende Punkte erfüllt sind:

- ausreichende Angaben über Regelanamnese, klinische Befunde, evtl. Operationen u. a. m.
- eindeutige und gut lesbare Beschriftung des Objektträgers
- das Präparat sollte mindestens 25.000, besser > 150.000 Epithelzellen enthalten
- der Abstrich enthält – ausgenommen Zustand nach operativer Entfernung des Uterus – ektozervikales Platten- und endozervikales Zylinderepithel (Abb. 34)
- die Zellen sind relativ gleichmäßig und ohne störende Zellüberlagerungen ausgestrichen (Abb. 35)
- Chromatinstruktur des Zellkerns und Anfärbung des Zytoplasmas sind kontrastreich
- die Beurteilung wird nicht durch zahlreiche Granulozyten, Blut und Schleim eingeschränkt

10.7 Präparatemängel

Mängel bei der Anfertigung des Präparats belasten die Sensitivität der Zytologie erheblich: ~ zwei Drittel der falsch negativen Befunde sind durch eine unzureichende Ab- und Ausstrichtechnik in der Arztpraxis bedingt. Der Zytologe sollte häufige Präparatemängel erkennen und mit dem behandelnden Arzt besprechen, dieser wird gewöhnlich für einen gezielten Hinweis dankbar sein. Häufige Unzulänglichkeiten, die – einmal angesprochen – leicht zu beheben sind:

- geringe oder nicht ausreichende Zelldichte (Abb. 36–38), Abhilfe: geeignetes Entnahmeinstrument benutzen
- Präparat enthält kein endozervikales Zylinderepithel, Abhilfe: Junktionszone vor der Abstrichentnahme eindeutig lokalisieren
- stärkere Überlagerungen durch Granulozyten oder Schleim (Abb. 39 und 40), Abhilfe: vor dem Zellabstrich Schleimpfropf der Zervix mit Tupfer entfernen
- Quetschartefakte insbesondere des Drüsenepithels und unreifen Plattenepithels (Abb. 41), Abhilfe: schonender Zelltransfer auf den Objektträger ohne Druckwirkung

- schwache Chromatinstruktur, meist rötliches Zytoplasma, auch bei unreifem Epithel (Abb. 42), Abhilfe: Fixierlösung erneuern, Präparat möglichst rasch nach der Entnahme fixieren
- kreisrunde, praktisch zellfreie und daneben zelldichte überlagerte Areale (Abb. 43), Abhilfe: Fixierspray im Abstand von 15 bis 20 cm anwenden

10.8 Versand der Präparate

Die fixierten Präparate werden in einem bruchfesten verschlossenen Mäppchen (diverse Muster aus Pappe oder Kunststoff im Laborhandel) an das zytologische Labor versandt.

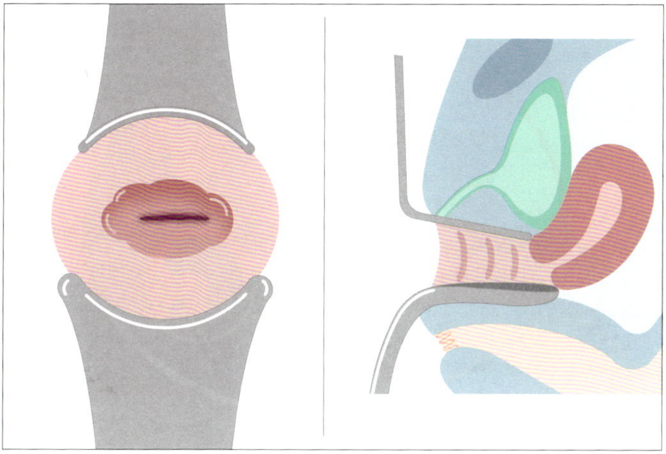

Abb. 30

Spekulumuntersuchung der Portio cervicis

l.: in der Tiefe der Vagina ist die Ektozervix sichtbar

r.: seitliche Ansicht, 2 Spekula spreizen die Vagina

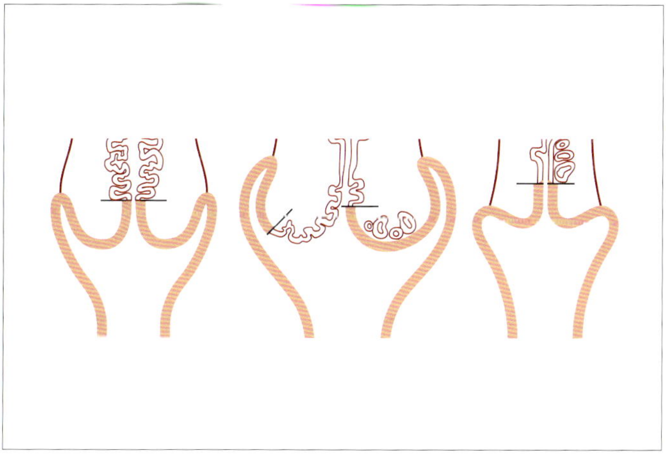

Abb. 31

Lokalisation der Junktionszone (mit Strich markiert)

l.: vor der Pubertät

M.: variabel im hormonaktiven Lebensalter

r.: in der Postmenopause

Abb. 32

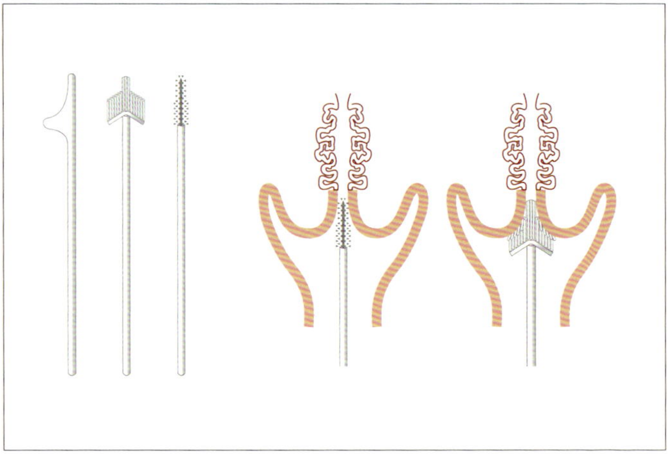

Abstrichinstrumente

l.: Spatel, Zervixbesen, Zervixbürste (von links nach rechts)

r.: Abstrich mit Zervixbürste oder Zervixbesen

Abb. 33

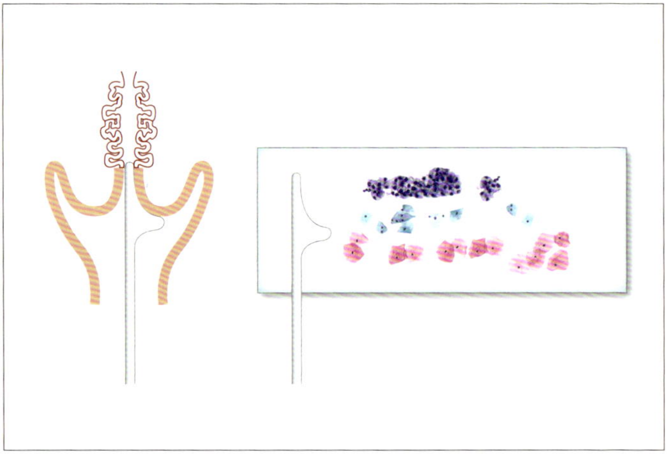

Abstrich der Ekto- und Endozervix mit dem Spatel

l.: der Anatomie angepasste Form des Spatels

r.: topografische Zuordnung der Zellen nach dem Transfer möglich

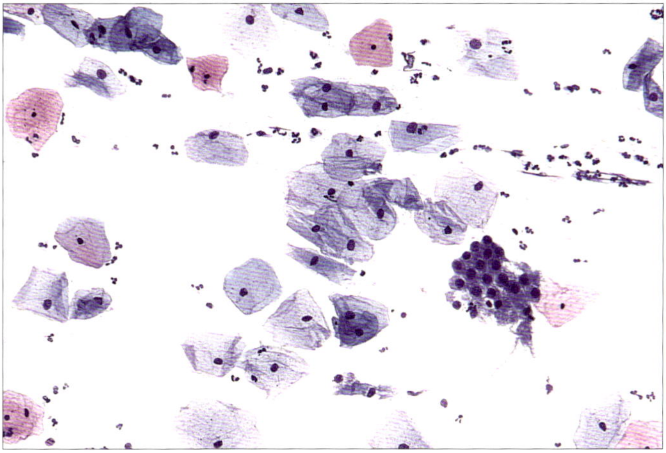

Abb. 34

Beurteilbares Präparat

> ausreichende Zelldichte, endozervikales Zylinderepithel enthalten
> Zellen gut ausgestrichen und fixiert

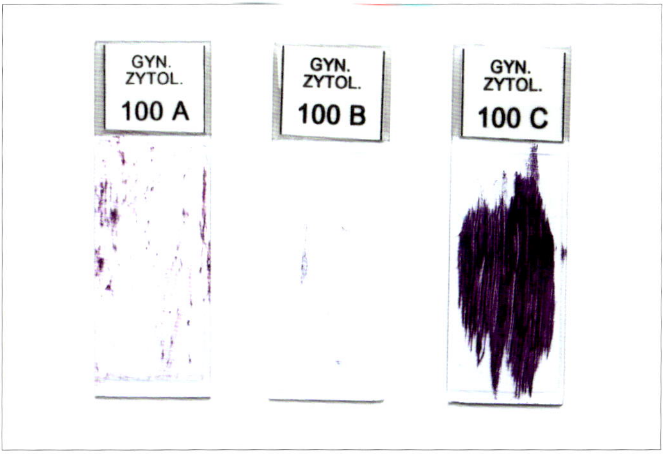

Abb. 35

Objektträger mit unterschiedlicher Zelldichte

l.: ausreichende Zelldichte

M.: zellarmes Präparat

r.: hohe Zelldichte mit starken Zellüberlagerungen

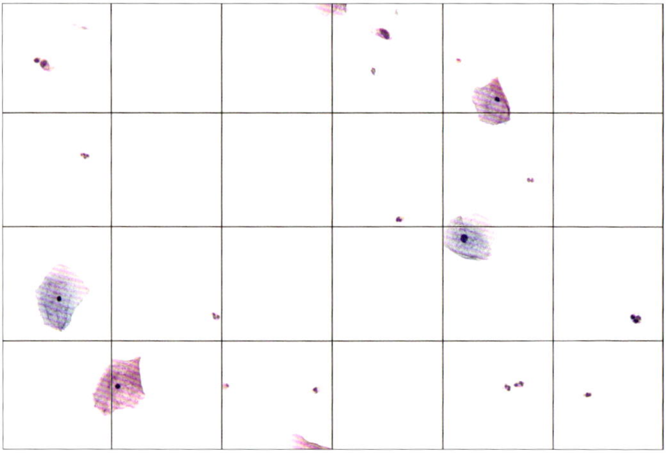

Abb. 36

- > Nicht beurteilbar, unzureichende Zelldichte (Ausschnitt 600 µm x 400 µm)
- > Bei dieser Zelldichte – auch in weiteren Gesichtsfeldern – enthält das Präparat ~ 20.000 Zellen

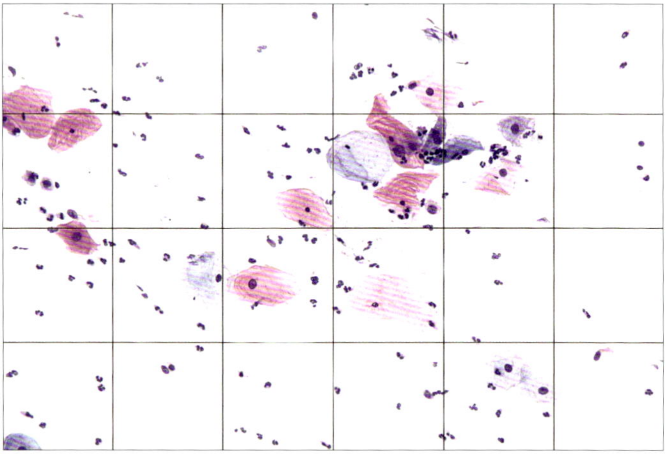

Abb. 37

- > Beurteilbar bei ausreichender Zelldichte (Ausschnitt 600 µm x 400 µm)
- > Bei dieser Zelldichte – auch in weiteren Gesichtsfeldern – enthält das Präparat ~ 100.000 Zellen

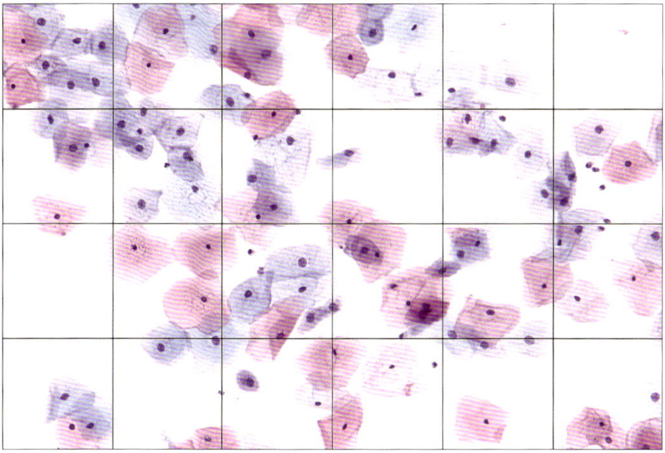

Abb. 38

> Gut beurteilbar, optimale Zelldichte (Ausschnitt 600 µm x 400 µm)
> Bei dieser Zelldichte – auch in weiteren Gesichtsfeldern – enthält das Präparat ~ 300.000 Zellen

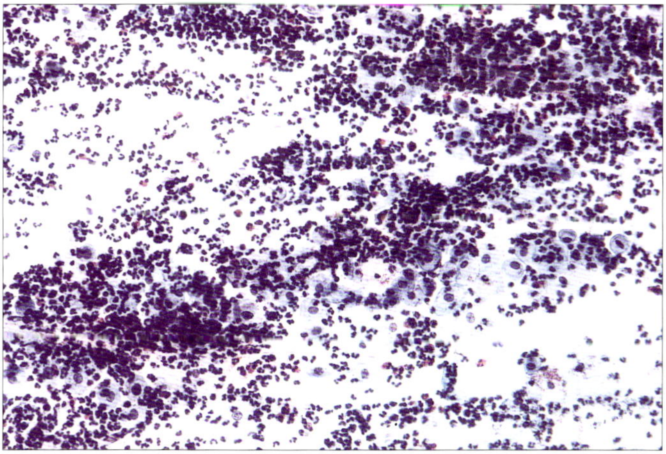

Abb. 39

> Nicht beurteilbar, starke Überlagerung durch Granulozyten
> Abhilfe: zervikalen Schleimpfropf vor der Abstrichentnahme abtupfen

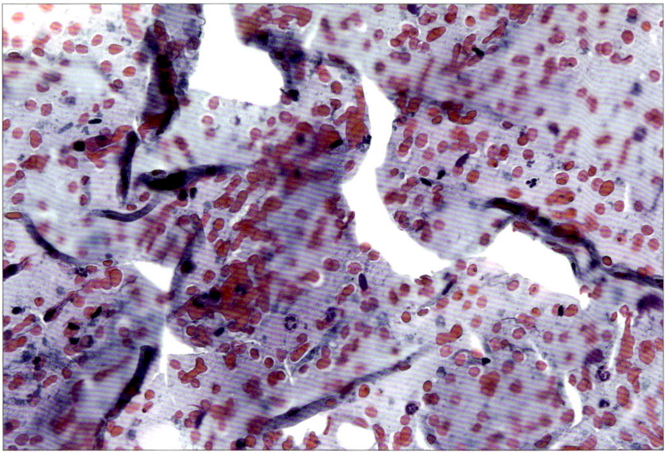

Abb. 40

> Nicht beurteilbar, stark schleimhaltiges Präparat
> Abhilfe: Schleimpfropf der Zervix vor Abstrichentnahme abtupfen

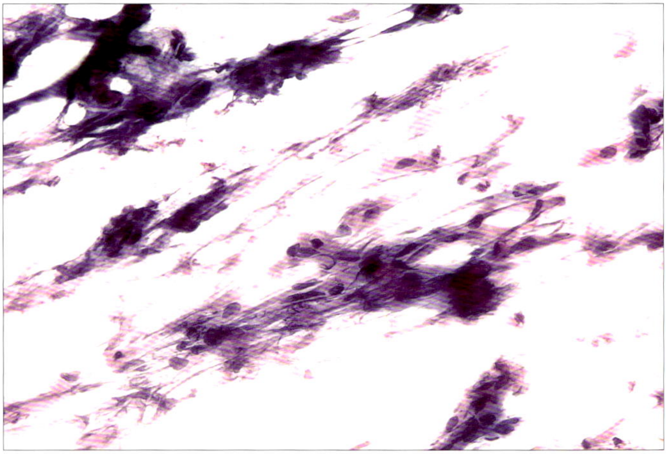

Abb. 41

> Nicht beurteilbar, durch mechanischen Druck alterierte Zellen
> Abhilfe: beim Zelltransfer auf den Objektträger auf geringeren Andruck achten

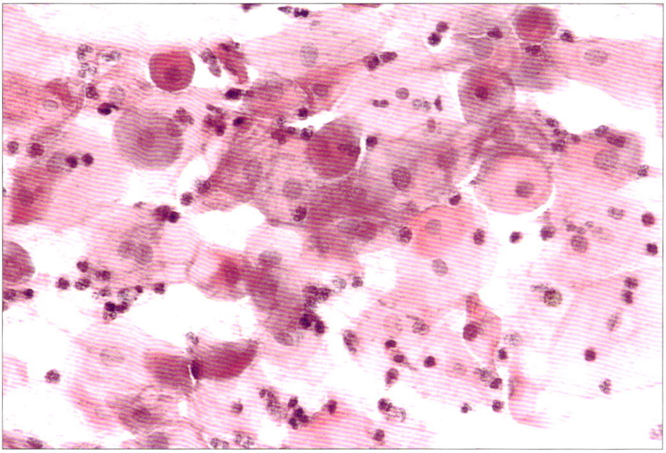

Abb. 42

> Nicht beurteilbar, unzureichend fixierter Abstrich

> Abhilfe: Fixierlösung regelmäßig erneuern

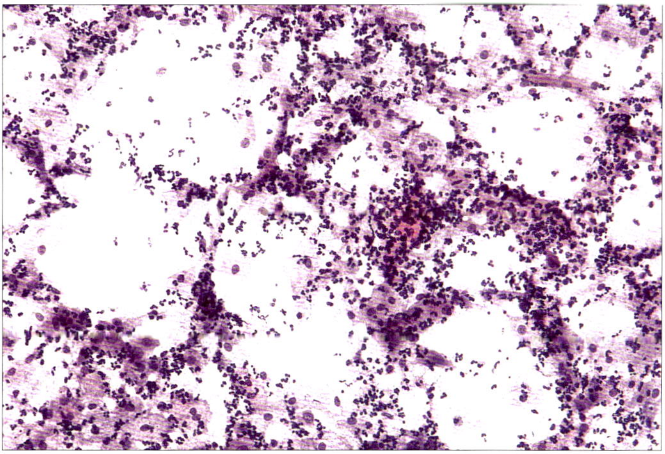

Abb. 43

> Eingeschränkt beurteilbar, Artefakt durch Fixierspray

> Abhilfe: größerer Abstand des Fixiersprays zum Objektträger

11. ARBEITEN IM ZYTOLOGISCHEN LABOR (Tab. 8, Abb. 44–61)

11.1 Annahme und Registrierung der Abstrichpräparate

Untersuchungsantrag und Beschriftung des Objektträgers werden abgeglichen und mit einer laborinternen Untersuchungsnummer versehen. Zu empfehlen ist die fortlaufende Nummerierung, die jeweils mit dem Jahreswechsel neu beginnt.

Die Präparate werden anschließend gefärbt, nachfolgend wird lediglich das Prinzip der Techniken dargestellt. Den im Handel erhältlichen Produkten sind detaillierte und optimierte Arbeitsanleitungen beigefügt.

11.2 PAPANICOLAOU-Färbung

Die Polychromfärbung nach G. PAPANICOLAOU kommt weltweit zur Anwendung: Die Kernstruktur ist kontrastreich, das Zytoplasma eher transparent, sodass geringe Zellüberlagerungen die Untersuchung nicht beeinträchtigen. Farbunterschiede der Ausreifestufen des Plattenepithels erlauben eine rasche Orientierung über die Hormonwirkung zum Zeitpunkt der Abstrichentnahme.

Vor der Kernfärbung wird die Zelle durch eine absteigende Alkoholreihe bis zum Aqua destillata hydriert und dann in die wässrige Hämatoxylinlösung überführt. Der Kernfarbstoff Hämatoxylin wurde noch vor wenigen Jahrzehnten aus dem in Mittelamerika heimischen Blauholzbaum gewonnen, heute werden – wohl ausschließlich – synthetische Produkte angeboten. Hämatoxylin liegt in farblosen Kristallen vor, eigentlicher Farbstoff ist das Oxidationsprodukt Hämatein. Durch Zusatz von Kali- oder Ammoniumalaun ist das Hämatein positiv geladen, die Azidität führt dazu, dass sich der Farbstoff Hämatoxylin negativen Valenzen anlagert, z. B. den Aminosäuren in Histonproteinen des Zellkerns (Anm.: Das Polynukleotid DNA färbt sich mit Hämatoxylin nicht an). Hämatoxyline sind geeignet für progressive Färbungen, d. h., der Zellkern wird bis zu der gewünschten Intensität angefärbt. Die übliche Farbdichte ist nach 5 Min. erreicht, sie wird erst nach > 15 Min. als störend dunkel empfunden. Das Präparat wird in Aqua destillata oder 0,1 % HCl gespült und anschließend in Wasser mit neutralem pH-Wert „gebläut" (gute Ergebnisse liefern leicht erwärmtes Wasser oder schwach alkalische Lösungen wie 0,1 % Ammoniak- oder Natriumbicarbonat). In neutralem oder alkalischem Milieu ist der Farbstoff schlecht wasserlöslich, Bläuen der Präparate fixiert das Färbeergebnis. Regressive Färbungen mit nachfolgender Differenzierung des zunächst überfärbten Präparats sind ebenfalls möglich. Dem quecksilberhaltigen HARRIS-Hämatoxylin wird heute vielfach das Hämatoxylin nach GILL vorgezogen.

Die Zytoplasmafärbung erfolgt mit Orange G (syn.: OG 6 oder PAPANICOLAOU-Lösung 2 a) sowie Polychrom (syn.: EA oder PAPANICOLAOU-Lösung 3 a – d) in alkoholischer Lösung. Das Präparat wird in aufsteigender Alkoholreihe dehydriert und aus 96 % Ethanol in OG 6 bzw. Polychrom überführt. Abschluss der Färbung: Austausch des Alkohols durch Xylol oder ein vergleichbares Zwischenmedium. Ein neutrales synthetisches Einschlussmittel auf Kunstharzbasis wird auf das Präparat aufgebracht und mit einem Deckglas abgedeckt.
Färberesultat nach PAPANICOLAOU (Abb. 34, S. 70): Zellkern dunkelblau, Zytoplasma zyanophil (unreife Plattenepithelzelle) oder eosinophil (Superfizialzelle), farblos (zervikales Zylinderepithel).

Fehler bei der Färbung nach PAPANICOLAOU:

- Überfärbung des Zellkerns,
  Abhilfe: Bläuezeit des Präparats verkürzen

- schwache Färbung der Zellkerne,
  Abhilfe: Bläuung verstärken, pH der Spülflüssigkeit sollte alkalische Werte haben. Hämatoxylin evtl. nach 2.000 Präparaten verbraucht?

- Niederschläge von Hämatoxylin (Abb. 44),
  Abhilfe: Farblösungen regelmäßig alle 2 bis 3 Tage vor dem Gebrauch filtrieren

- goldgelbe/braune Granulierung großer Plattenepithelzellen, sogenanntes Goldstaubphänomen (Abb. 45),
  Ursache: Bei höherer Umgebungstemperatur oder Zeitverzögerung beim Eindecken verdunstet das Xylol. Lufteinschlüsse zwischen Deckglas, Eindeckmittel und Zelle erzeugen das Bild.
  Abhilfe: Deckglas entfernen, Präparat mit Xylol abspülen und neu eindecken

11.3 Molekularzytologische Untersuchungen

In der Hämatologie und nicht gynäkologischen Zytologie wird heute die konventionelle Färbung vielfach durch molekularmedizinische Untersuchungsmethoden ergänzt. Einige dieser Techniken gewinnen auch in der gynäkologischen Zytologie an Bedeutung, z. B. Nachweis des L1-Kapsids oder p16-Proteins. Nachfolgend werden Techniken dargestellt, die in jedem Labor durchgeführt werden können, das Resultat ist im Lichtmikroskop sichtbar. Die Methoden berühren 3 Ebenen: die der DNA, der mRNA und des exprimierten Proteins (Abb. 46).

11.3.1 Quantitative Veränderungen der DNA durch Zytometrie

Konventionelle Kernfarbstoffe lagern sich Histonproteinen an, die Farbintensität variiert mit dem Erhaltungsgrad der Proteine. Eine spezifische Darstellung der DNA gelingt mit der FEULGEN-Färbung. Der DNA-Doppelstrang wird in HCl hydrolisiert, es liegen dann zwei getrennte Einzelstränge vor. Beim Färbevorgang bindet Pararosanilin (SCHIFF-Reagens) an die Purinbasen Adenin und Guanin der DNA. Die Farbintensität korreliert linear mit dem DNA-Gehalt im Zellkern. Sie spiegelt den *Ploidiegrad* wider, d. h. die Anzahl der Chromosomen im Vergleich zum Wert in einer normalen Zelle (Tab. 8). Die Farbunterschiede der FEULGEN-Färbung sind sehr gering, für unser Auge nicht wahrnehmbar. Reproduzierbare Resultate werden mit einem Fotometer im Strahlengang des Lichtmikroskops gewonnen – mit der DNA- oder Bildzytometrie (syn.: statische Zytometrie, image cytometry).

Das System wird zunächst mit diploiden Zellen – z. B. Lymphozyten – geeicht. An mindestens 100 Zellen, die ausgewertet werden sollten, wird dann die Farbdichte fotometrisch gemessen. Die Resultate werden als Histogramm dargestellt: Diploide Werte signalisieren benigne Zellen (Abb. 47). Physiologisch polyploide Zellen finden sich in mehreren Organen (Hepatozyt, Thyreozyt, urotheliale Deckzelle, zilientragendes Endozervixepithel u. a. m.). Aneuploide Werte sind charakteristisch für Malignität (Abb. 48), geringe Abweichungen gehen gewöhnlich mit einer relativ guten, starke Abweichungen hingegen mit einer schlechten Prognose einher. Es ist umstritten, ob mit zytofotometrischen Untersuchungen die mögliche Progredienz, Persistenz oder Regression präkanzeröser Zellveränderungen beurteilt werden kann.

Bewertung der DNA-Zytometrie

Positiv: Die Resultate sind reproduzierbar, die Ergebnisse sind weitgehend frei von subjektiver Bewertung durch den Untersucher. Subpopulationen höhergradig maligner Zellen werden gewöhnlich im Histogramm deutlich.

Negativ: Aufwendige Ausstattung mit Mikroskop, Kamera, Fotometer und Software. Das Färberesultat variiert bei nicht exakter Einhaltung von pH-Wert und Temperatur bei der Hydrolyse. Die Aussagefähigkeit bei Zellen geringer Malignität ist begrenzt, erst Abweichungen um > 3% vom normalen diploiden Wert sind ein sicheres Zeichen für Malignität. Für die gynäkologische Zytologie besteht zudem das Problem, dass > 100 Zellen z. B. einer CIN -Läsion im Abstrich häufig überhaupt nicht enthalten sind.

11.3.2 Qualitative Veränderungen der DNA durch In-situ-Hybridisierung

Die *Hybridisierung* markiert spezifisch Basensequenzen im Genom (Hybrid: Unterschiedlich strukturierte Einheiten bilden eine neue Einheit). DNA-Sequenzen der Zelle (Gene bzw. Mutationen des Gens, Amplifikation eines Gens u. a. m.) wie auch von Viren werden identifiziert. Die Zelle wird mit einer Sonde, einem einsträngigen DNA-Oligonukleotid, inkubiert. Die Sequenz der Sonde ist bekannt, sie besteht aus nur wenigen, teils auch > 100 Basen. Sonden sind spezifisch, sie sind für eine Vielzahl von Untersuchungen erhältlich. Die Sonde ist mit Fluoreszenzfarbstoff oder einem Enzym markiert, die erfolgte Hybridbildung DNA mit der Sonde ist im Mikroskop sichtbar. Im klinischen Labor sind Hybridisierungstechniken Routine, in der gynäkologischen Zytologie werden sie in den nächsten Jahren sicher an Bedeutung gewinnen.

Prinzip der Methode: Die doppelsträngige DNA der Zelle dissoziiert bei 90 bis 100° C oder in alkalischem Milieu (pH > 13) in zwei Einzelstränge. Der Vorgang ist reversibel: Nähern sich Temperatur oder pH-Wert wieder dem Normalwert, lagert sich ein Teil der DNA-Stränge wieder zusammen (Abb. 49). Von den zugefügten Oligonukleotiden mit bekannter Basensequenz (Sonden) aber wird ein Teil auch Wasserstoffbrücken mit komplementären Basensequenzen des DNA-Einzelstrangs bilden (Abb. 50). Es entsteht ein

Hybrid aus Einzelstrang-DNA mit dem Sondenoligonukleotid. Nicht hybridisierte Sonden werden ausgewaschen, das Präparat wird lichtmikroskopisch ausgewertet. Beispiele:

- hTERC (human telomerase RNA component): auf dem langen Arm des Chromosoms 3 gelegen, bereits in frühen Stadien des Zervixkarzinoms *amplifiziert* (Abb. 51)

- Onkogen c-myc: auf dem langen Arm des Chromosoms 24 gelegen, ebenfalls in frühen Stadien des Zervixkarzinoms *amplifiziert*

- weitere Onkogene und Suppressorgene, Infektionen mit HPV, Chlamydien u. a. m.

Bewertung der In-situ-Hybridisierung

Relativ kostspieliges Verbrauchsmaterial; Sonden für histologische Untersuchungen sind in weitaus größerem Umfang erhältlich als für die Zytologie. Für die Abrechnung als Kassenleistung wird vom Leistungserbringer eine besondere Qualifikation gefordert.

11.3.3 Nachweis auf der RNA-Ebene

Im Zellkern transkribierte RNA-Nukleotide werden ebenfalls durch Hybridisierung nachgewiesen. Die Methode ist für das Routinelabor nicht geeignet: Arbeitsplätze, Laborgeräte und die Hautoberfläche der Mitarbeiter sind mit Ribonukleasen kontaminiert, die Enzyme destruieren rasch die RNA. Im Labor, in dem der RNA-Nachweis erbracht werden soll, wird die RNA zunächst durch ein virales Enzym, die reverse Transkriptase in DNA, „zurücktranskribiert“. Das stabilere DNA-Molekül wird nun als cDNA (complementary DNA) bezeichnet, mit ihr ist dann die Hybridisierung möglich.

11.3.4 Nachweis auf der Proteinebene

Zellen enthalten mehrere Tausend Proteine mit unterschiedlichen Primär-, Sekundär- und Tertiärstrukturen. Dadurch ergibt sich eine unvorstellbare Vielfalt in der Oberflächengestaltung des Moleküls. Proteine aktivieren in besonderem Maße das Immunsystem, sie sind Antigene (korrekter wäre die

Bezeichnung Immunogene). Die Areale eines Antigens, an das Antikörper der B-Lymphozyten binden, werden als antigene Determinanten oder *Epitope* bezeichnet. Ein Antigen besitzt gewöhnlich eine Vielzahl von Epitopen, entsprechend bildet das Immunsystem eine große Anzahl von Antikörpern.

Die Immunzytologie nutzt die hohe Spezifität einer Antigen-Antikörper-Bindung. Die Methode ist in jedem Routinelabor unproblematisch möglich. Für das gynäkologisch-zytologische Labor werden augenblicklich insbesondere Nachweise für das L1-Kapsid (HPV) und das Regulationsprotein p16 angeboten (Abb. 52 und 53), auch Intermediärfilamente, z. B. Zytokeratine, lassen sich hierdurch darstellen. In wenigen Jahren dürften zweifelsfrei weitere Antikörper hinzukommen.

Prinzip der Immunzytologie: Das Präparat wird mit dem Antikörper inkubiert. Ist in der Zelle das Substrat vorhanden, bindet der Antikörper an mehrere (polyklonale Antikörper) oder ein einzelnes Epitop (monoklonaler Antikörper). Der Antikörper ist markiert (Fluoreszenzfarbstoff, Isotop o. Ä.). Bei dieser „direkten Methode" ist das Signal nur schwach ausgeprägt (Abb. 54). Es wurden daher zahlreiche komplexere Nachweistechniken entwickelt: die „indirekten Methoden". Prinzip ist, dass mit einem nicht markierten – und damit in der Funktion auch nicht evtl. abgeschwächten – Primärantikörper inkubiert wird. Der Primärantikörper – ein Protein – ist selbst immunogen, ein Sekundärantikörper verbindet nun in nachfolgenden Schritten den gebundenen Primärantikörper mit dem an einen Tertiärantikörper gebundenen Detektionssystem (Abb. 55). Das Signal wird dadurch teils um ein Vielfaches verstärkt. Die im Handel erhältlichen Systeme unterscheiden sich vor allem in der Visualisierung im lichtmikroskopischen Bild. Für das Routinelabor bieten sich Methoden an, bei denen eine Enzym-Substrat-Reaktion die Antigen-Antikörper-Bindung darstellt.

11.4 Mikroskopische Untersuchung des Abstrichs

Das zytologische Präparat wird systematisch mäanderförmig durchmustert. Die Areale sollten sich dabei geringfügig überschneiden, um Lücken zu vermeiden (Abb. 56). Für ermüdungsfreies Arbeiten ist ein hochwertiges Mikroskop unerlässlich (binokular, Planobjektive 10x, 20x und 40x). Die Untersuchung erfolgt mit dem Objektiv 10x, auffällige Zellen oder Zellver-

bände werden detektiert. Mit den stärkeren Objektiven wird das Bild dann interpretiert, insbesondere hinsichtlich der Dignität. Auffällige Areale werden mit einem wasserfesten alkohollöslichen Stift markiert (Abb. 56).
Die Möglichkeiten des Mikroskops werden erst durch die Beleuchtung nach KÖHLER optimal genutzt, der Kontrast im Bild verbessert sich spürbar. Das „Köhlern“ ist in 5 Schritten rasch durchgeführt:

- mikroskopisches Präparat scharf einstellen (Abb. 57)
- Leuchtfeldblende schließen, evtl. unscharf oder dezentriert abgebildet (Abb. 58)
- mit dem Kondensor die Abbildung der Leuchtfeldblende scharf einstellen (Abb. 59)
- Abbildung der Leuchtfeldblende mit Stellschrauben zentrieren (Abb. 60)
- Leuchtfeldblende bis zum Rand des sichtbaren Bilds öffnen (Abb. 61)

11.5 Archivierung der Präparate

Zytologische Präparate und schriftliche Befundberichte werden nach den gesetzlichen Bestimmungen 10 Jahre archiviert.

DNA-Ploidiegrade (2n steht für unauffällige diploide Zellen)

DNA-Ploidiegrad	Beispiele
haploid (1n)	Eizelle, Spermium
diploid (2n)	alle kernhaltigen benignen Zellen (ausgenommen Keimzellen)
tetraploid (4n)	alle teilungsfähigen Zellen beim Eintritt in die Mitose, geringster Grad polyploider Zellen
polyploid	4n, 8n, 16n etc. physiologisch im Urothel, Hepatozyt, Thyreozyt u. a.
aneuploid	> 5n und < 8n, > 9n und < 16n etc., aneuploide Zellen markieren Malignität

Tab. 8

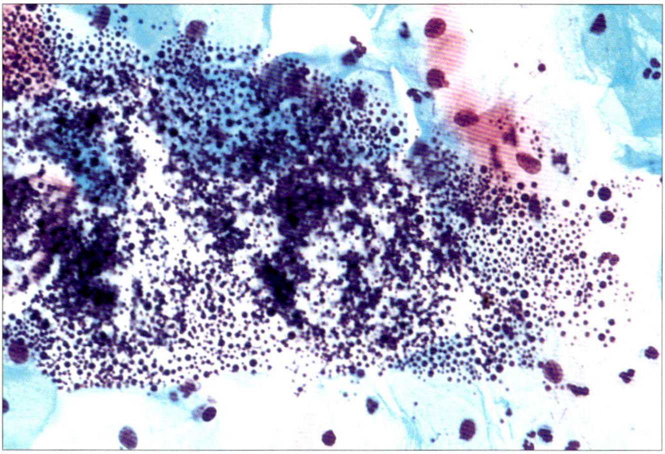

Abb. 44

> Laborfehler, Niederschläge von Hämatoxylin
> Abhilfe: Farblösung regelmäßig filtrieren

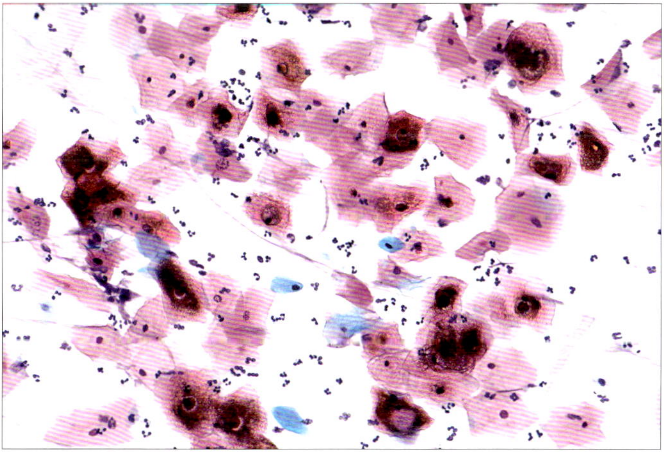

Abb. 45

> Laborfehler, sogenanntes „Goldstaubphänomen“, Xylol ist vor Aufbringen des Eindeckmittels teils verdunstet
> Abhilfe: Deckglas entfernen, in Xylol spülen und sofort Eindeckmittel aufbringen

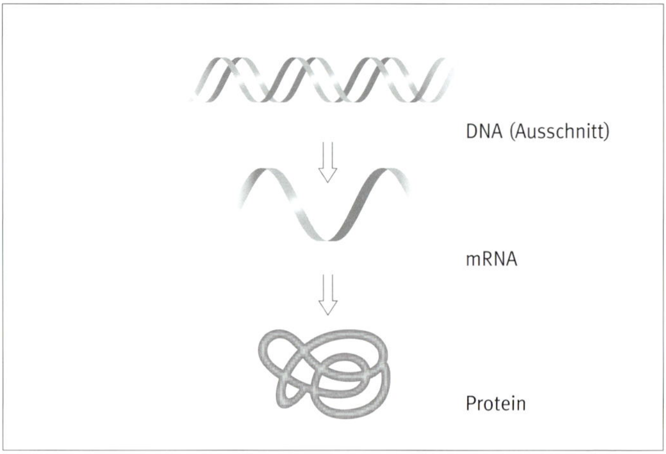

Abb. 46

Nachweismethoden in der Molekularmedizin

o.: DNA, das Genom

M.: RNA, die Gentranskription

u.: Protein, die RNA-Translation

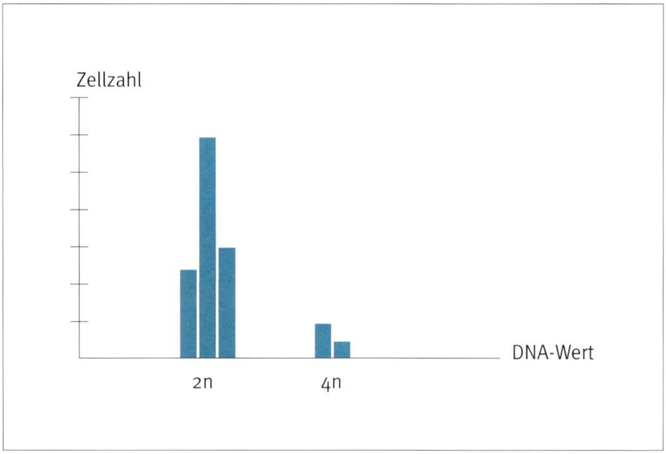

Abb. 47

DNA-Zytofotometrie

Benigne Zellen mit diploiden (2n) und einzelnen tetraploiden (4n) Werten (Abszisse: Ploidiegrad. Ordinate: Anzahl der Zellen.)

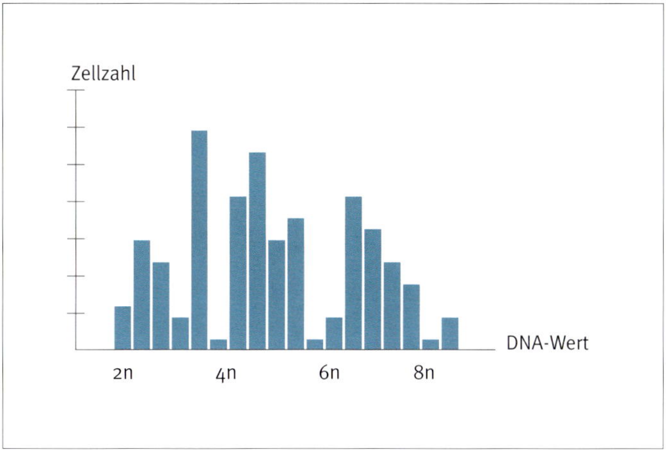

Abb. 48

DNA-Zytofotometrie

Maligne Zellen mit aneuploiden Werten
(Abszisse: Ploidiegrad. Ordinate: Anzahl der Zellen.)

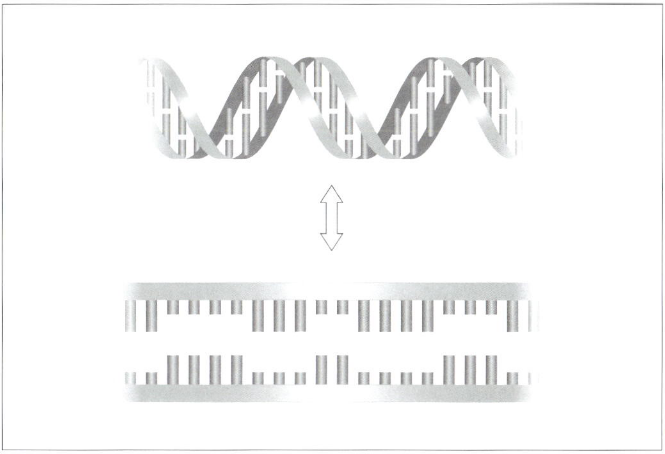

Abb. 49

Hybridisierungsmethode

Denaturierung der DNA-Doppelhelix (oben) in zwei komplementäre Einzelstränge (unten), die Auftrennung ist reversibel

Abb. 50

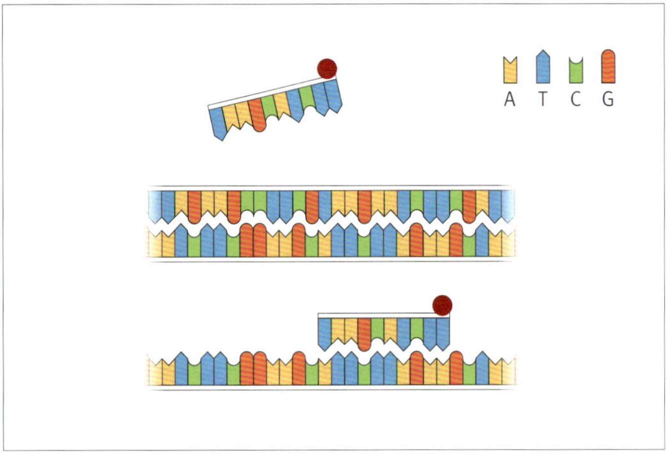

Prinzip der Hybridisierungstechnik

o.: markierte DNA-Sonde (Oligonukleotid) und doppelsträngige DNA

u.: DNA-Sonde und komplementärer DNA-Einzelstrang bilden ein Hybrid

Abb. 51

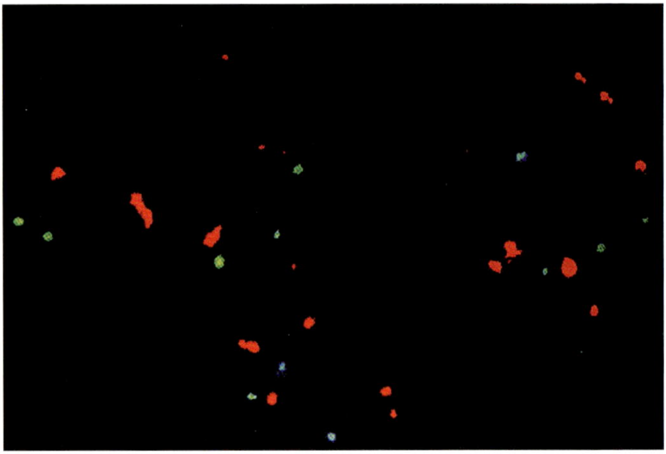

Fluoreszenz-in-situ-Hybridisierung (FISH), Zervixkarzinomzellen

Rot: Amplifiziertes Chromosom 3q

Grün: Diploides Markerchromosom

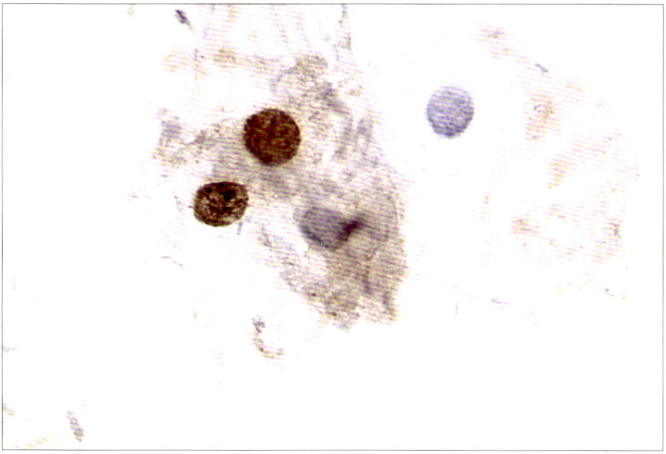

Abb. 52

Immunzytologie bei HPV-Infektion

L1-Protein positiv (im Zellkern, braun)

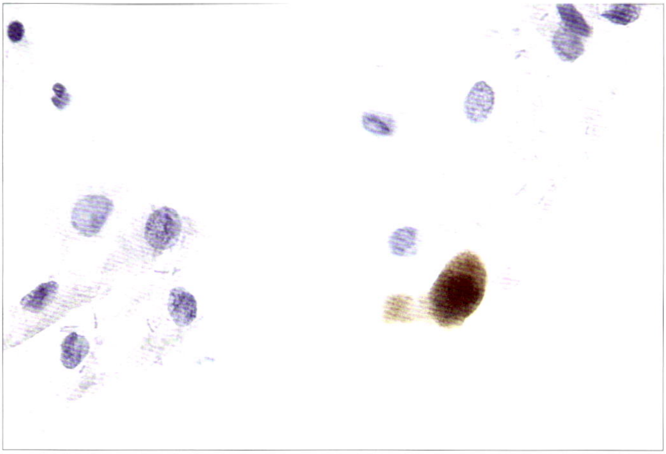

Abb. 53

Immunzytologie bei ektozervikaler Präkanzerose (CIN 3)

p16-Protein positiv (im Zytoplasma, braun)

Abb. 54

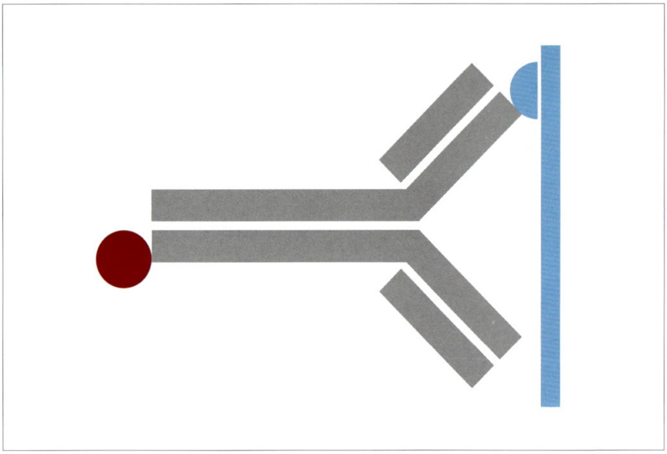

Direkte Methode (immunzytologischer Nachweis)

Epitop (blau) und Antikörper mit Markierung (rot)

Abb. 55

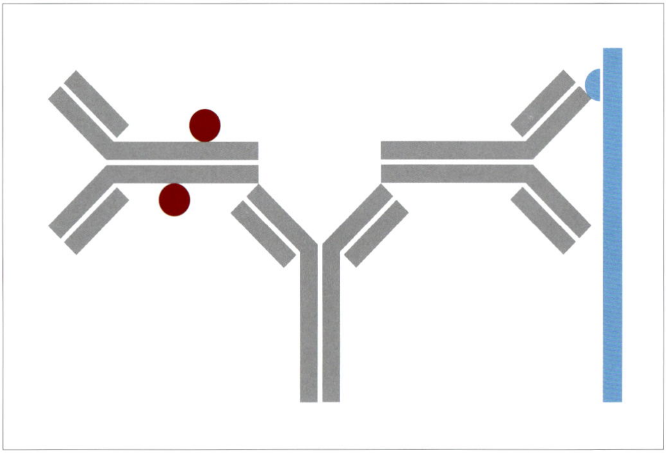

Indirekte Methode (immunzytologischer Nachweis)

l.: Detektionssystem (mit Enzym markierter Antikörper)

M.: Brückenantikörper

r.: Epitop (blau) mit Primärantikörper

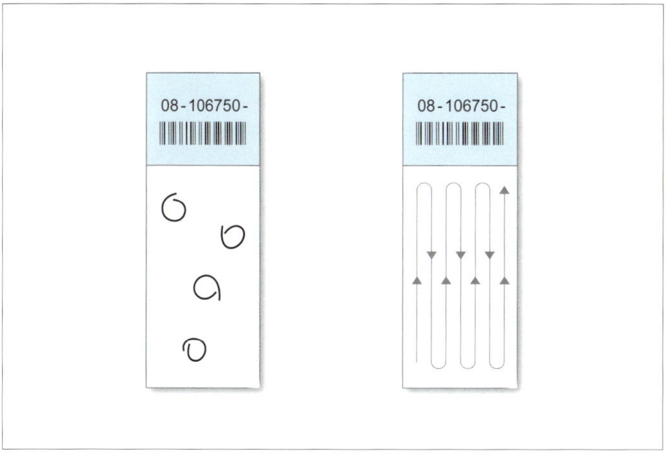

Abb. 56

Mikroskopische Untersuchung des Präparats

l.: auffällige Zellen mit Stift markieren

r.: mäanderförmige systematische Durchmusterung des Präparats

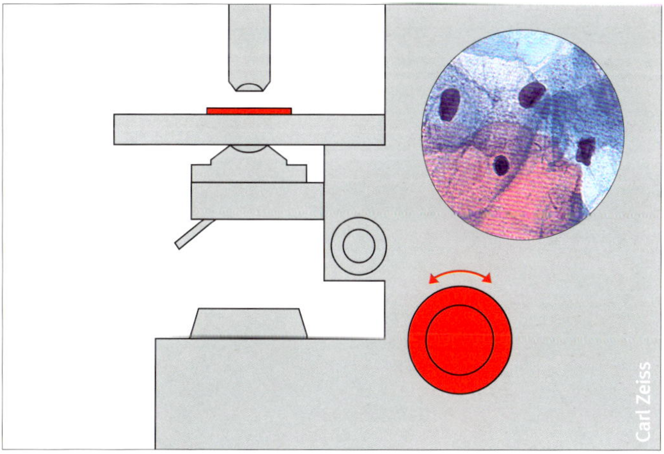

Abb. 57

„Köhlern" des Mikroskops

1. Schritt: Präparat scharf einstellen

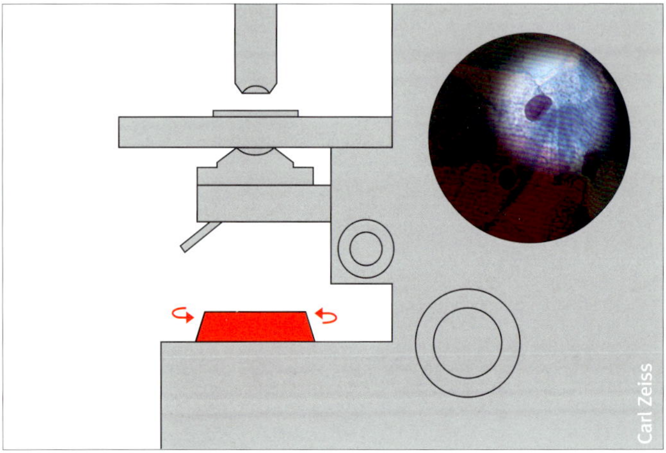

Abb. 58

„Köhlern" des Mikroskops

2. Schritt: Leuchtfeldblende (Blende der Lichtquelle) schließen, der Rand der Leuchtfeldblende erscheint gewöhnlich unscharf und dezentriert

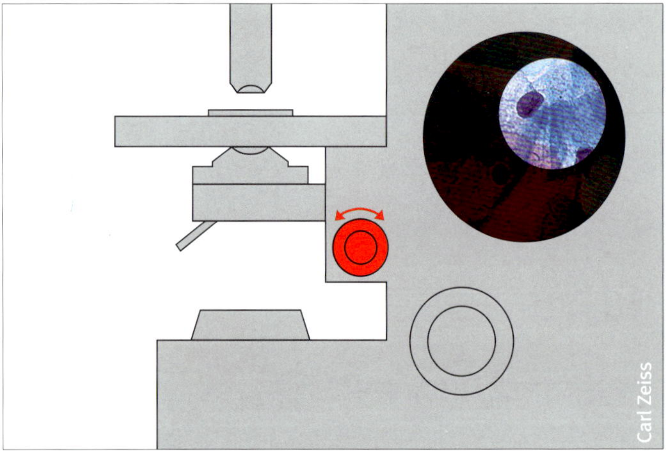

Abb. 59

„Köhlern" des Mikroskops

3. Schritt: Bild der Leuchtfeldblende scharf einstellen (unterhalb des Objekttischs gelegenen Trieb heben oder senken)

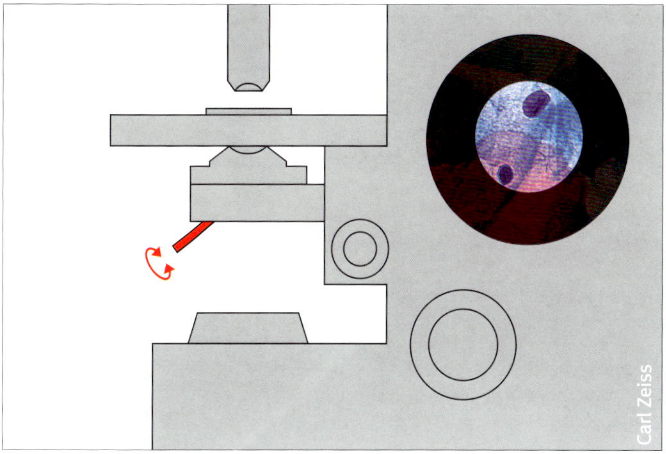

Abb. 60

„Köhlern“ des Mikroskops

4. Schritt: Bild der Leuchtfeldblende zentrieren
(mit 2 am Kondensor angebrachten Stellschrauben)

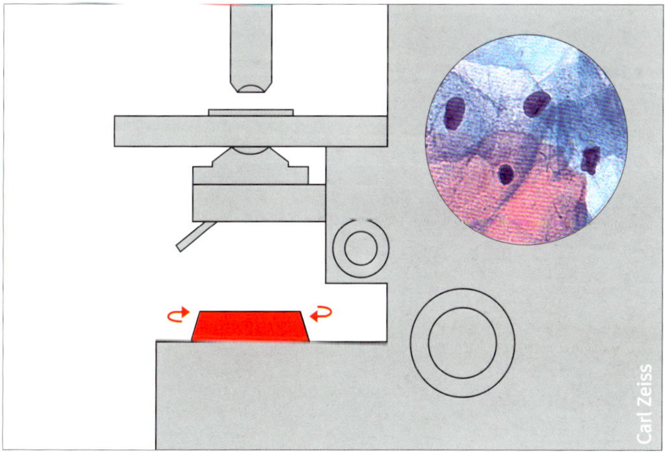

Abb. 61

„Köhlern“ des Mikroskops

5. Schritt: Leuchtfeldblende bis zum äußeren Rand
des im Mikroskop sichtbaren Bilds wieder öffnen

12. QUALITÄTSSICHERUNG

Die Qualitätssicherung zählt zu den zentralen Aufgaben des zytologischen Labors. Nur ~ 50% der Frauen nehmen an der jährlichen Krebsfrüherkennung teil, möglicherweise ließe sich die Teilnehmerrate durch Hinweise auf Qualitätssicherungsmaßnahmen steigern. Die Qualitätssicherung gibt dem Zytologen zudem Einblick in die erbrachten Leistungen und auch Hinweise auf mögliche Defizite. Waren die Qualitätssicherungsmaßnahmen bis vor wenigen Jahren noch dem einzelnen Labor überlassen, so sind die Richtlinien der Kassenärztlichen Bundesvereinigung (KBV) vom Oktober 2007 und des G-BA vom November 2008 heute für alle Laboratorien verbindlich (Kap. 9).

12.1 Spezifität und Sensitivität der zytologischen Untersuchung

An der zytologischen Untersuchung zur Krebsfrüherkennung wird immer wieder die nicht befriedigende Sensitivität kritisiert, die Spezifität hingegen ist jener in anderen medizinischen Fachgebieten deutlich überlegen. Zur Erklärung:

Spezifität: prozentualer Anteil der korrekt als „unauffällig" beurteilten Fälle unter der Gesamtzahl der untersuchten gesunden Personen. Die Spezifität wird durch den „falsch positiven" Befund belastet: Zytologisch wird Verdacht auf einen krankhaften Befund geäußert, weitere Untersuchungen ergeben hierfür jedoch keinen Hinweis. Falsch positive Befunde sind selten (deutlich < 0,1 %), sie entstehen durch fehlerhafte Interpretation des mikroskopischen Bilds. Regelmäßige Fortbildung und gemeinsame Diskussionen auch vermeintlich „einfacher" Fälle wie Atrophie, Metaplasie, Regeneration u. a. m. helfen, die Überinterpretation eines Abstrichs zu vermeiden. Nicht ganz ausschließen lassen sich Fehler bei der technischen Aufbereitung des Präparats. Der Abstrich kann bei der Annahme im Labor oder am Mikroskop verwechselt werden, gelegentlich wird auch Zellmaterial beim Färbevorgang zwischen den Objektträgern übertragen. Für die Patientin ist der falsch positive Befund unangenehm, jedoch nicht mit lebensbedrohlichen Konsequenzen verknüpft wie der falsch negative Befund. Die Spezifität der gynäkologischen Zytologie ist mit > 99% ungewöhnlich hoch. Dies lässt sich dadurch erklären, dass die Teilnehmer in der weit überwiegenden Anzahl gesund sind.

Sensitivität: prozentualer Anteil der korrekt als erkrankt beurteilten Fälle unter der Gesamtzahl erkrankter Personen in dieser Gruppe. Die Sensitivität wird durch den „falsch negativen" Befund belastet: Die Patientin ist erkrankt, zytologisch wird dies jedoch nicht erkannt. Die Angaben zur Sensitivität schwanken erheblich – nach Literaturangaben zwischen 15 % und > 90 %. Beide Werte sind wenig glaubhaft, Angaben zwischen 50 und 60 % dürften der Realität entsprechen. Da die zytologische Untersuchung regelmäßig im Abstand von 1 bis 3 Jahren stattfindet, hat das einmal falsch negativ beurteilte Präparat für die Patientin nicht unbedingt schwerwiegende Konsequenzen. Das Problem der unbefriedigenden Sensitivität wurde über längere Zeiträume in zahlreichen Ländern untersucht, die Ergebnisse stimmen weitgehend überein:

- zwei Drittel der falsch negativen Befunde sind durch eine unzureichende Qualität des Präparates bedingt (kein endozervikales Zylinderepithel, zellarmes Präparat, Zellüberlagerungen, entzündliche und/oder degenerative Zellveränderungen u. a. m.)
- ein Drittel der falsch negativen Befunde geht zulasten des Zytologen. Zu unterscheiden sind Detektionsfehler, d. h., atypische Zellen sind vorhanden, werden aber nicht entdeckt, und Interpretationsfehler, d. h., die Zellen werden gesehen, jedoch nicht korrekt zugeordnet.

Falsch negative Befunde werden oft erst nach Jahren entdeckt, der Fehler ist dann kaum noch bezüglich der Ursache zu begründen.

Im Interesse der Qualitätsverbesserung müssen Abstrichentnahme und mikroskopische Diagnostik von den beteiligten Personen fortwährend geübt werden:

- externe Qualitätssicherung durch Fortbildungsveranstaltungen, Fachliteratur, das Studium von Diapositiven, Videokassetten, durch Konsultation eines anderen Labors bei zweifelhaften Fällen u. a. m. Der Erfolg dieser Maßnahmen lässt sich nur schwer überprüfen.
- interne Qualitätssicherung ist in jedem Labor möglich – Fortbildung der Mitarbeiter im kleinen Kreis, gemeinsame Diskussion fraglicher und positiver Fälle am Diskussionsmikroskop, optimale Gestaltung des Arbeitsplat-

zes ohne störende Faktoren in der unmittelbaren Umgebung, Begrenzung der täglichen Belastung auf maximal 80 Präparate u. a. m. Präparate der Gruppen IV a, IV b und V müssen – sofern die Voruntersuchungen in den zurückliegenden Jahren negativ waren – nochmals kritisch nachgemustert werden. Berufseinsteiger müssen auch mit vielleicht einfachen Befunden jederzeit den verantwortlichen Leiter des Labors ansprechen dürfen.

Die jährliche Sammelstatistik der Kassenärztlichen Bundesvereinigung sollte mit den Ergebnissen des eigenen Labors abgeglichen werden. Die Ursache für auffällige Abweichungen muss erklärt werden, dürfte in größeren Laboratorien aber schwierig sein. Ein kleines Labor mit < 5.000 Fällen jährlich kann z. B. eine relativ hohe III-D-Rate aufweisen, wenn die einsendenden Praxen vorwiegend junge Patientinnen betreuen. Umgekehrt ist die Rate niedrig, wenn in den Praxen vorwiegend peri- oder postmenopausale Patientinnen vorstellig werden.

13. DER ZYTOLOGISCHE BEFUNDBERICHT

Der zytologische Befund wird schriftlich übermittelt. Für den deutschsprachigen Raum erfolgt die Befundung nach der Münchner Nomenklatur II (1989), in den übrigen Ländern nach der Bethesda-Klassifikation (1988, aktuelle Version 2007). In beiden Fällen enthalten die Berichte:

- Angaben zur Qualität des Präparats
    - Münchner Nomenklatur (endozervikales Epithel vorhanden?);
    - Bethesda ausreichende Präparatequalität oder nichtausreichende Präparatequalität
    - letztgenannter Befund ist zu begründen mit Hinweis auf die Bethesda-Qualitätskriterien
- Angaben zur Mikrobiologie des Präparats
- Angabe der Dignität, d. h. ob eine benigne oder maligne Zellpopulation vorliegt

In mehreren Punkten unterscheiden sich beide Systeme, beim Vergleich von Befunden, Angaben zur Epidemiologie, bei Literaturangaben etc. muss dies beachtet werden.

- Form des Befundberichts
    - Münchner Nomenklatur: Befund in Gruppen I bis V, bei Gruppe III, III D, IV a, IV b und V mit deskriptiver Ergänzung
    - Bethesda-Klassifikation: Der Befund erfolgt durchgehend deskriptiv
- Hormonzytologie
    - Münchner Nomenklatur: Angabe der plattenepithelialen Ausreifung nach SCHMITT
    - Bethesda-Klassifikation: Angaben zum Ausreifungsgrad des Plattenepithels sind nicht vorgesehen
- Beurteilung der HPV-assoziierten Läsionen
    - Münchner Nomenklatur: Gruppe II oder III D
    - Bethesda-Klassifikation: LSIL (low-grade squamous intraepithelial lesion)

- Empfehlung bei mäßiger plattenepithelialer Dysplasie
  - · Münchner Nomenklatur: Gruppe III D, zytologische Abstrichkontrolle in 3 Monaten
  - · Bethesda-Klassifikation: HSIL (high-grade squamous intraepithelial lesion), mit Empfehlung zur kolposkopischen und evtl. histologischen Abklärung

- unauffälliges Endometrium im Abstrich
  - · Münchner Nomenklatur: Gruppe II auch bei Endometrium in der Postmenopause
  - · Bethesda-Klassifikation: Bei Patientinnen > 40 Jahre erfolgt ein Hinweis

Münchner Nomenklatur (unverändert seit 1989):
Auf dem von den gesetzlichen Krankenkassen vorgegebenen Befundbogen wird eingetragen

1. Qualität des Präparats – Endozervixepithel ja/nein,
   die Angabe „Präparat nicht ausreichend" ist zu begründen

2. hormonelle Ausreifung des Plattenepithels nach dem SCHMITT-Grad (1 bis 4)

3. Mikrobiologie – DÖDERLEIN-Bakterien, übrige Bakterien, Kokken, Gardnerella, Mykose, Trichomonas, Virusinfektion

4. Befundgruppe nach PAPANICOLAOU in römischen Ziffern

   I unauffälliges altersentsprechendes Zellbild

   II entzündliche oder degenerative Zellveränderungen; Regeneration, Metaplasie, Para- und Hyperkeratose, unauffälliges Endometrium auch in der Postmenopause; Veränderungen bei IUP; HPV ohne Kernveränderungen
   Empfehlung: evtl. zytologische Kontrolle, z. B. nach Therapie der Entzündung oder lokaler Applikation von Hormonen

   III unklarer Befund, schwere degenerative oder entzündliche Veränderungen, sichere Beurteilung nicht möglich; auffälliges Drüsenepithel, Herkunft aus einem Karzinom nicht sicher auszuschließen. Empfehlung: kurzfristige zytologische Kontrolle, bei atypischem Drüsenepithel evtl. auch histologische Abklärung

III D leichte und mäßige Dysplasie des Plattenepithels, Empfehlung: Kontrolle in 3 Monaten

IV a schwere Dysplasie/Carcinoma in situ, Empfehlung: histologische Abklärung des Befunds

IV b zumindest Befund wie IV a, invasives Karzinom nicht ausgeschlossen, Empfehlung: histologische Abklärung des Befunds

V maligner Tumor; Plattenepithel- oder Adenokarzinom mit Angabe, ob endozervikales, endometriales oder metastasiertes Karzinom. Empfehlung: histologische Abklärung

14. EKTOZERVIX (Abb. 62–70)

Die Ektozervix ist von mehrschichtigem nicht verhorntem Plattenepithel bedeckt. In einem meist unregelmäßig begrenzten Areal um den äußeren Muttermund geht das Plattenepithel in einschichtiges endozervikales Zylinderepithel über. Nach dem kolposkopischen Bild wird dieser Bereich als zervikale Ektopie bezeichnet (Abb. 62). Der Übergang vom Zylinderepithel der Endozervix zum Plattenepithel der Ektozervix ist die Junktionszone (Abb. 63). Umriss und Größe dieses Areals sind individuell unterschiedlich und verändern sich mit dem Lebensalter, unter der Einwirkung von Hormonen, bei entzündlichen Veränderungen u. a. m.

In der hormonaktiven Lebensphase besteht das ektozervikale Plattenepithel aus > 30 Zellschichten. Tiefer gelegene Epithelien werden fortwährend von den proliferierenden Basalzellen nach oben verdrängt, sie reifen aus, altern und werden oberflächlich abgestoßen. Die Ausreifungsstufen werden als Parabasal-, Intermediär- und Superfizialzelle bezeichnet (Abb. 64). Die Terminologie täuscht „Sprünge“ vor, das Epithel reift jedoch kontinuierlich aus, zwischen den Ausreifungsstufen gibt es zahlreiche Übergänge. Der zytologische Abstrich enthält vorwiegend Epithel aus den am weitesten ausgereiften oberen Zellschichten. Die im Präparat dominierende Epithelzelle spiegelt die hormonelle Situation zum Zeitpunkt der Abstrichentnahme wider.

14.1 Superfizialzelle

Superfizialzellen (SZ) liegen im Abstrich einzeln, Zellverbände sind ungewöhnlich. Mit 45 bis 60 µm stellen SZ die größten Zellen im Präparat dar, sie sind flach mit unregelmäßigem Umriss und sie sind polygonal (Abb. 65). Das breite Zytoplasma ist transparent, zart eosinophil. Die Zellkerne sind mit 5 bis 6 µm sehr klein und farbdicht ohne Chromatinstruktur, sie sind pyknotisch. Im Zytoplasma finden sich gelegentlich Granula, sie besitzen keinerlei Bedeutung und gelten offenbar als Ausdruck der Zellalterung (Abb. 66). SZ enthalten im Zytoplasma ein dichtes Geflecht von Zytokeratinfilamenten, was sie weitgehend resistent gegen mechanische Einwirkungen macht. SZ reifen unter Östrogenen heran, sie dominieren die erste Zyklushälfte.

14.2 Intermediärzelle

Große Intermediärzellen (IZ) sind in Größe und Zellform zu der SZ weitgehend isomorph. Die Zelle ist flach ausgebreitet, das Zytoplasma transparent, zart zyanophil. Die Zellkerne sind rund, bis 10 µm groß und geringer farbdicht als die der SZ. Das Chromatin ist feingranulär bis mäßig dicht und gleichmäßig verteilt (Abb. 67). Große IZ herrschen im Abstrich in der gestagenbetonten zweiten Zyklushälfte vor, im Epithel dann häufig „umgeschlagene" Zellränder (Abb. 68). Die große IZ enthält im Zytoplasma Glykogen. DÖDERLEIN-Bakterien bestreiten mit dem Glykogen des Epithels ihren Stoffwechsel, das Zytoplasma wird durch Enzyme partiell bis vollständig aufgelöst.

Kleine IZ sind 25 bis 40 µm groß, eher rund und nicht polygonal. Der Zelle fehlt noch das stabilisierende Zytoskelett. Sie nimmt – dem Gewebsverband entnommen – wegen der Oberflächenspannung eine Kugelform an. Das Zytoplasma ist daher nicht transparent, sondern mehr homogen und dicht zyanophil (Abb. 69). Kleine IZ finden sich in geringer Anzahl in der zweiten Zyklushälfte und vermehrt bei unzureichender Hormonstimulation (gelegentlich bei hormonaler Kontrazeption, im Klimakterium, post partum, postmenopausal und bei hormoneller Störung von Ovar, Hypophyse oder Nebenniere). Kleine IZ – und in noch stärkerem Maße Parabasalzellen – sind empfindlich, sie werden beim Transfer vom Abstrichinstrument auf den Objektträger leicht lädiert.

14.3 Parabasalzelle

Parabasalzellen (PBZ) sind 15 bis 25 µm groß, kugelförmig rund. Der Zellkern ist rund, 10 bis 15 µm groß, oft mit kleinen Nukleoli. Das Zytoplasma ist homogen, kräftig zyanophil angefärbt. PBZ sind durch interzelluläre Kontakte relativ fest verbunden, sie kommen häufig in kohärenten Zellgruppen vor (Abb. 70). PBZ überwiegen in der hormonell inaktiven Postmenopause im Abstrich. Im Gewebsverband liegen unter zu den PBZ durchgehend einschichtig Basalzellen, sie sind den PBZ isomorph. Der grundlegende Unterschied besteht darin, dass Basalzellen teilungsfähig sind, alle weiteren Ausreifungsstufen des Plattenepithels jedoch nicht. Die Basalzelle ist die determinierte Vorläuferzelle für die Regeneration des Plattenepithels. Basalzellen kommen im Abstrich üblicherweise nicht vor – und wenn, so lassen sie sich zumindest nicht von PBZ unterscheiden.

Abb. 62

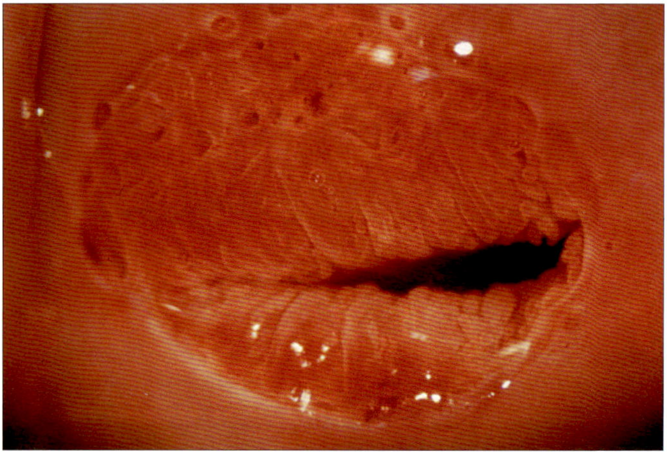

Kolposkopie

> Muttermund (zentral) mit zirkulärem Endozervixepithel

> Außen ektozervikales Plattenepithel

Abb. 63

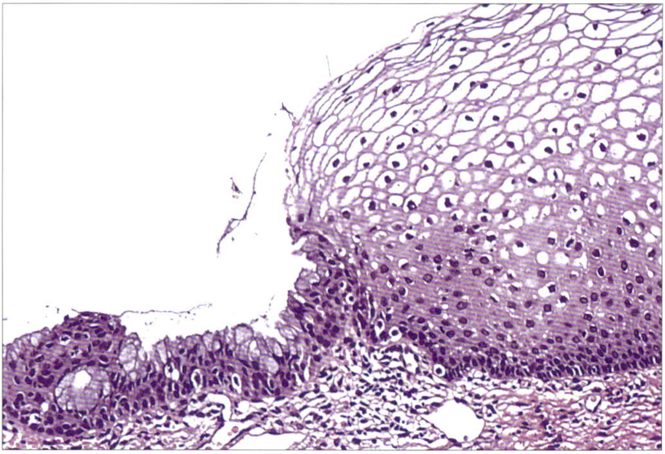

Ekto-/endozervikale Junktionszone (histol. Präparat, H & E, Obj. 20x)

l.: zervikales Zylinderepithel mit geringer Reservezellenhyperplasie

r.: ausdifferenziertes nicht verhorntes Plattenepithel (~ 30 Zellschichten)

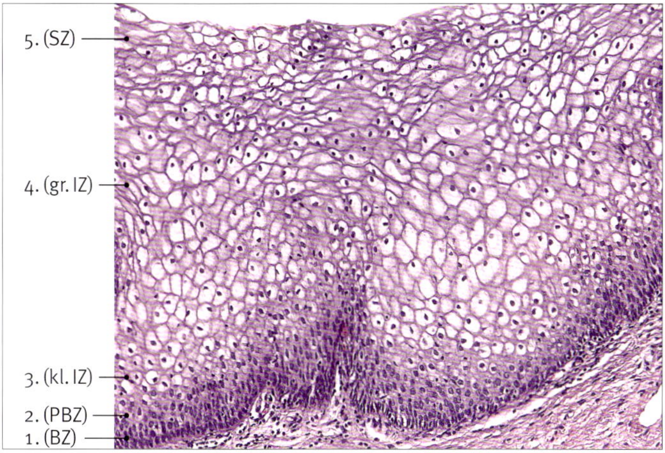

Abb. 64

Mehrschichtiges nicht verhorntes Plattenepithel
(histol. Präparat, H & E, Obj. 20 x)

1. Basalzelle, 2. Parabasalzelle, 3. kleine Intermediärzelle
4. große Intermediärzelle, 5. Superfizialzelle

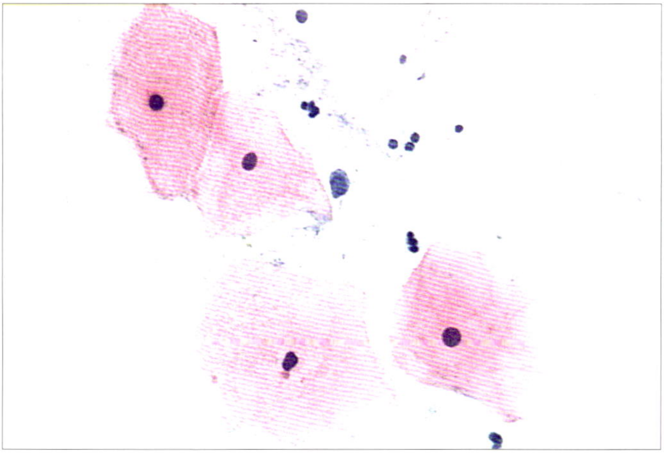

Abb. 65

Polygonale Superfizialzellen (Obj. 20 x)

> Farbdichte pyknotische Zellkerne
> Transparent eosinophiles Zytoplasma

Abb. 66

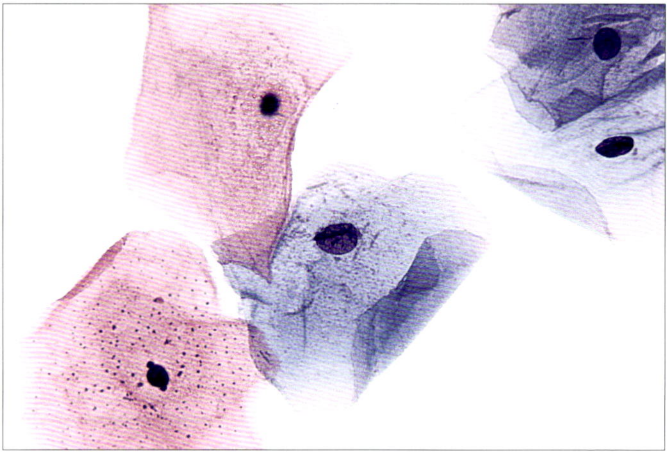

Polygonale Superfizialzellen und große Intermediärzellen (Obj. 40 x)

Zytoplasmagranula in der Zelle l. unten

Abb. 67

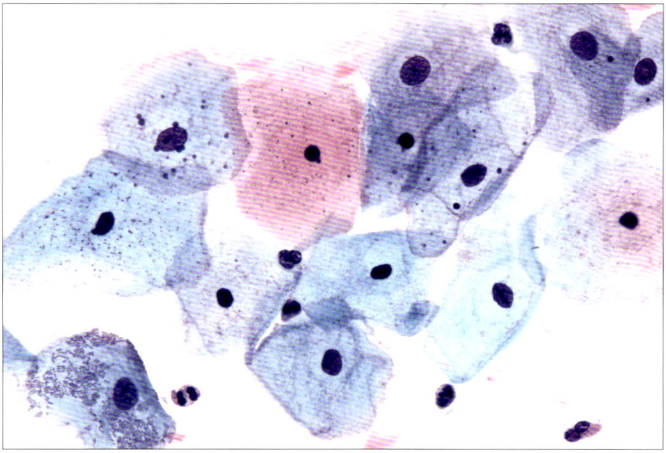

Superfizialzelle und große Intermediärzellen (Obj. 20 x)

Gr. IZ: polygonal, zyanophiles Zytoplasma (Obj. 20 x)

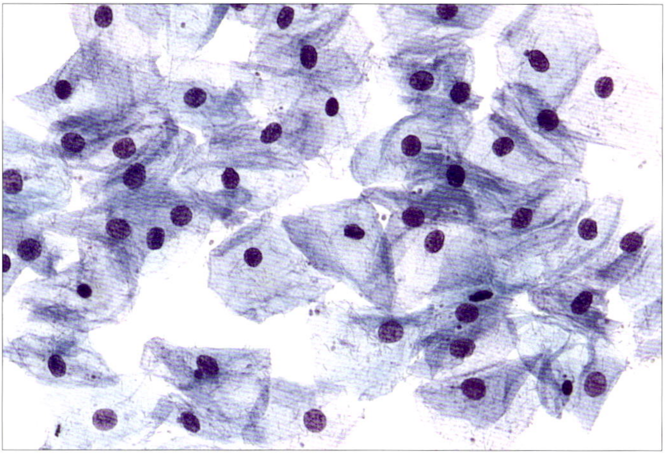

Abb. 68

Luteinphase des Zyklus: ausschließlich große Intermediärzellen (Obj. 10 x)

Haufenbildung der Intermediärzellen, Zytoplasma teils umgeschlagen

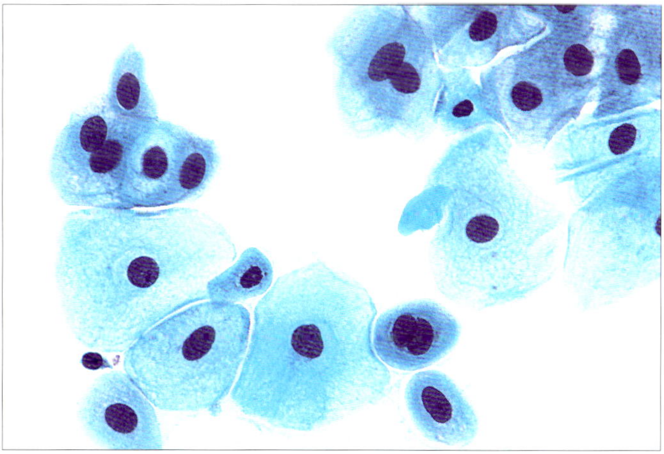

Abb. 69

Kleine Intermediär- und Parabasalzellen (Obj. 60 x)

> Kl. IZ mit breiterem transparentem Zytoplasma
> PBZ rund, mit schmalem, kräftiger angefärbtem Zytoplasma

Abb. 70

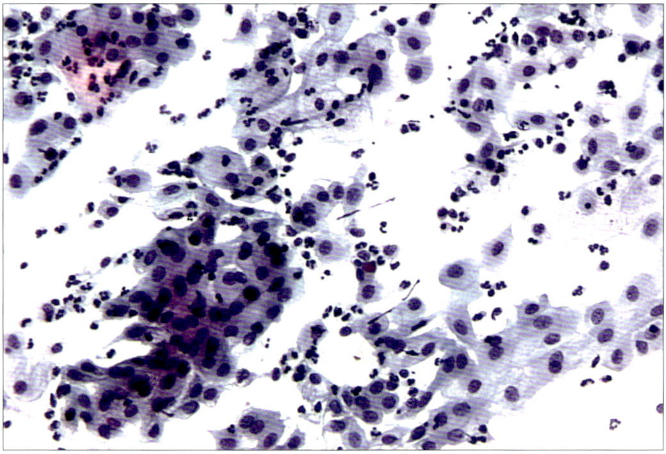

Parabasal- und kleine Intermediärzellen in der Postmenopause (Obj. 10 x)

15. ENDOZERVIX (Abb. 71–80)

Die endozervikale Schleimhaut hat einschichtiges Zylinderepithel (Abb. 71). Der Übergang zum ektozervikalen Plattenepithel ist die scharf begrenzte Junktionszone (Abb. 62 und 63), der Übergang zum Endometrium ist weniger deutlich. Die Zervixschleimhaut reicht unterschiedlich weit mit tubulären Schleimhautkrypten in das Bindegewebe und die glatte Muskulatur hinein (Abb. 72).

Der korrekt entnommene Abstrich enthält – ausgenommen nach Hysterektomie – zervikales Zylinderepithel, optimal sind intakte Zellverbände (Abb. 73). Das zytologische Bild des Zylinderepithels hängt von der Lagerung der Zellen ab, das Epithel ist gewöhnlich schwieriger zu beurteilen als das ektozervikale Plattenepithel. Die endozervikale Schleimhaut enthält

- sekretorisches Zylinderepithel und
- zilientragendes Zylinderepithel (syn.: Flimmerzellen)

15.1 Sekretorisches Endozervixepithel

Sekretorisches Zylinderepithel ist die weitaus häufigste Zelle der endozervikalen Schleimhaut. Zellform und -größe variieren gering mit dem Monatszyklus: In der Östrogenphase vergrößert sich die Zelle, in der Zyklusmitte ist die Schleimsekretion maximal, in der Gestagenphase verringert sich die Zellgröße und die Schleimsekretion nimmt ab. Die Muzinfäden des Zervixschleims enthalten Glykoproteine, unter Einwirkung der Östrogene wird Wasser eingelagert, der Schleim wird dann leichter von Spermien passiert. Die Viskosität des Schleims ist in der Follikelphase gering, um den Zeitpunkt der Ovulation kristallisiert der Zervixschleim im Abstrich aus, das Bild wird als „Farnkrautphänomen“ bezeichnet (Abb. 74).
Bei seitlicher Ansicht sind die Zylinderepithelien 15 bis 20 µm lang, das Zytoplasma stellt sich transparent wasserklar bis schwach graugrün dar. Der Zellkern ist rund bis oval, bei starker Schleimsekretion durch den Druck im Zytoplasma vielfach auch eingedellt. Der Zellkern liegt basal bei seitlicher Ansicht oder zentral bei Aufsicht auf den Zellverband (Abb. 75). Die Chromatinstruktur ist zart und fein verteilt, bei gut erhaltener Zellstruktur sind Nukleoli sichtbar (Abb. 76). Im mikroskopischen Bildzeigt sich das sekretorische Zervixepithel ausgesprochen variabel:

- aufgereihte länglich zylindrische Zellen oder flache Zellverbände („Bienenwaben")
- die Zellkerne variieren bis zu einem Umfang von zweifacher Größe
- Schleimgehalt im Zytoplasma und Zellgröße sind zyklusabhängig
- das Zytoskelett des Epithels ist spärlich ausgebildet, die Zelle wird durch Zellentnahme und den Zelltransfer lädiert, zytoplasmafreie Zellkerne finden sich häufig (Abb. 77)

15.2 Zilientragendes Flimmerepithel

Zilientragendes Flimmerepithel kommt weniger häufig vor (< 5 % der endozervikalen Schleimhautzellen). An der dem Kern gegenüberliegenden Zelloberfläche der Zelle ist die rötliche Terminalplatte mit einem Saum von Flimmerhärchen (Zilien) zu erkennen (Abb. 78). Die Terminalplatte ist auch in degenerativ veränderten Zellen meist noch erhalten, die Zilien hingegen schwinden rasch. Das Zytoplasma präsentiert sich relativ kräftig homogen zyanophil. Die Zellkerne können deutlich vergrößert sein, die Chromatinstruktur ist aber gleichmäßig granulär.
Gelegentlich kommen zilientragende Epithelien vermehrt vor, Chromatindichte und deutlich vergrößerte Zellkerne irritieren den Zytologen. Ein Teil dieser Epithelien ist polyploid, auch mehrkernige Flimmerepithelien sind nicht ungewöhnlich. Die Veränderung ist offensichtlich reaktiver Natur, sie wird als tubare Metaplasie bezeichnet.

15.3 Endozervikale Reservezelle

Endozervikale Reservezellen sind die teilungsfähigen Zellen der endozervikalen Schleimhaut. Im Abstrich sind zervikale Reservezellen möglicherweise selten zu finden, sie werden zumindest – vereinzelt liegend, ohne besondere morphologische Kriterien – auch nicht sicher erkannt. Der Zellkern ist rund, das Chromatin feingranulär, aber dichter als im Zylinderepithel, das Zytoplasma hell und schmal.

Nach Zellverlusten der endozervikalen Schleimhaut (z. B. durch Abstrichentnahme, Entzündung, Veränderung des pH-Werts u. a. m.) proliferieren fokal die Reservezellen, es entsteht die – örtlich und zeitlich begrenzte – Reservezellenhyperplasie (Abb. 79). Sind im Abstrich Reservezellen eindeutig nachweisbar, so handelt es sich immer um Zellen einer Reservezellenhyperplasie (Abb. 80). Die Reservezelle spielt – auch wenn nur gelegentlich eindeutig sichtbar – für die gynäkologische Zytologie eine besonders wichtige Rolle.

- aus ihr regeneriert sich endozervikales sekretorisches Zylinder- und Flimmerepithel
- abweichend hiervon ist die Differenzierung zu Plattenepithel möglich, die Reservezelle ist bipotent. Die Differenzierung zum Plattenepithel stellt eine reaktive Veränderung dar, sie wird als plattenepitheliale Metaplasie bezeichnet.
- Adenokarzinome der Zervix und wahrscheinlich der weitaus größte Teil der zervikalen Plattenepithelkarzinome haben ihren Ursprung in der zervikalen Reservezelle

Abb. 71

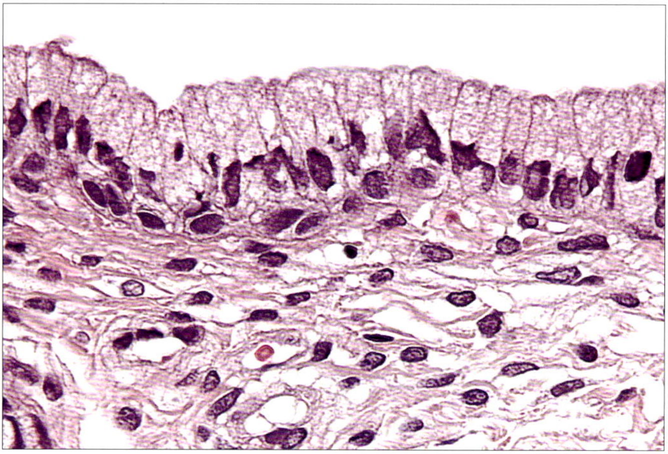

Einschichtiges Zylinderepithel der Endozervix
(histol. Präparat, H & E, Obj. 20x)

Abb. 72

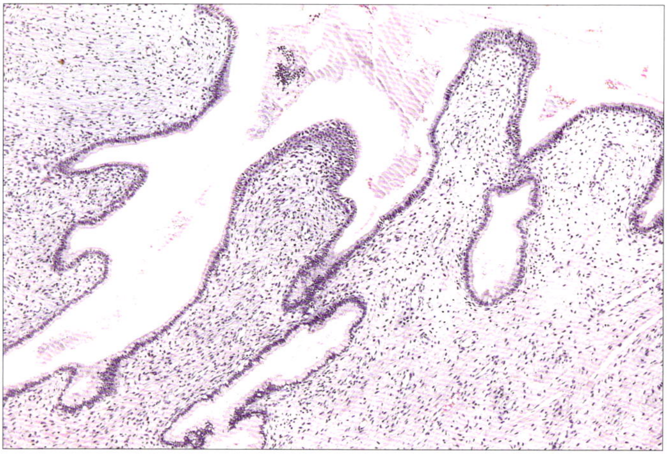

Endozervix mit Schleimhautkrypten
(histol. Präparat, H & E, Obj. 4x)

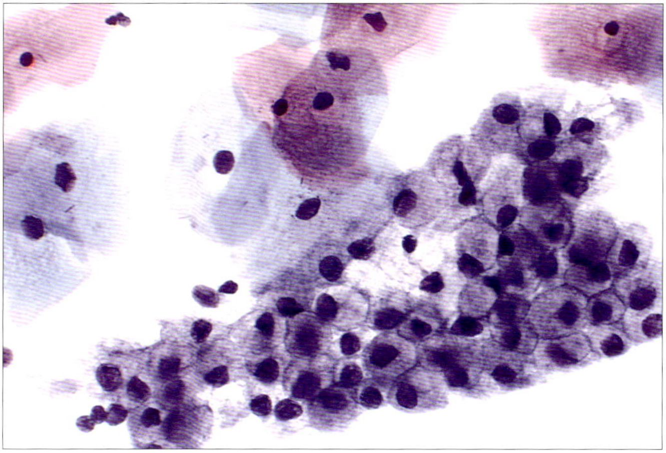

Abb. 73

Ektozervikales Plattenepithel und endozervikales Zylinderepithel (Obj. 20 x)

> Zyanophile Intermediär- und eosinophile Superfizialzellen
> Endozervixepithel, vorwiegend zentral gelegene Zellkerne

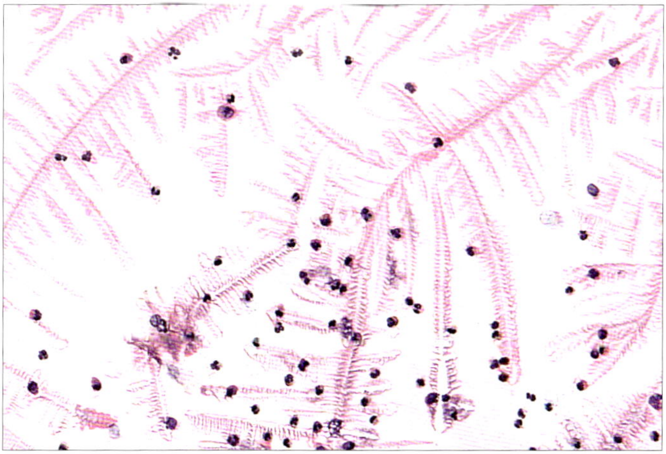

Abb. 74

Zyklusmitte, sog. „Farnkrautphänomen“ im Zervixschleim (Obj. 10 x)

Abb. 75

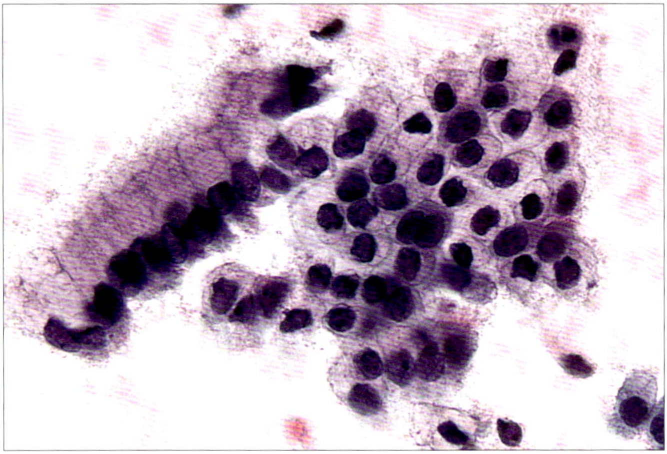

Sekretorisches Endozervixepithel (Obj. 20 x)

> In seitlicher Projektion, basal liegende Zellkerne (l.)

> In der Aufsicht („Honigwaben"), zentral liegende Zellkerne (r.)

Abb. 76

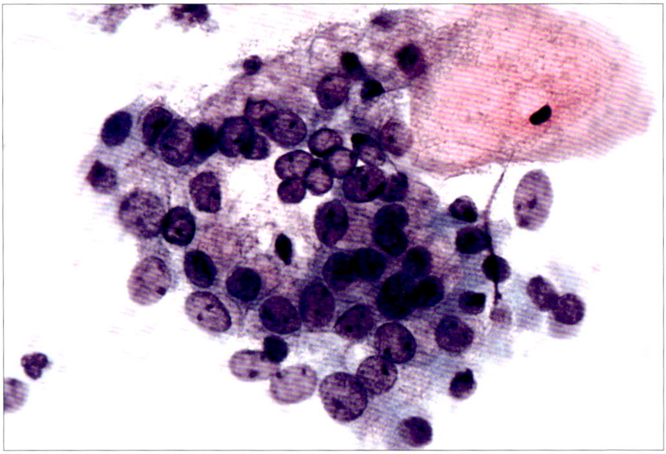

Sekretorisches Zylinderepithel der Endozervix (Obj. 40 x)

> Zellkerne rund, gering variable Größe

> Euchromatin und Nukleoli

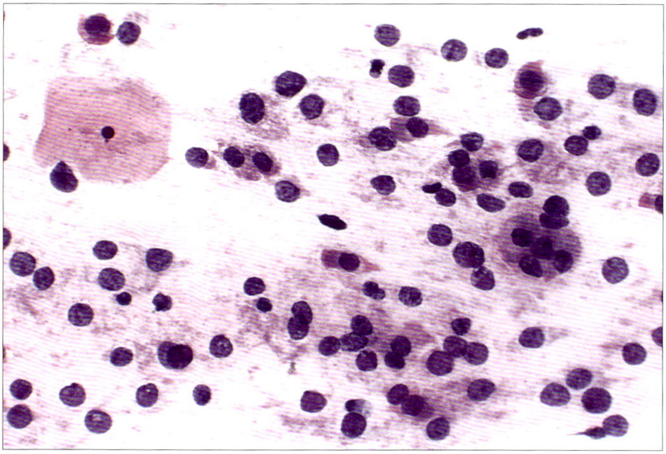

Abb. 77

Zytoplasmafreie Zellkerne der sekretorischen Zylinderepithelien (Obj. 20 x)

Einzelne Flimmerepithelzellen mit erhaltenem Zytoplasma

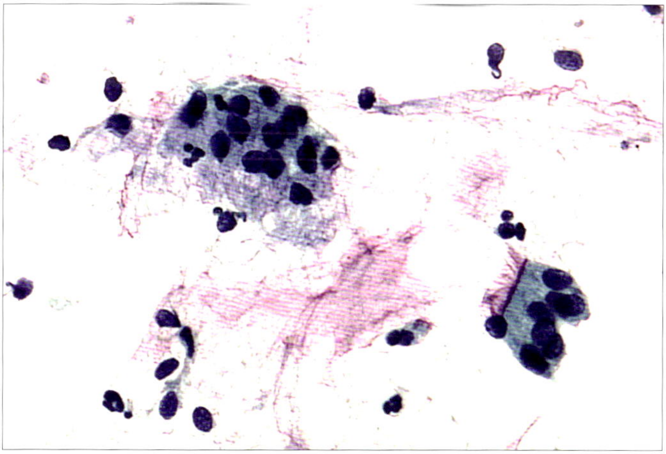

Abb. 78

Zervikales Zylinderepithel mit Flimmerhaaren (Obj. 20 x)

- Terminalplatte mit rötlichen Zilien
- Homogen zyanophiles Zytoplasma (r.)

Abb. 79

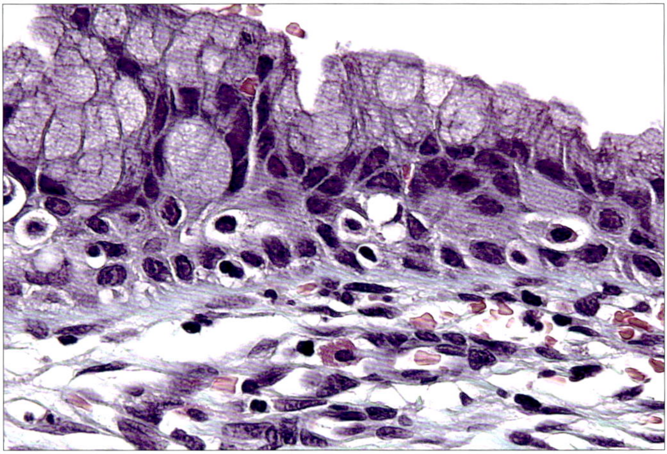

Reservezellenhyperplasie (histol. Präparat, H & E, Obj. 40 x)

o.: sekretorisches Zylinderepithel

M.: Hyperplasie der Reservezellen oberhalb der Basalmembran

u.: subepitheliale geringe entzündliche Reaktion mit Kapillaren

Abb. 80

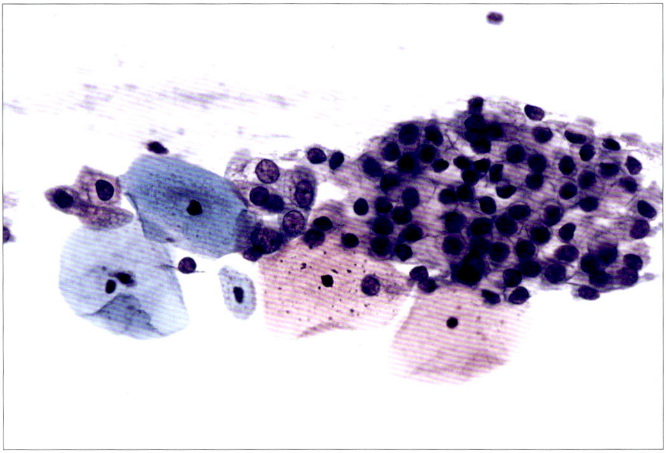

Zervikale Reservezellenhyperplasie (Obj. 20 x)

l.: zyanophile große Intermediärzellen

M.: Reservezellen mit relativ großen Zellkernen, Nukleoli

r.: sekretorisches endozervikales Zylinderepithel in der Aufsicht

16. ENDOMETRIUM (Tab. 9, Abb. 81–88)

Im Endometrium finden sich tubuläre Drüsen mit einschichtigem prismatischem Epithel und ein lockeres bindegewebiges Stroma (Abb. 81). Epithel und *Stroma* spiegeln den Monatszyklus wider:

- bis zum 5. Zyklustag Menstruations- oder Desquamationsphase
- 5. bis 15. Zyklustag: Proliferationsphase (syn.: Follikelphase, Östrogenphase) und
- 16. bis 28. Zyklustag: Sekretionsphase (syn.: Luteinphase, Gestagenphase)

Die Abschnitte sind histologisch gut voneinander abgegrenzt, sie lassen sich im zytologischen Präparat jedoch nur eingeschränkt nachvollziehen.

- Endometrium darf vom 7. bis 10. Zyklustag im zytologischen Abstrich vorkommen, nach diesem Zeitpunkt kann eine Regulationsstörung vorliegen. Beim Nachweis von Endometrium in der Postmenopause – ausgenommen nach Hormonsubstitution – sollte der Befund durch weitere Untersuchungen, z. B. sonografisch, abgeklärt werden.

Durch die vaginale Sonografie (syn.: Ultraschalluntersuchung) wird die Schleimhautdicke des Endometriums ermittelt. Die Untersuchung wird bei entleerter Harnblase vorgenommen, beeinträchtigt aber in keiner Weise die Patientin. Eine Endometriumdicke < 5 mm gilt als unauffällig (Abb. 82), darüber hinausgehende Befunde sind auffällig. Ein inhomogenes Endometrium mit nicht glatt begrenztem Myometrium ist malignitätsverdächtig, der Befund wird durch Abrasio abgeklärt (Abb. 83).

Bei zahlreichen hormonellen Störungen wird das Endometrium zytologisch im Abstrich sichtbar, die Zellveränderungen sind gewöhnlich diskret oder treten nicht in Erscheinung. Die Zytologie der zystisch-glandulären Endometriumhyperplasie, der (z. T. präkanzerösen) adenomatösen Hyperplasie oder des hochdifferenzierten Adenokarzinoms ist mit der des unauffälligen Endometriums weitgehend isomorph. Blutungsanomalien nach dem 45. Lebensjahr und insbesondere in der Postmenopause sollten daher – auch bei unauffälligem zytologischem Bild – weiter abgeklärt werden. Die Münchner Nomenklatur II ist in diesem Punkt dringend revisionsbedürftig, die Bethesda- Klassifikation hingegen berücksichtigt diese zytologische „Grauzone“.

16.1 Glanduläres Endometrium

Glanduläres Endometrium bildet dreidimensionale Zellgruppen, traubige „Zellballen". Im Zellverband besteht eine hohe Zelldichte, die Zellkerne sind rund, ~ 10 µm groß. Sie überlagern sich im Zentrum der Zellverbände stark, nur randständig ist das schmale helle Zytoplasma sichtbar (Abb. 84). In weniger zelldichten Bereichen sind im Zellkern die gleichmäßige Chromatinstruktur und kleine Nukleoli erkennbar (Abb. 85). Postovulatorisch wird das Zytoplasma durch Gestagene breiter, die Zellen ähneln dann endozervikalem Zylinderepithel. Endometrium ist häufig degenerativ verändert, die Strukturen von Zellkern und Zytoplasma sind dann zerlaufend und unscharf.

16.2 Endometriale Stromazellen

Endometriale Stromazellen liegen meist in lockerer Ansammlung, nur gelegentlich in Zellverbänden. Die Zellkerne sind meist größer und weniger chromatindicht als die der glandulären Epithelien, sie sind rund bis oval oder elongiert. Das Zytoplasma zeigt sich breiter als im glandulären Epithel, es erscheint zyanophil, aber auch durchscheinend hell (Abb. 86 und 87). Stromazellen sind zu Histiozyten vielfach isomorph. Im postmenopausalen Abstrich dürfte es sich praktisch stets um Histiozyten handeln, bei jüngeren Frauen müssen Angaben zum Zyklustag berücksichtigt werden. Gelegentlich sind im Abstrich drüsige und mesenchymale Zellen direkt benachbart (Abb. 88).

Plattenepitheliale und glanduläre Zellen im Zervixabstrich

Zelltyp	Zellen im Abstrich	Zellgröße u. -umriss	Zytoplasma	Zellkern	Chromatin
Superfizialzelle	einzeln, vorwiegend in der Follikelphase	50–60 µm polygonal	eosinophil transparent	pyknotisch 5–7 µm	extrem dicht
große Intermediärzelle	zahlreiche Zellen, Zellhaufen in Luteinphase	40–60 µm polygonal	zyanophil transparent	rund, vesikulär 7–10 µm	zart, fein verteilt
kleine Intermediärzelle	einzeln oder lockere Zellverbände; Klimakterium, post partum, Ovulationshemmer	25–40 µm rund bis oval	zyanophil relativ dicht	rund, vesikulär 10 µm	zart, fein verteilt
Parabasalzelle	einzeln oder kohäsive Zellgruppen, bes. in der Postmenopause	15–25 µm rund	zyanophil homogen	rund, vesikulär 10–15 µm	zart, netzartig, kleine Nukleoli
endozervikales Zylinderepithel	flache Zellgruppen, einzeln gelegene Zellen, evtl. ohne Zytoplasma	15–25 µm zylindrisch länglich oder Wabenstruktur	wasserklar zart zyanophil, z. T. Zilien	rund bis oval, evtl. deformiert	zart, betonte Kernmembran, Nukleoli
endometriales Drüsenepithel	dreidimensionale Zellgruppen	8–12 µm Einzelzellen kaum abzugrenzen	extrem schmal, schwach zyanophil	rund, zentral	homogen, relativ dicht
Stromazelle	lockere Ansammlung	10–15 µm rund bis oval	hell, granulär, evtl. Vakuolen	vesiculär, rund bis oval	zart

Tab. 9

Abb. 81

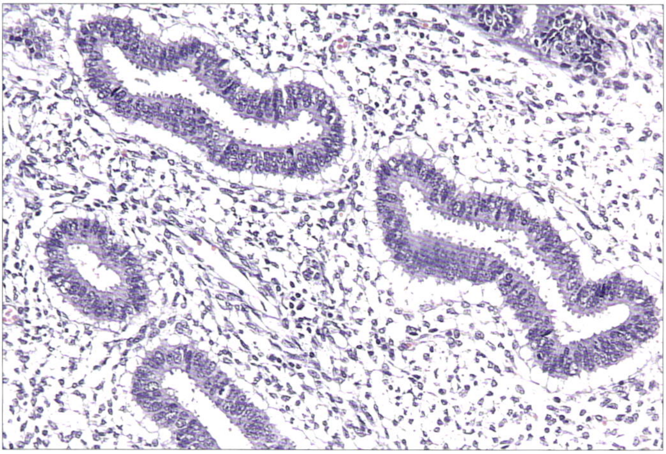

Endometrium (histol. Präparat, H & E, Obj. 10 x)

> Leicht geschlängelte Endometriumdrüsen

> Zwischen den Drüsen endometriale Stromazellen

Abb. 82

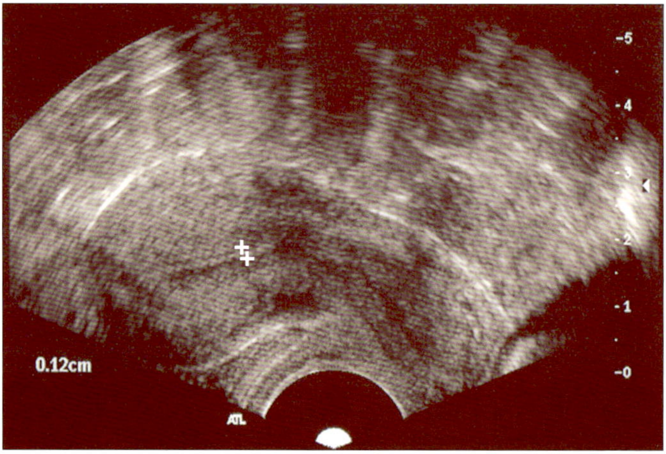

Endometriumsonografie

Unauffälliger Befund, Endometriumdicke < 2 mm (Markierung l. von der Bildmitte)

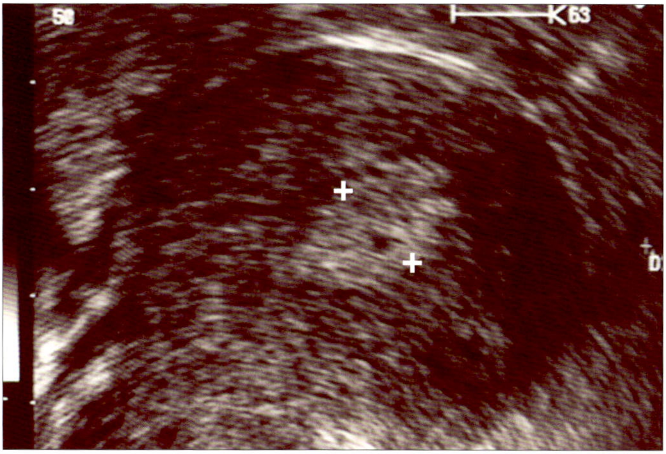

Abb. 83

Endometriumkarzinom in der Endometriumsonografie

Endometrium > 8 mm verdickt, unscharf gegen das Myometrium abgegrenzt

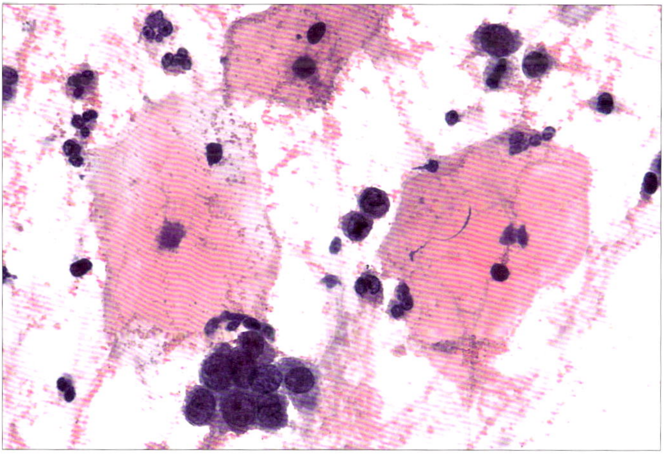

Abb. 84

Glanduläres Endometrium am 4. Zyklustag (Obj. 40 x)

- Kleine runde und normochrome Zellkerne
- Extrem schmales Zytoplasma

Abb. 85

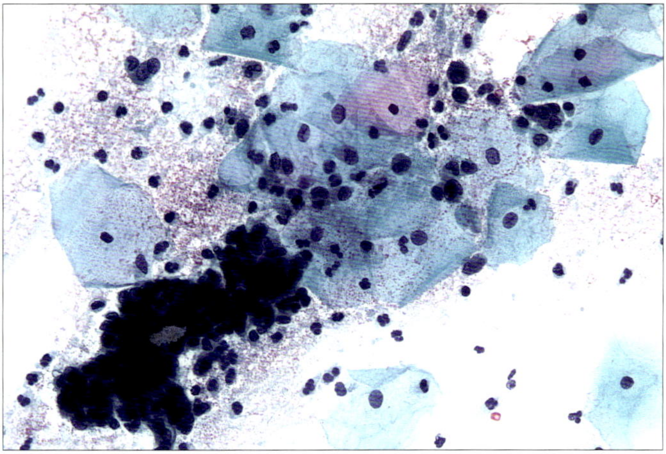

Glanduläres Endometrium am 3. Zyklustag (Obj. 20 x)

> Traubenförmiger Zellverband

> Erhebliche Überlagerungen der Zellkerne

Abb. 86

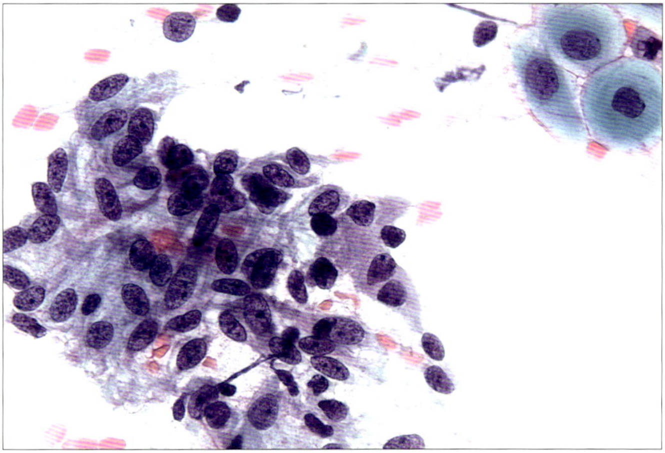

Endometriale Stromazellen am 6. Zyklustag (Obj. 40 x)

Polarisierte längliche Zellkerne, gleichmäßige Chromatinstruktur

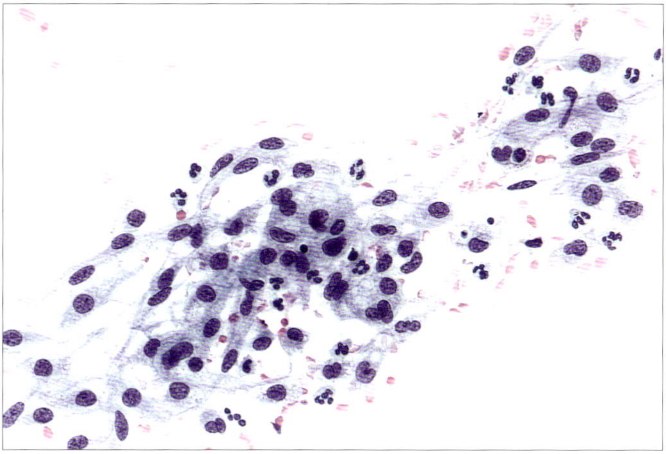

Abb. 87

Endometriale Stromazellen (Obj. 20 x)

> Runde und polarisierte normochrome Zellkerne
> Aufgelockerter Zellverband, unscharf begrenztes Zytoplasma

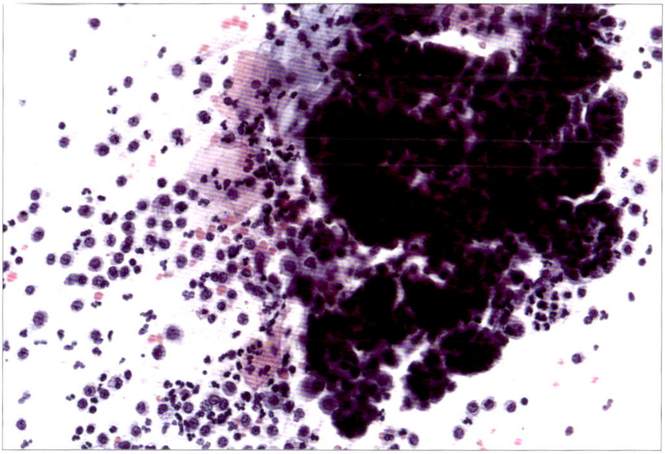

Abb. 88

Stromazellen und glanduläres Endometrium (Obj. 10 x)

> Glanduläres Endometrium traubenförmig und zelldicht
> Stromazellen rund und eher einzeln am Rand liegend

17. NICHT EPITHELIALE ZELLEN (Abb. 89–94)

Im gynäkologisch-zytologischen Präparat finden sich stets ± zahlreich auch nicht epitheliale Zellen, überwiegend Zellen des peripheren Bluts. Einzelzellen sind wenig aussagekräftig, treten jedoch Erythrozyten, Granulozyten, Histiozyten o. Ä. deutlich vermehrt auf, so können sie evtl. auf krankhafte Veränderungen hinweisen.

17.1 Zellen des Bluts

Erythrozyt: 7 µm große zentral eingedellte Scheiben, hellrot gefärbt

Vorkommen:
- bei Abstrichentnahme bis zum 8. Zyklustag (gewöhnlich dann auch Endometrium)
- durch Verletzung der Schleimhaut bei der Abstrichentnahme (Postmenopause oder bei zervikaler Ektopie)
- schwere, evtl. ulzeröse Entzündung
- bei ulzeriertem malignem Tumor

Granulozyt: segmentierter Zellkern, Granula sind nur schwach sichtbar (Abb. 89)

Vorkommen:
- in der 2. Zyklushälfte (Corpus-luteum-Phase) und Menstruationsphase
- bei bakterieller Entzündung (auf Zellveränderungen des Epithels achten!)
- bei lokaler Gewebsdestruktion, z. B. nach operativem Eingriff
- bei malignem Tumor als Reaktion auf Ulzeration und Zellzerfall
- eosinophile Granulozyten gelegentlich bei zervikalem Plattenepithelkarzinom (allergische Reaktion auf Tumorzellen? Abb. 90.)

Lymphozyt: kreisrunder Zellkern, homogen dichtes Chromatin; sehr schmales Zytoplasma

Vorkommen:
- relativ selten im Abstrich, evtl. Hinweis auf chronische Entzündung der Endozervix; sehr zahlreich und zusätzlich deutlich größere Lymphoblasten bei follikulärer (lymphozytärer) Zervizitis
- sehr selten bei CLL (chronischer lymphatischer Leukämie)

Plasmazelle: exzentrisch gelegener Zellkern, radiäres Chromatin, basophiles Zytoplasma (Abb. 91)

Vorkommen: - insgesamt selten, bei chronischer entzündlicher Reaktion

Histiozyt: runde bis leicht gebogene Zellkerne, helles Zytoplasma, oft mit Vakuolen und eingeschlossenen phagozytierten Partikeln (Abb. 92). Histiozyten bilden häufig mehrkernige Riesenzellen, insbesondere in der Postmenopause (Abb. 93).

Vorkommen: - gewöhnlich in nahezu allen Abstrichen vorhanden, vermehrt bei chronischer Entzündung und in der Postmenopause

17.2 Mesenchymale (bindegewebige) Zellen

Längliche Zellkerne, kaum angefärbtes Zytoplasma.

Vorkommen: - nur gelegentlich, z. B. Fibroblasten bei zervikaler Regeneration (Abb. 94) oder glatte Muskelzellen bei (meist nekrotischem) Leiomyom

17.3 Spermien

Spermien werden im Befund nicht erwähnt. Spermien sind oft über mehrere Tage postkoital sichtbar; evtl. besteht Verwechslungsgefahr mit Konidien einer Mykose.

Abb. 89

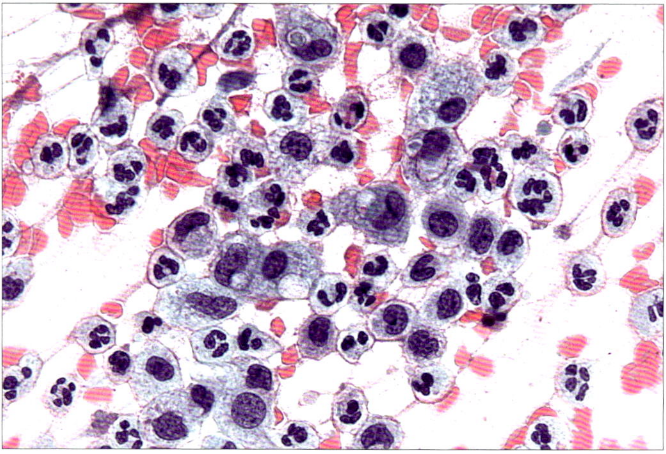

Neutrophile Granulozyten und Histiozyten (Obj. 40 x)

> Neutrophile Granulozyten mit mehreren Segmenten des Zellkerns
> Histiozyten mit rundem bis ovalem Zellkern, im Zytoplasma einzelne Vakuolen

Abb. 90

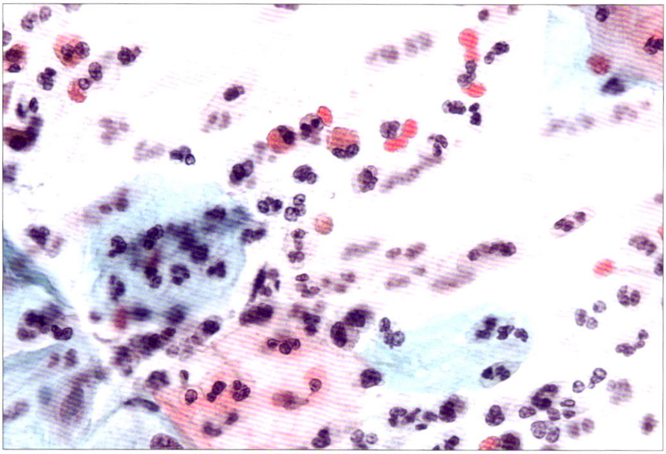

Eosinophile Granulozyten (Obj. 20 x)

2 runde Zellkernsegmente, ziegelrote Granula

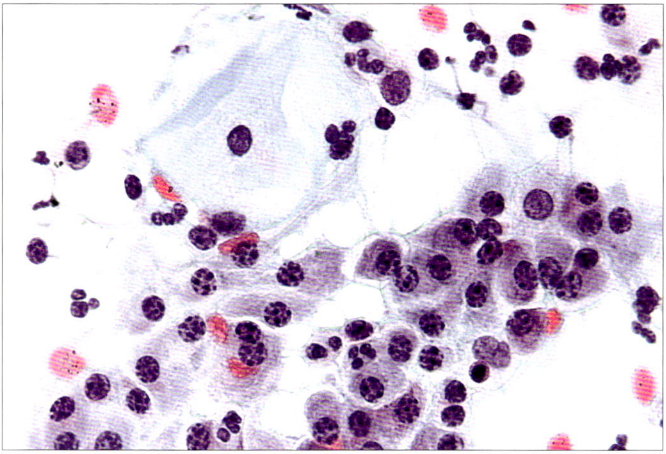

Abb. 91

Plasmazellen, vaginales Granulationsgewebe (Obj. 40x)

> Runde Zellkerne mit radiär strukturiertem Chromatin
> Zellkerne liegen exzentrisch im basophilen Zytoplasma

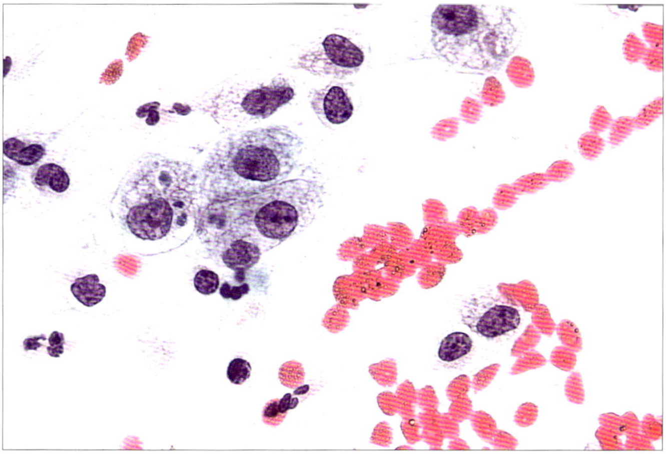

Abb. 92

Histiozyten (Obj. 40x)

> Runde bis geringfügig ovale normochrome Zellkerne
> Zytoplasma mit lysosomalen Vakuolen, phagozytierte Partikel

Abb. 93

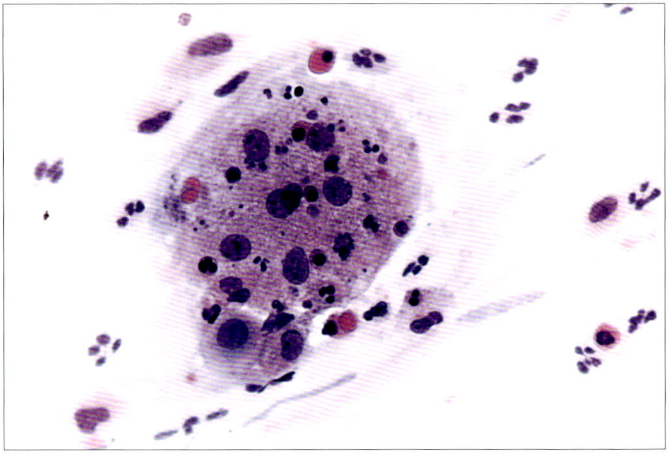

Mehrkerniger Histiozyt, postmenopausaler Abstrich (Obj. 20x)

> Mehrkernige „Riesenzelle“

> Phagozytierte Partikel im Zytoplasma

Abb. 94

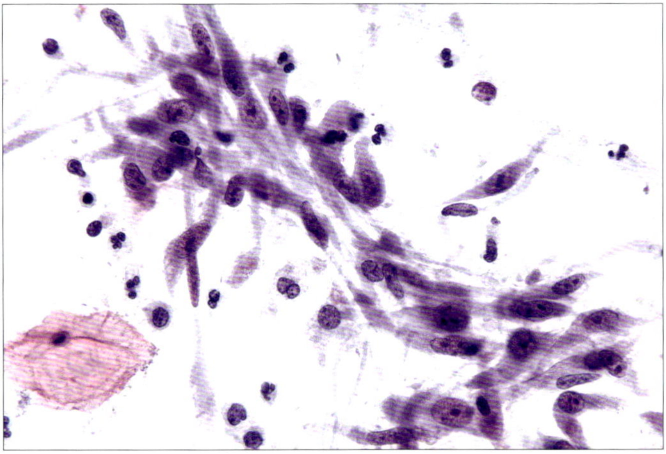

Fibroblasten bei mesenchymaler Regeneration (Obj. 20x)

> Längliche normochrome Zellkerne

> Lang ausgezogenes, kaum angefärbtes Zytoplasma

18. HORMONZYTOLOGIE (Abb. 95–113)

18.1 Reife- und Proliferationsgrad des ektozervikalen Plattenepithels nach SCHMITT

Die zytologische Beurteilung der hormonellen Stimulation des Plattenepithels ist in vielen Ländern nicht mehr üblich, die quantitative Hormonbestimmung im klinischen Labor ist eindeutig überlegen. In der Münchner Nomenklatur II wird weiterhin der Reifegrad nach Schmitt angegeben, mit arabischen Ziffern wird die im Abstrich vorherrschende Zelle bezeichnet:

Schmitt 1	überwiegend Parabasalzellen (PBZ)
Schmitt 2	überwiegend kleine Intermediärzellen (kl. IZ)
Schmitt 3	überwiegend große Intermediärzellen (gr. IZ)
Schmitt 4	überwiegend Superfizialzellen (SZ)

Meist liegen Ausreifungsgrade zwischen diesen Gruppen vor, der Schmitt-Grad gibt an der ersten Stelle die vorherrschende Zelle und nachfolgend die Tendenz der Ausreifung an, z. B.

Schmitt 1–2	überwiegend PBZ, in nennenswerter Anzahl auch kl. IZ
Schmitt 3–2	überwiegend gr. IZ, in nennenswerter Anzahl auch kl. IZ
Schmitt 3–4	überwiegend gr. IZ, in nennenswerter Anzahl auch SZ

18.2 Zytologie bei zyklusgerechter Hormonwirkung

Im (28-tägigen) Zyklus der gesunden Frau lassen sich drei größere Abschnitte unterscheiden: Menstruations-, Östrogen- und Progesteronphase.

- Menstruationsphase vom 1. bis 5. Zyklustag: oft zahlreiche Erythrozyten, daneben Histiozyten und Granulozyten; vorwiegend gr. IZ (aus prämenstrueller Luteinphase), aber auch SZ (beginnende Follikelphase) sowie glanduläres Endometrium und endometriale Stromazellen (Abb. 95)
- Östrogenphase (Follikelphase) vom 6. bis 14. Tag: in der frühen Follikelphase überwiegend gr. IZ und 10 bis 20 % SZ, dann Verminderung der gr. IZ und Zunahme der SZ; präovulatorisch 50 bis 70 % eosinophile SZ; sauberes Präparat (Abb. 96), nur vereinzelt Granulozyten (ausgenommen bei entzündlicher Reaktion)

- Progesteronphase (Gelbkörper- oder Luteinphase) vom 16. bis 28. Tag: Abnahme der SZ und erhebliche Zunahme gr. IZ, diese oft in „Zellhaufen"; das Zytoplasma vielfach gefaltet oder umgeschlagen, vermehrt neutrophile Granulozyten (Abb. 97)

Die Dauer des Monatszyklus liegt zwischen 25 und 31 Tagen, Zyklusstörungen werden auf dem Untersuchungsantrag angegeben:

Amenorrhö	–>	Ausbleiben der Menstruationsblutung
Dysmenorrhö	–>	schmerzhafte Menstruationsblutung
Hypermenorrhö	–>	verstärkte Menstruationsblutung
Hypomenorrhö	–>	abgeschwächte Menstruationsblutung
Menorrhagie	–>	verlängerte und verstärkte Menstruationsblutung
Metrorrhagie	–>	Blutung außerhalb der Menstruation, z. B. in Peri- und Postmenopause
Oligomenorrhö	–>	verlängerter Zyklus > 31 Tage
Polymenorrhö	–>	verkürzter Zyklus < 25 Tage

18.3 Zytologie bei hormonellen Störungen

Der Zyklus ist vom 15. bis 50. Lebensjahr der Frau gewöhnlich stabil. Individuell unterschiedlich, meist aber um das 50. Lebensjahr wird die Hormonsekretion im Ovar unregelmäßig und geringer. Die prämenopausale Übergangsphase (syn.: Klimakterium) empfinden viele Frauen wegen der physischen und psychischen Begleiterscheinungen unangenehm mit Stimmungsschwankungen, Kreislaufbeschwerden, Schlafstörungen, Hitzewallungen u. a. m. Sinkt die Hormonsekretion, so sistiert zunächst die Menstruationsblutung, nach einjähriger Amenorrhö wird dann der Zeitpunkt der letzten Regelblutung als Menopause bezeichnet. Im Vergleich zum Endometrium reagiert das ektozervikale Plattenepithel verzögert, es reift auch bei minimalem Hormonspiegel zunächst noch aus. Die Hiluszellen im Ovar sezernieren weiterhin Steroidhormone, durch 19-Hydroxilase-Aromatase z. B. im Fettgewebe werden sie enzymatisch in Östrogen umgebaut. In der Postmenopause erlischt dann – rasch oder nach mehreren Jahren – die Hormonwirkung vollständig.

Bei Beschwerden im Klimakterium werden vielfach Hormonpräparate verschrieben, der Übergang von regelmäßigen Zyklen zur postmenopausalen Atrophie ist dann zytologisch nicht erkennbar. Der Zytologe sollte den behandelnden Arzt nachdrücklich auf einen nicht dem Lebensalter entsprechenden Befund hinweisen. Die weitere Abklärung muss in der Praxis erfolgen (exogene Hormonsubstitution? Adipositas mit Aromataseaktivität? Hormonbildender Tumor des Ovars, der Nebennieren oder paraneoplastisches endokrines Syndrom?).

Ein Hormonmangel zeigt sich als Ausreifungsstörung des Plattenepithels, im Klimakterium, in der Laktationszeit und als postmenopausale Atrophie. Die Befunde können wegen der unregelmäßigen Ausreifung des Epithels und der häufigen entzündlichen Begleitreaktion differenzialdiagnostische Probleme bereiten.

- Klimakterium: entsprechend der unregelmäßigen und nachlassenden Hormonsekretion enthält der Abstrich unterschiedlich ausgereifte Intermediärzellen und Superfizialzellen (Abb. 98 und 99).
  Differenzialdiagnose: plattenepitheliale Metaplasie, leichte und mäßige Epitheldysplasie.
- Laktationsperiode (syn.: Postpartum-Zellbild): Nach der Geburt sistiert die Hormonsekretion der Ovarien weitgehend, im Wochenbett und in der Stillperiode wird das Plattenepithel der Ektozervix nachfolgend ± atrophisch (Abb. 100). Bei der stillenden Frau hält die niedrige Ausreifung des Epithels gewöhnlich 6 bis 8 Wochen an.
- Atrophie in der Postmenopause: Die Reduktion der Epitheldicke auf 3 bis 6 Zellen (Abb. 101) ist zytologisch nicht sichtbar. Die oberflächliche Epithelschicht enthält überwiegend Parabasal- und vereinzelt kleine Intermediärzellen.

Das Zellbild der postmenopausalen Atrophie ist vielgestaltig, die Abstrichentnahme erfordert besondere Sorgfalt: Das Epithel ist wegen des Mangels an Zytokeratin empfindlich gegen mechanische Einwirkung (Abb. 102).

Bei einfacher Atrophie liegt das unreife Epithel in Zellverbänden vor, der Abstrich ist dann gewöhnlich auffallend „sauber“ (Abb. 103 und 104).

Häufig ist das atrophische Epithel ± stark degenerativ verändert, es enthält größere Vakuolen (Abb. 105), das Zytoplasma ist rötlich angefärbt oder liegt in Fragmenten vor (Abb. 106). Bei ausgeprägtem Hormonmangel zeigt sich in zahlreichen Zellen das Bild der Apoptose (Abb. 107) oder – bedingt durch den massiven Zelluntergang – eine entzündliche Begleitreaktion, die Hormonmangelkolpitis (Abb. 108). Gelegentlich enthält der Abstrich homogen dunkle Partikel, die sogenannte. „blue blobs" (Abb. 109). Sie dürfen nicht mit bizarren Zellkernen eines Karzinoms verwechselt werden.
In der Postmenopause überwiegen Adenokarzinome der Endozervix und des Endometriums die plattenepithelialen Läsionen. Diese können aber durchaus noch vorkommen. Die Differenzialdiagnose ist schwierig, wegen der fehlenden Ausreifung des Epithels lässt sich der Schweregrad der Dysplasie nicht sicher beurteilen. Bei nicht eindeutigem Befund oder Verdacht auf eine plattenepitheliale Dysplasie wird das Präparat nach der Gruppe III befundet, die kurzfristige Abstrichkontrolle nach hormoneller Aufhellung erlaubt dann gewöhnlich die definitive Eingruppierung (Abb. 110 a und b).
Über 6 bis 8 Tage werden östrogenhaltige Vaginalzäpfchen oder Salben lokal appliziert (Estriol-Ovulum® bzw. Estriolsalbe®, Gynoflor®, Linoladiol N-Creme®, OeKolp®, Ovestin® Creme bzw. Ovula, Vagifem® u. a. m.).
Differenzialdiagnose: CIN 3-Läsion, hier liegen die Zellen mit hyperchromen, relativ kleinen Kernen nur punktuell vor, bei der Atrophie jedoch sind sie nahezu im gesamten Präparat vorhanden.

18.4 Zytologie in der Schwangerschaft

Im Abstrich vorherrschend sind große Intermediärzellen (Schmitt 3). Das Zytoplasma ist bisweilen etwas länglich ausgezogen, der Umriss der Zelle ähnelt einem Boot, sogenannte Navikularzelle. Der Befund ist aber unspezifisch. Stromazellen der Endozervix zeigen in der Gravidität gelegentlich eine deziduale Umwandlung mit glykogenreichem breitem Zytoplasma (Abb. 111 und 112). Selten tritt der mehrkernige Synzytiotrophoblast in Erscheinung. Die Zelle bedeckt die Oberfläche der Plazentazotte und ist damit kindlichen Ursprungs, der Nachweis im zytologischen Abstrich ist meist Zeichen einer gestörten Schwangerschaft (Abb. 113).

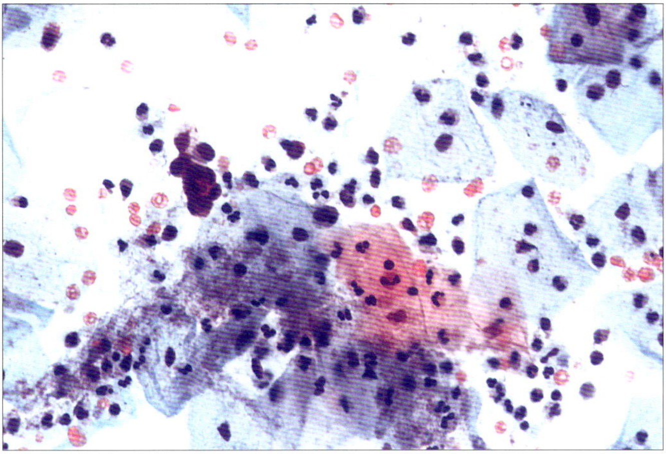

Abb. 95

Zellbild post menstruationem (Obj. 20 x)

> Glanduläres Endometrium
> Große Intermediärzellen aus prämenstrueller Luteinphase
> Erythrozyten, Granulozyten und Histiozyten

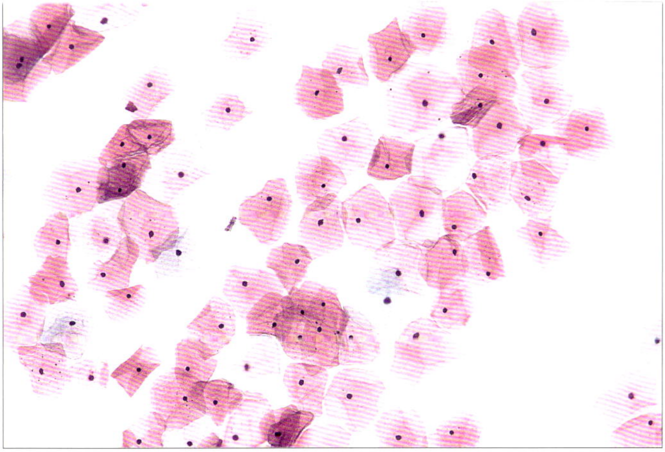

Abb. 96

Zellbild in der späten Follikelphase (Obj. 10 x)

Überwiegend Superfizialzellen, „sauberer“ Präparatehintergrund

Abb. 97

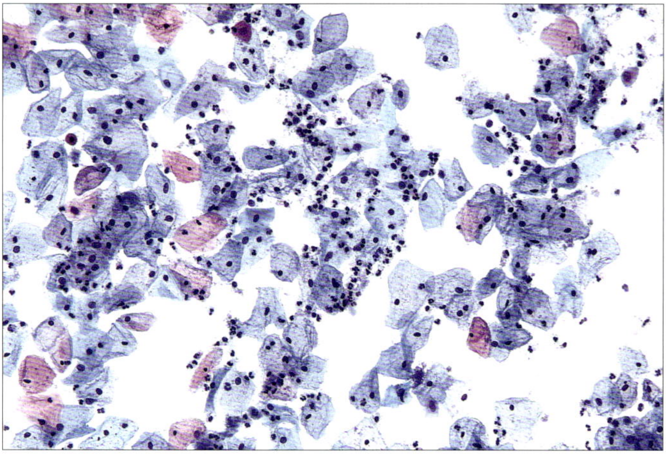

Zellbild in der Luteinphase (Obj. 4x)

> Große Intermediärzellen und Granulozyten

> Zytoplasmaränder des Epithels teils „umgeschlagen“

Abb. 98

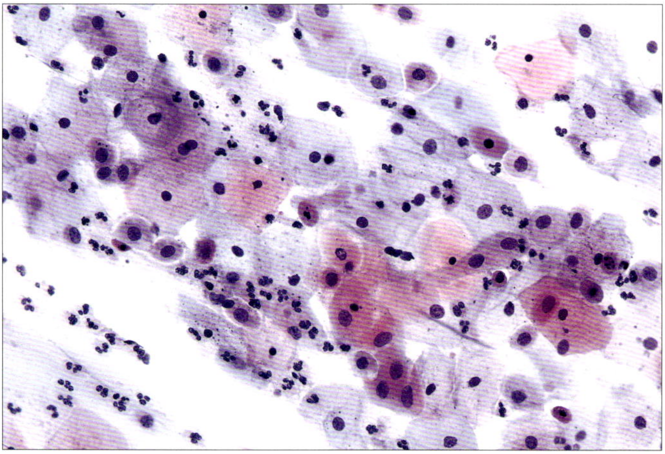

Zellbild im Klimakterium (Obj. 10x)

> Sehr variable Ausreifung des ektozervikalen Plattenepithels

> „Buntes“ Zellbild mit Parabasal-, Intermediär- und Superfizialzellen

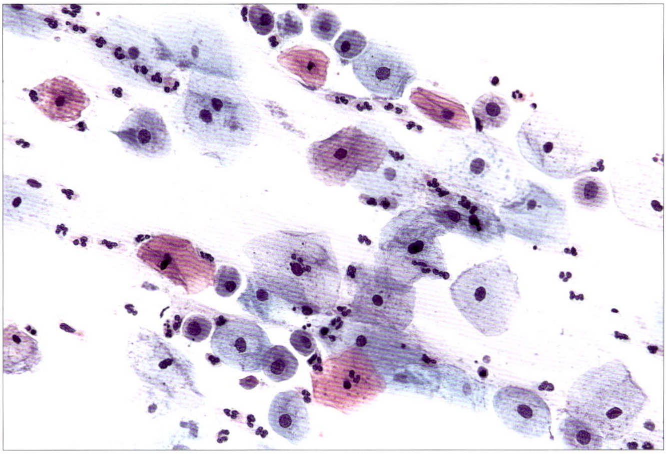

Abb. 99

Zellbild im Klimakterium (Obj. 10 x)

Alle Ausreifungsstufen des Plattenepithels

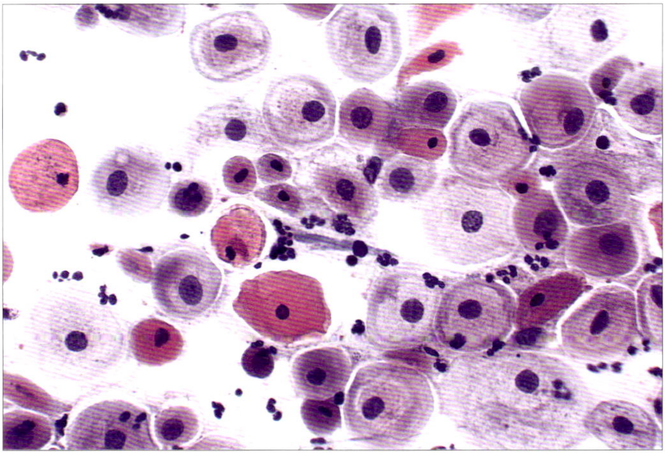

Abb. 100

Zellbild post partum (Obj. 40 x)

- Zeichen des ausgeprägten Hormonmangels
- Kleine Intermediärzellen, z. T. mit Zellkernpyknosen (Apoptose)

Abb. 101

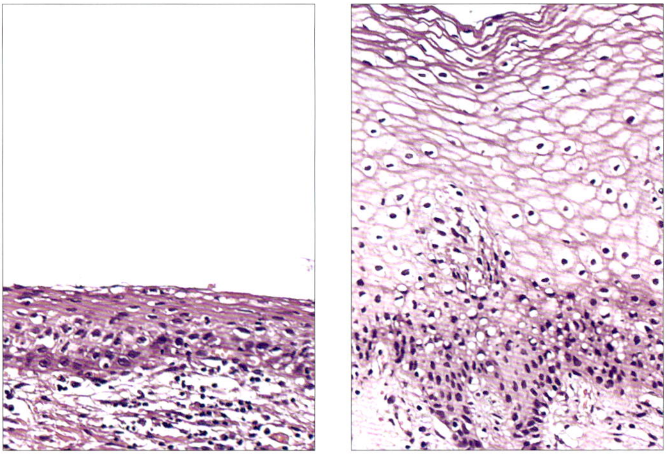

Ektozervikales Plattenepithel (histol. Präparat, H & E, Obj. 20 x)

> Postmenopausaler Hormonmangel mit 3 – 5 Epithelschichten (l.)

> Östrogenbetonte Ausreifung mit ~ 30 Zellschichten (r.)

Abb. 102

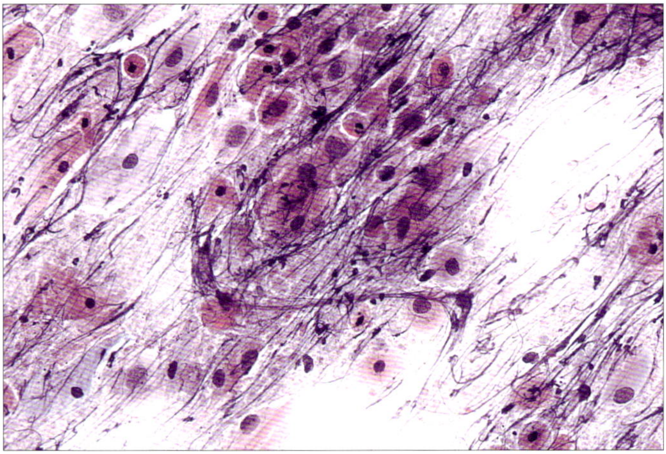

Zellbild in der Postmenopause (Obj. 20 x)

> Mechanisch lädierte Epithelzellen, fadenförmige Zellkernreste

> Degenerative Zellveränderungen, pseudoeosinophile Zytoplasma

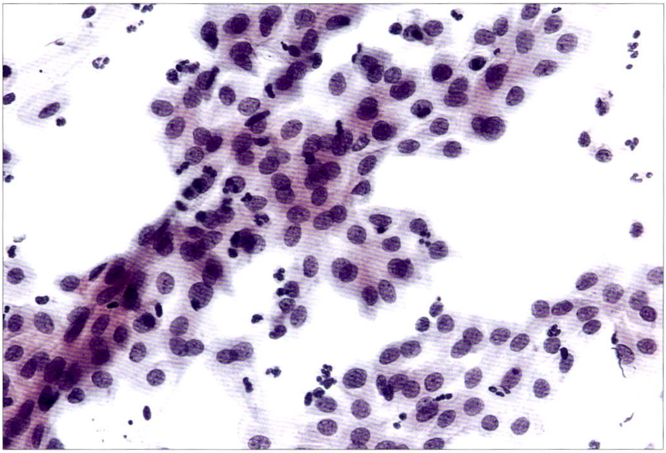

Abb. 103

Zellbild in der Postmenopause (Obj. 20 x)

> Kohäsive Verbände von Parabasalzellen

> „Sauberer“ Hintergrund des Präparats

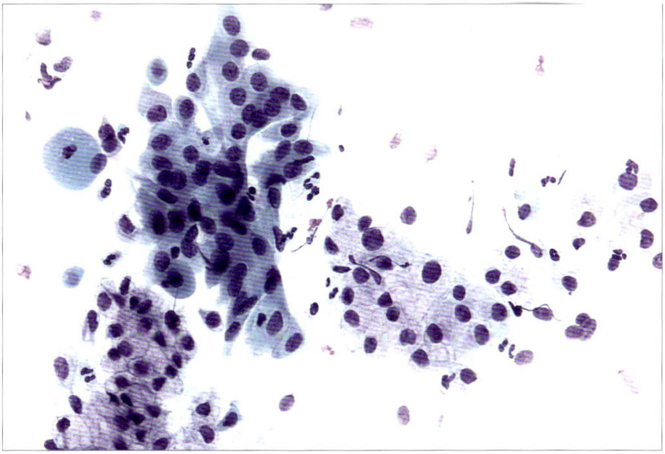

Abb. 104

Zellbild in der Postmenopause (Obj. 10 x)

> Unauffällige Parabasalzellen, zyanophiles Zytoplasma (l. o.)

> Sekretorisches Endozervixepithel, wasserklares Zytoplasma (u.)

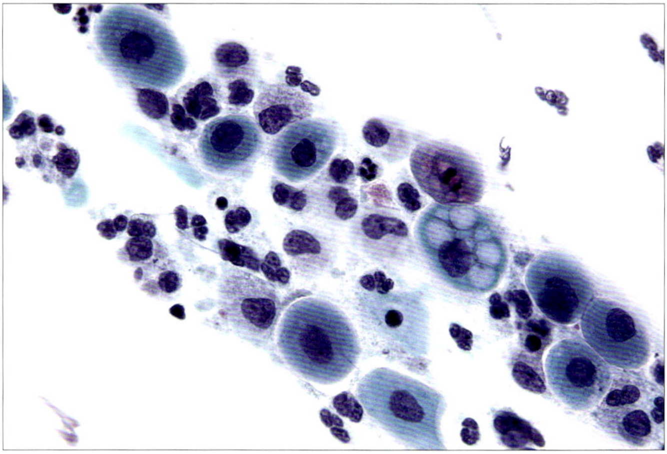

Abb. 105

Postmenopause, degenerative und entzündliche Zellveränderungen (Obj. 20 x)

> Vakuolen im Zytoplasma der Parabasalzellen
> Apoptotische Epithelzellen
> Granulozytäre und histiozytäre Reaktion

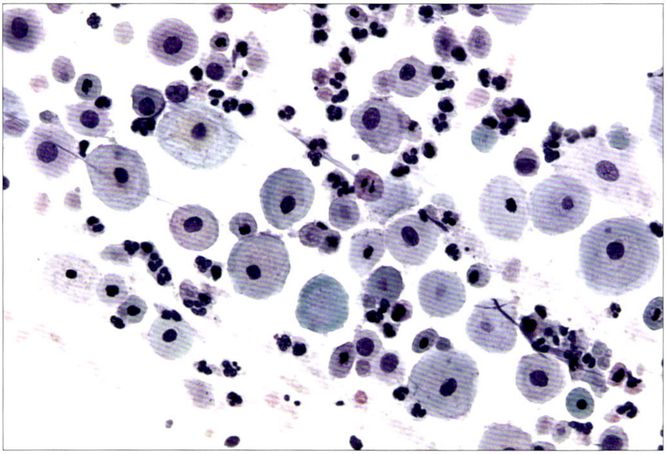

Abb. 106

Postmenopause, degenerative Zellveränderungen (Obj. 10 x)

> Rundliche schwach zyanophile Zytoplasmafragmente
> Differenzialdiagnose: Trichomonaden (in diesem Fall negativ)

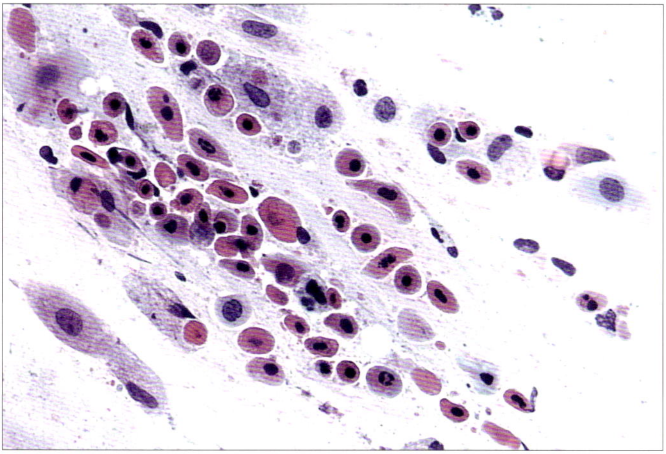

Abb. 107

Apoptose des Plattenepithels in der Postmenopause (Obj. 10 x)

> Karyorrhexis und Karyopyknose in Parabasalzellen
> Degenerativ verändertes pseudoeosinophiles Zytoplasma
> Geringe histiozytäre Begleitreaktion

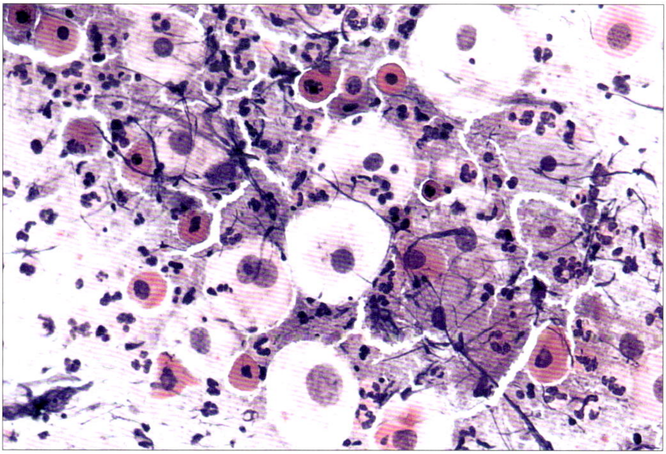

Abb. 108

Massive Hormonmangelkolpitis (Obj. 20 x)

> Kleine Zellen mit Apoptose (Kernpyknose, pseudoeosinophiles Zytoplasma)
> Große Zellen mit Zeichen der Degeneration (Ödem in Zytoplasma und Zellkern)

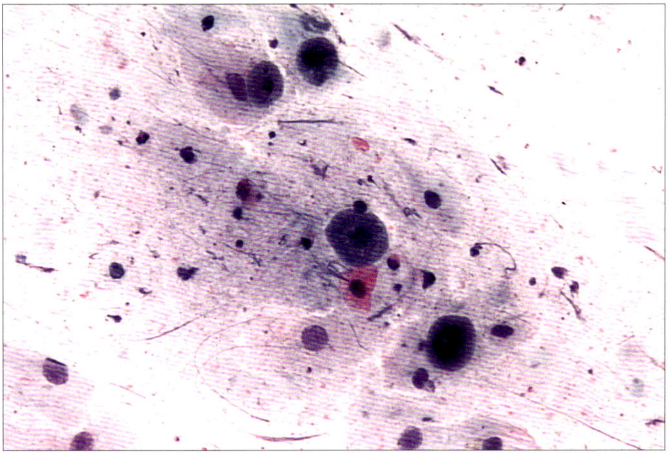

Abb. 109

„blue blobs" im postmenopausalen Abstrich (Obj. 20 x)

> Degenerativ verändertes, kaum angefärbtes atrophisches Epithel
> Kreisrunde, stark angefärbte Partikel (atrophische Zellen?)
> Differenzialdiagnose: zytoplasmafreie, extrem große Tumorzellkerne

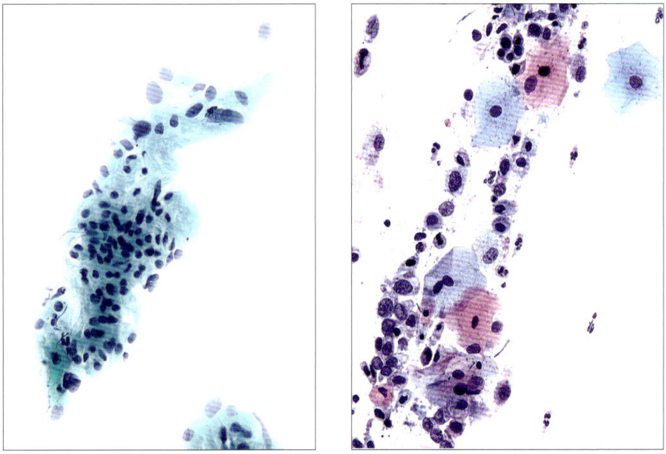

Abb. 110

Unklarer Befund in der Postmenopause, Gruppe III (Obj. 10 x)

l.: große und unregelmäßig deformierte Zellkerne sowie unauffällige Atrophie, Dysplasie wegen mangelhafter Zytoplasmaausreifung nicht auszuschließen

r.: Abstrichkontrolle nach lokaler Hormonaufhellung – CIN 3

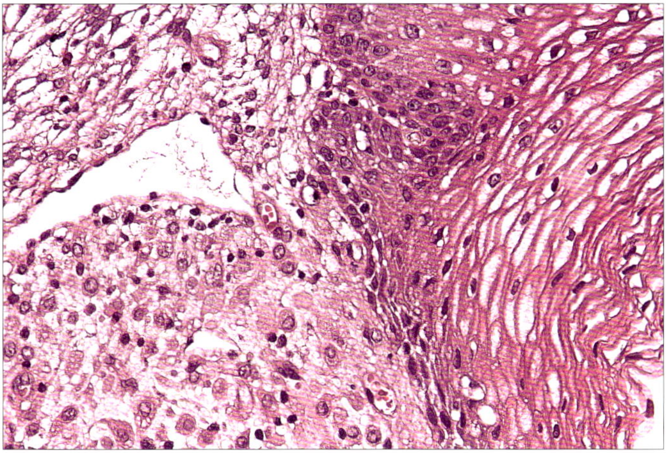

Abb. 111

Deziduale Stromareaktion der Ektozervix (histol. Präparat, H & E, Obj. 10 x)

> l.: dezidual umgewandeltes Mesenchym, breites Zytoplasma

> r.: mehrschichtiges nicht verhorntes Plattenepithel

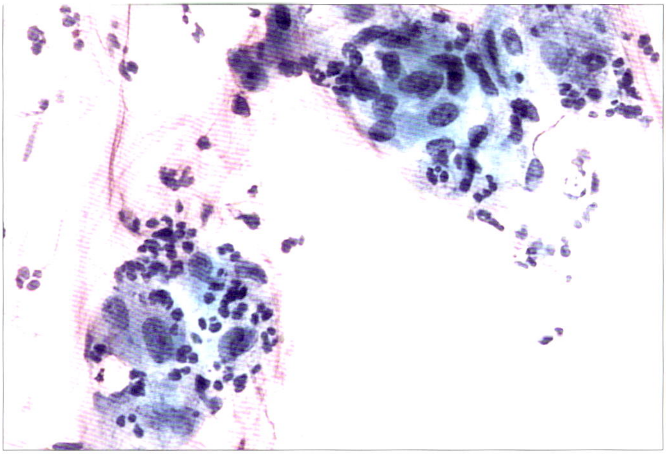

Abb. 112

Deziduale Stromareaktion im Zervixabstrich (Obj. 20 x)

> Kleine lockere Zellverbände

> Relativ große Zellkerne, normochrom mit Nukleoli

> Geringe Anisokaryose

Abb. 113

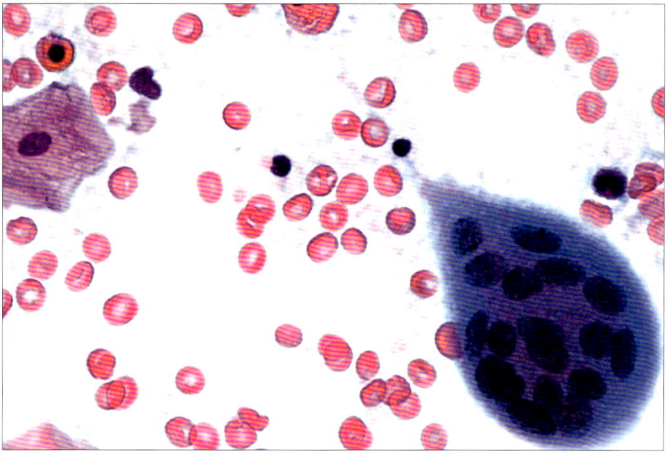

Synzytiotrophoblast, 12. Schwangerschaftswoche (Obj. 20x)

- Mehrkerniger Synzytiotrophoblast und kindlicher kernhaltiger Erythrozyt (oben l.)
- Unauffällige SZ und Erythrozyten der Mutter

19. ENTZÜNDUNGEN UND MIKROBIOLOGIE (Abb. 114–129)

19.1 Physiologisches Vaginaltranssudat und DÖDERLEIN-Bakterien

Die vaginale Schleimhaut gibt, abhängig von der Durchblutung, ein Transsudat ab. Die proteinarme Flüssigkeit tritt aus den Blutgefäßen aus, sie wird nicht drüsig sezerniert. Bei sexueller oder psychischer Erregung oder in Zyklusmitte nimmt der Flüssigkeitsgehalt zu, hingegen ist er bei peri- oder postmenopausalem Östrogenmangel vermindert. Das Transsudat enthält u. a. Proteine, Immunglobuline und Zellen der Immunabwehr.

Im hormonaktiven Alter der gesunden Frau ist die Vagina mit Laktobakterien (syn.: DÖDERLEIN-Bakterien) besiedelt: Es handelt sich um sporenlose, grampositive Stäbchenbakterien mit ~ 30 Arten. Sie benötigen für ihren Stoffwechsel das Glykogen großer Intermediärzellen, Abbauprodukt ist Milchsäure. Die Vaginalflüssigkeit mit einem pH-Wert von 4 bis 4,5 hemmt das Wachstum anderer, evtl. pathogener Keime, Laktobakterien haben eine Schutzfunktion. 20 % der DÖDERLEIN-Bakterien bilden zusätzlich H_2O_2, sie verstärken damit die Abwehrfunktion. Zytologisch sind die stäbchenförmigen Bakterien gut erkennbar, das Präparat ist sauber, das Epithel frei von Kriterien einer Entzündung. Bei hoher Bakteriendichte wird das Zytoplasma der Intermediärzellen zunehmend enzymatisch abgebaut, die zytoplasmafreien Zellkerne bleiben erhalten: sogenannte DÖDERLEIN-Zytolyse (Abb. 114).

19.2 Zytologie der Entzündung

Entzündungen der Vagina und Zervix uteri kommen häufig vor. Die Diagnose „Kolpitis" sollte nur dann gestellt werden, wenn das Epithel entzündliche Veränderungen zeigt. Bakterien, Viren, Pilze oder Protozoen sind nur eine Ursache einer Entzündung, auch physikalische (IUP, Tampon, Pessar, operative Eingriffe) oder chemische Faktoren (Cremes u. a. m.) sowie Therapiemaßnahmen (Strahlen- oder Chemotherapie) rufen eine Entzündung hervor.

Kriterien der Entzündung am Plattenepithel (Abb. 115 und 116):

- Veränderungen im Zytoplasma (Vakuolen, perinukleärer heller Hof, sogenannte Halo, Pseudoeosinophilie der nicht vollständig ausgereiften Zellen, unscharfe Zellränder)

- Veränderungen des Zellkerns (bis 2x durch Wassereinlagerung vergrößert, meist hypochrom, aber auch degenerativ bedingt hyperchrom; Vakuolen im Zellkern, gelegentlich Mehrkernigkeit)
- Hintergrund des Präparats („schmutziger" Untergrund, evtl. mikrobielle Erreger, Granulozyten, Fibrin, Erythrozyten), diese Befunde sind jedoch eher nachrangig (das Vaginalsekret ist immer bakteriell kontaminiert, Granulozyten sind in der 2. Zyklushälfte vermehrt)

Gelegentlich lässt sich eine Verlaufskontrolle nach Entzündungstherapie nicht umgehen, sie sollte aber eher die Ausnahme bleiben. Vielfach wird der Abstrich – leider auch mehrfach – wiederholt, die Empfehlung dokumentiert eher die Unsicherheit des Zytologen. Insbesondere Kernvergrößerungen bereiten differenzialdiagnostische Probleme in der Abgrenzung gegen eine plattenepitheliale Dysplasie. Hier sollte das gesamte Präparat in die Erwägungen einbezogen werden: Entzündliche „Atypien" sind diffus im Präparat vorhanden, sie finden sich in nahezu allen Gesichtsfeldern. Es gibt alle Übergänge: von unauffälligen Epithelien über schwächere bis hin zu massiven Reaktionen. Zellen einer Dysplasie sind eindeutig, ohne Übergangsbilder vom unauffälligen Epithel abzugrenzen, sie sind nur fokal vorhanden und müssen gesucht werden.

19.3 Bakterielle Entzündung

Das Vaginalsekret enthält gewöhnlich neben der physiologischen Flora (DÖDERLEIN-Bakterien) auch zahlreiche weitere Bakterien in niedriger Keimzahl. Der Übergang zur Entzündung ist fließend und u. a. von der Keimzahl wie auch der Virulenz einzelner Bakterien abhängig. Die PAPANICOLAOU-Färbung ist für die Differenzierung der Bakterienflora ungeeignet, sie wird als „bakterielle Mischflora" bezeichnet (Abb. 117 und 118). Diese (Mikrobiologen würden sagen: unqualifizierte) Bezeichnung reicht für klinische Belange aus, die Therapie besteht in der lokalen Applikation von Antibiotika. Die bakterielle Entzündung wird begünstigt durch eine zervikale Ektopie, durch unzureichende hormonelle Stimulation des Epithels z. B. in der Kindheit und der Postmenopause, durch Tampons und/oder Intrauterinpessare. Nur in wenigen Fällen wird der behandelnde Arzt mikrobiologische Untersuchungen zum Erregernachweis anschließen.

19.4 Entzündungen mit erkennbarer Ätiologie

In einigen Fällen ist der mikrobielle Erreger im Abstrich eindeutig zu klassifizieren, er wird mit dem zytologischen Befundbericht dem behandelnden Arzt übermittelt.

- GARDNERELLA vaginalis (früher: Corynebacterium vaginale oder Haemophilus vaginalis) ist in geringer Keimzahl auch im normalen Vaginalsekret bei 30 bis 40% aller Frauen nachweisbar. Bei hoher Keimzahl kommt es zur „bakteriellen Vaginose" (syn.: Aminkolpitis). Es liegt zugleich eine Mitbeteiligung von anaeroben, gramnegativen Stäbchenbakterien vor, meist Bacteroides spec. Wichtigstes Symptom – und von der Patientin als störend empfunden – ist der dünnflüssige Fluor mit stechendem fischartigem Geruch. Der Arzt gibt wenige Tropfen 10%iger Kalilauge auf das Sekret, der Geruch wird intensiver. Zytologisch finden sich dichte Ansammlungen von Bakterien auf der Zelloberfläche, sogenannte „clue cells" (Abb. 119). Die Aminkolpitis ist die häufigste Form einer Vaginalinfektion. Sie kann aszendieren und im oberen Genitalbereich und insbesondere in der Schwangerschaft schwere entzündliche Veränderungen hervorrufen.

- Actinomyces findet sich gelegentlich bei Patientinnen mit IUP. Es sind dichte Ansammlungen von (grampositiven) langen fadenförmigen Bakterien (Abb. 120). Der Befund besitzt gewöhnlich keine weitere Bedeutung, es sind einzelne Fälle beschrieben, bei denen der Erreger im Weichteilgewebe des Beckens Abszesse hervorrief.

- Sprosspilze oder Hefen der Gattung Candida (> 200 Arten, am häufigsten C. albicans) finden sich häufig bei Frauen mit Diabetes mellitus, in der Schwangerschaft, bei Immunsuppression und nach antibiotischer Therapie. Die Erreger werden in der Kultur, nicht aber zytologisch differenziert. Die Patientin leidet unter Juckreiz und milchig weißem Fluor. In zahlreichen Fällen sind die Erreger zytologisch nachweisbar, ohne dass ein entsprechendes Krankheitsbild besteht. Nur wenn das Epithel Kriterien der Entzündung aufweist, sollte man von einer „Candidakolpitis" sprechen. Zytologisch ist der Erreger als runde abgekapselte Konidie (syn.: asexuelle Spore) oder als verzweigtes Geflecht (syn.: Pseudomyzel) sichtbar (Abb. 121 und 122).

- Trichomonas vaginalis sind Flagellaten (Protozoen mit 5 Geißeln am vorderen Pol), sie rufen eine Woche nach der Infektion eine akute Vulvovaginitis mit brennendem Schmerz und grünlichem Fluor hervor. Die Infektion wird sexuell übertragen, der Mann erkrankt seltener, evtl. an einer Entzündung der Harnröhre, des Nebenhodens oder der Prostata. Im Nativpräparat ist der Erreger durch die Beweglichkeit gut sichtbar, im Abstrichpräparat gestaltet sich dies schwieriger: Die Geißeln fehlen gewöhnlich, der Zellkern ist kaum schattenhaft erhalten, das graugrüne Zytoplasma zeigt sich unscharf begrenzt (Abb. 123 und 124). Die entzündliche Begleitreaktion ist gewöhnlich stark ausgeprägt, Kernvergrößerungen können eine leichte Dysplasie vortäuschen. Bei der älteren Frau sollte der Verdacht mit Vorbehalt geäußert werden, Zytoplasmafragmente im atrophischen Epithel können recht ähnlich aussehen (Abb. 106).

- parasitäre Erreger sind gelegentlich vorhanden, bei kleinen Kindern, aber auch bei älteren Personen mit mangelhafter Körperpflege können Eier der Nematode Enterobius vermicularis (syn.: Madenwurm der Colonschleimhaut) auftreten (Abb. 125).

- Virusinfektionen des Genitaltrakts werden sexuell übertragen, pathogen sind Herpes-simplex-Viren (HSV) und humane Papillomviren (HPV). HPV-Infektionen werden im Zusammenhang mit der plattenepithelialen Dysplasie dargestellt (Kap. 22).
  HSV: doppelsträngiges DNA-Virus, im Genitalbereich Infektion mit HSV, Typ 2, die Infektion wird sexuell übertragen. Wie bei Infektionen mit HSV Typ 1, in Mundschleimhaut (Herpes labialis), Ösophagus oder Bindehaut des Auges kommt es im Epithel zur Ausbildung kleiner, gelegentlich schmerzhafter Bläschen. Mehrkernige Epithelzellen mit überlagerten und eingedellten Zellkernen werden frei, das Chromatin ist extrem schmal und randständig verdrängt (Abb. 126 und 127). Dichte Ansammlungen von Viren lassen die Zellkerne hell und homogen erscheinen („Milchglasphänomen"). Nach Abheilung der Schleimhautläsion verbleiben Herpesviren latent in den Ganglienzellen des Beckens, bis 60 % der primär erkrankten Frauen erleiden Rezidive. Die Detektion der Infektion ist in der Schwangerschaft wichtig, das Neugeborene infiziert sich unter der Geburt. Der Herpes neonatorum kann wegen der Komplikation einer viralen Enzephalitis lebensbedrohlich sein. Bei präpartal erkannter HSV-Infektion wird die Schnittentbindung (Kaiserschnitt) empfohlen.

- Chlamydien: sehr kleine Bakterien, die parasitär in Epithelzellen vorkommen. Die Infektion ist häufig, bis 25% junger, sexuell aktiver Frauen sind betroffen. Die Infektion wird sexuell übertragen, die infizierten Frauen weisen gewöhnlich keine Symptome auf. Betroffen sein können Urethra und Zervix uteri, die Infektion kann aszendieren und Entzündungen im Endometrium (Endometritis) und in der Tube (Salpingitis) hervorrufen (häufige Ursache der tubaren Sterilität). In der älteren Literatur wird vielfach auf Zytoplasmavakuolen bei Chlamydieninfektionen hingewiesen, der Befund ist jedoch unspezifisch. Heute erfolgt der Nachweis im klinischen Labor.

- follikuläre Zervizitis (syn.: lymphozytäre Zervizitis) bei der Frau in der Postmenopause, es können aber auch jüngere Jahrgänge betroffen sein. Die Diagnose erfolgt rein zytologisch, in den Lehrbüchern der Gynäkologie wird der Befund überhaupt nicht erwähnt. Durch unbekannte Faktoren entstehen submukös in der Zervixschleimhaut vollständige Lymphfollikel (lokale Immunreaktion?). Sie können die Schleimhaut durchbrechen, zytologisch ergibt sich ein „buntes“ Bild mit kleinen Lymphozyten, größeren Lymphoblasten und vereinzelten Keimzentrumszellen mit phagozytierten Kernresten. Die Zellen liegen gewöhnlich in außerordentlicher Dichte im Präparat vor (Abb. 128 und 129).

Abb. 114

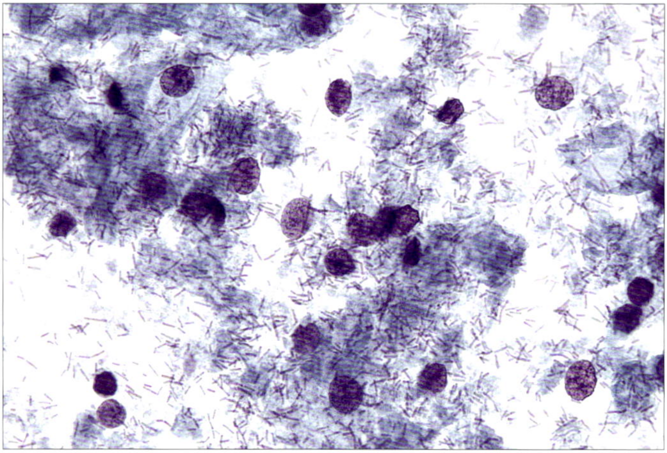

DÖDERLEIN-Zytolyse (Obj. 40 x)

> 3 – 6 µm lange grauweiße DÖDERLEIN-Bakterien
> Enzymatische Lyse der glykogenreichen großen Intermediärzellen

Abb. 115

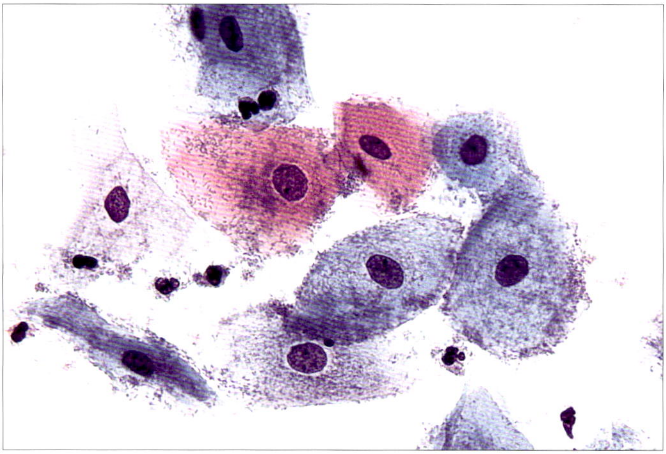

Entzündliche Reaktion (Obj. 40 x)

> Deutlich vergrößerte Zellkerne mit Kernödem
> Durch Fixierung bedingte perinukleäre Schrumpfung („Halo“)
> Bakterielle Mischflora

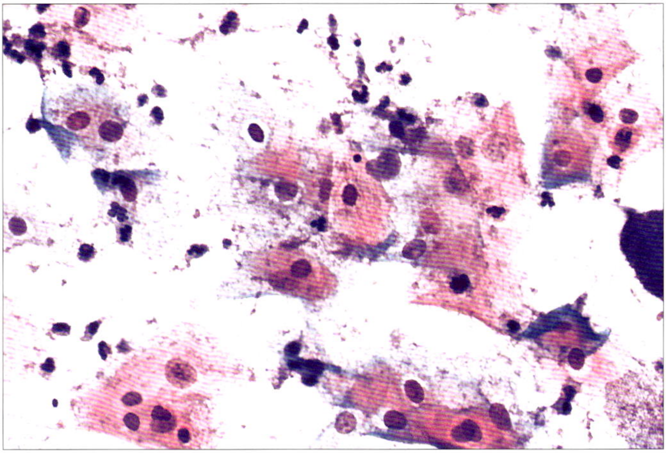

Abb. 116

Bakterielle Kolpitis (Obj. 20 x)

> Durch Kernödem vergrößerte Zellkerne
> Perinukleärer, optisch leerer Saum
> Im Hintergrund Bakterien, Detritus und Granulozyten

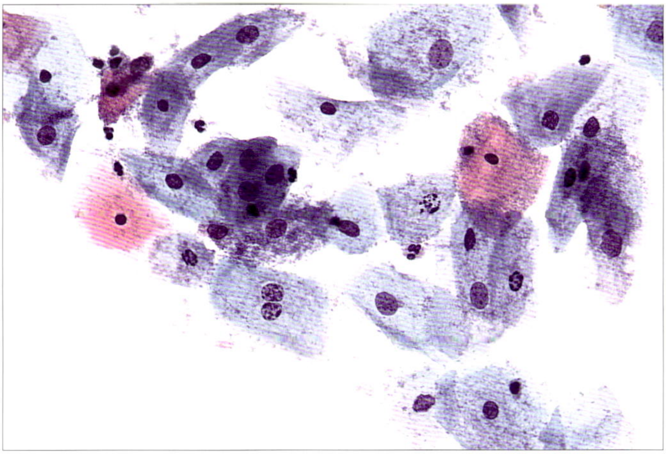

Abb. 117

Bakterielle Kolpitis (Obj. 20 x)

> Gering ödematös vergrößerte Zellkerne
> Bakterielle Mischflora, jedoch keine granulozytäre Reaktion

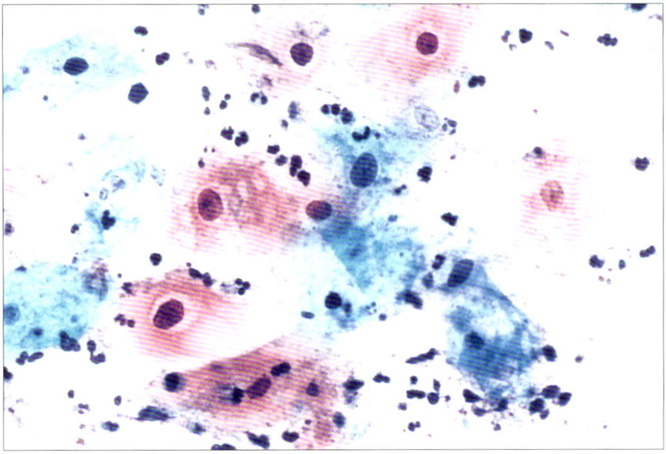

Abb. 118

Bakterielle Kolpitis (Obj. 40 x)

> Zellkerne im Plattenepithel deutlich größer als Granulozyten
> Ausgeprägte perinukleäre Halobildung
> „Schmutziger" entzündlicher Hintergrund

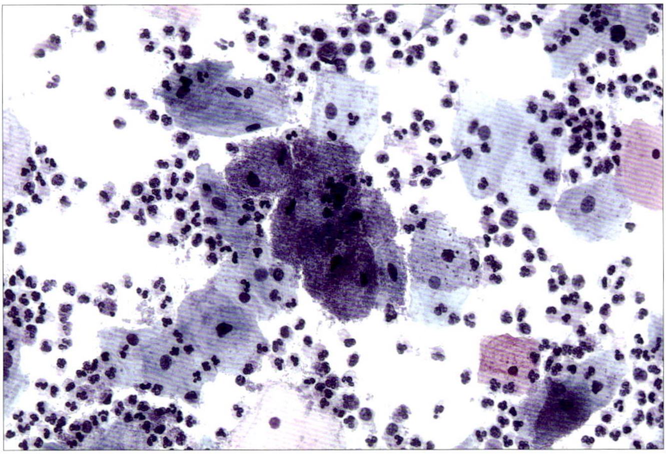

Abb. 119

Gardnerella- oder Aminkolpitis (Obj. 20 x)

> Allgemeine Kriterien der bakteriellen Entzündung
> Dichte Bakterienauflagerung auf Epithelien („clue cells")

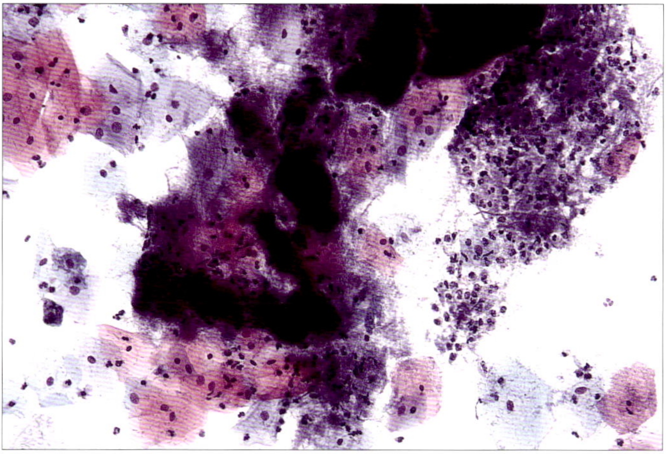

Abb. 120

Actinomyces im zytologischen Präparat (Obj. 10 x)

> Extrem dichte, tief basophil angefärbte Gruppen von Bakterien
> Plattenepithel meist ohne nennenswerte entzündliche Reaktion
> Häufig bei Patientinnen mit IUP

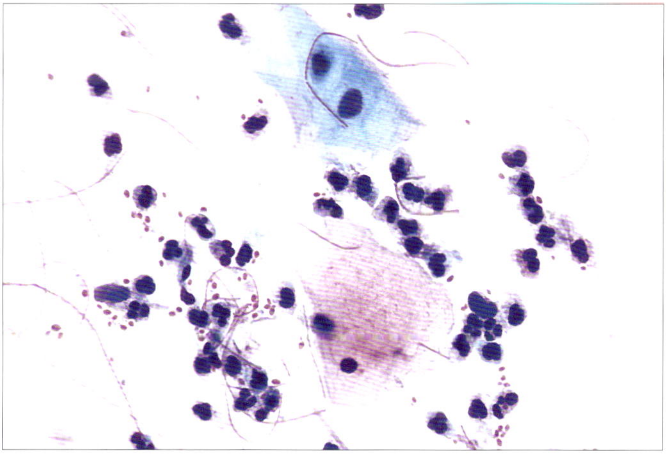

Abb. 121

Mykose im zytologischen Abstrich (Obj. 60 x)

> 2 – 4 µm große Sporen (Konidien) zwischen Granulozyten
> Fadenförmige (apathogene?) Leptothrixbakterien als Nebenbefund

Abb. 122

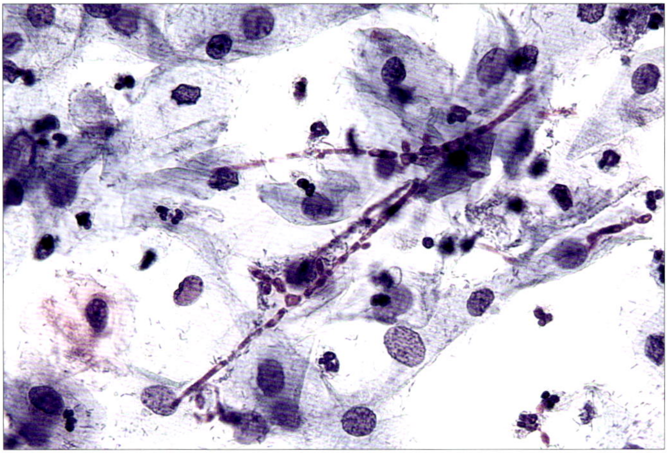

Candida spec. im zytologischen Abstrich (Obj. 40 x)

Schwach bräunlich angefärbtes, septiertes und verzweigtes Pilzmyzel

Abb. 123

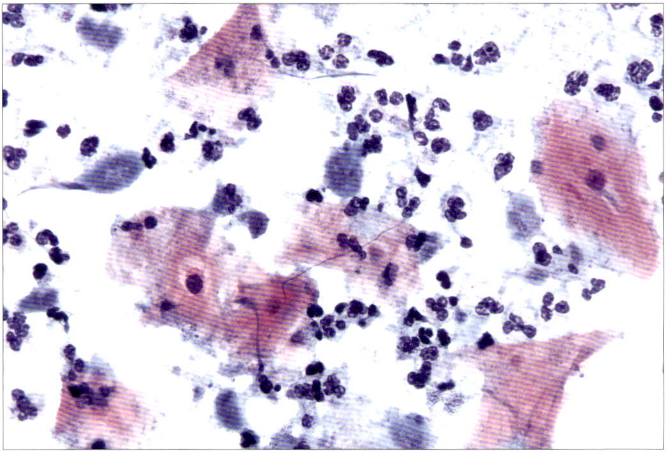

Kolpitis bei Trichomonas vaginalis (Obj. 20 x)

- Zyanophil-graue, unscharf begrenzte Trichomonaden
- „Schmutziger“ entzündlicher Präparatehintergrund

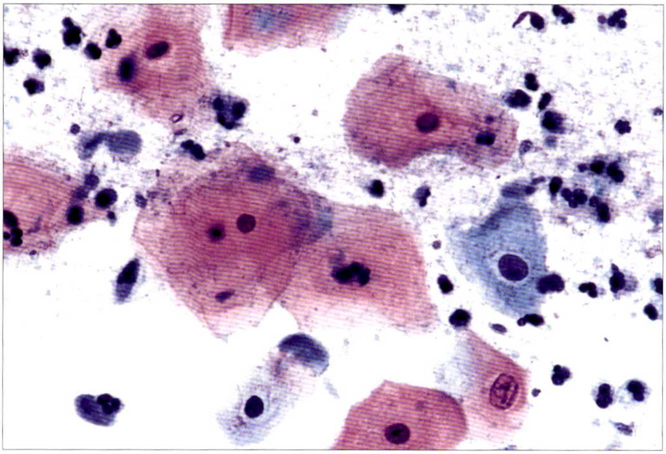

Abb. 124

Kolpitis bei Trichomonaden (Obj. 40 x)

> Zyanophile Trichomonaden und bakterielle Mischflora
> Deutliche Kriterien der Entzündung am Plattenepithel

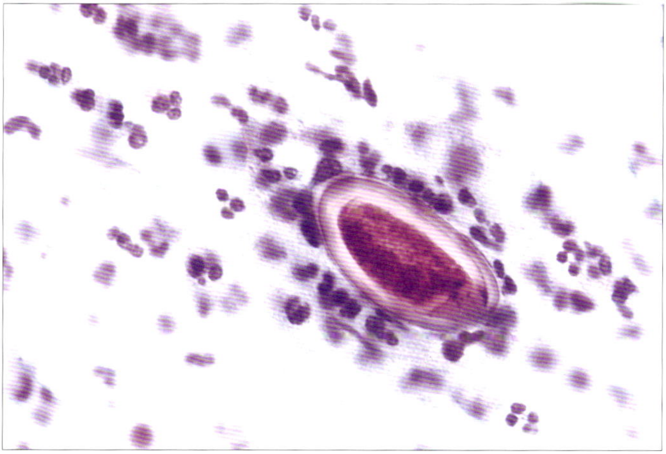

Abb. 125

Parasitär bedingte Kolpitis (Obj. 40 x)

> Vorwiegend granulozytäre Begleitreaktion
> Ovales, scharf demarkiertes Wurmei (Enterobius vermicularis)
> Nicht angefärbte Schutzhülle, zentraler Embryo von Enterobius

Abb. 126

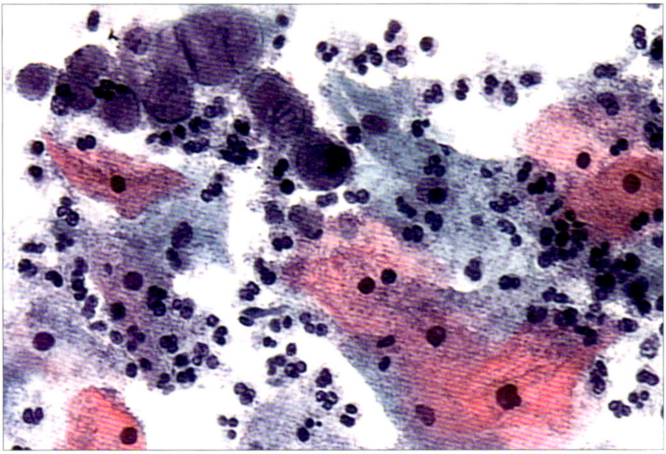

Virale Kolpitis bei Herpes-simplex-Infektion (Obj. 10 x)

> Mehrkernige Zellen mit homogener Struktur des Zellkerns
> Bakterielle Mischflora und Kriterien der Entzündung am Plattenepithel

Abb. 127

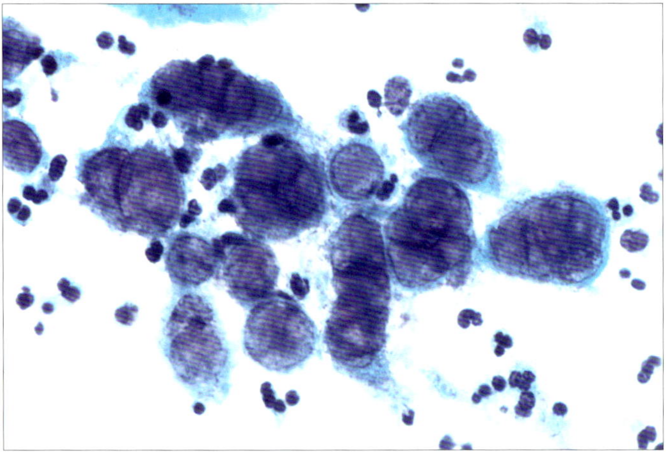

Herpesinfektion (Obj. 60 x)

> Mehrkernige unreife Plattenepithelzellen
> Sogenannte „Milchglaskerne" mit massiver intranukleärer Ansammlung von Viren

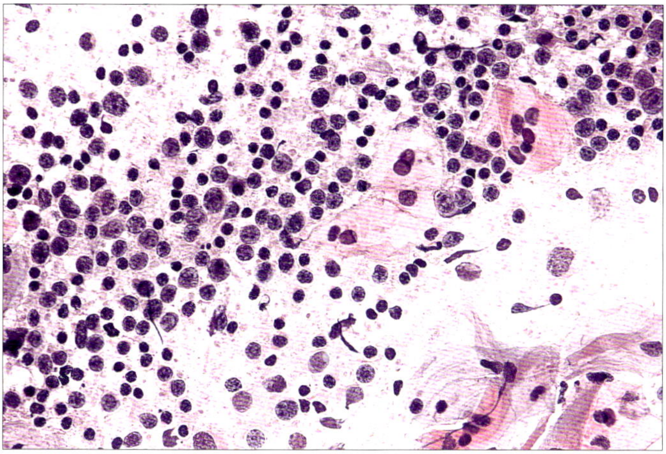

Abb. 128

Lymphozytäre (follikuläre) Zervizitis (Obj. 20 x)

> Lymphozyten, ~ 8 µm große chromatindichte Zellkerne
> Lymphoblasten, ~ 12 – 15 µm große Zellkerne, gut sichtbare Nukleoli

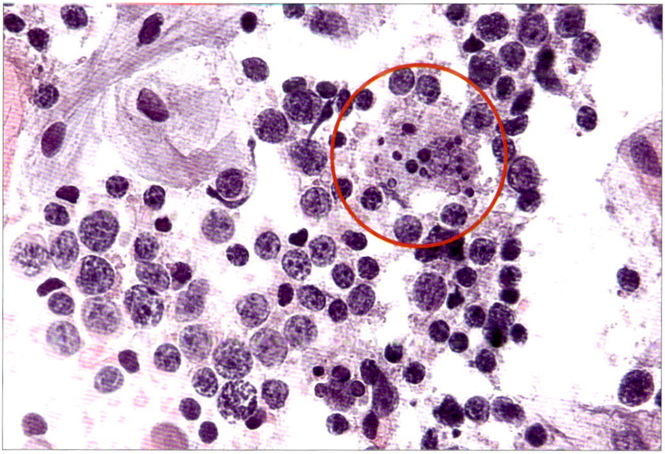

Abb. 129

Lymphozytäre (follikuläre) Zervizitis (Obj. 40 x)

> Zahlreiche Lymphozyten und Lymphoblasten
> Makrophage aus dem Keimzentrum des Lymphfollikels (rot markiert)

20. REAKTIVE ZELLVERÄNDERUNGEN (Tab. 10–12, Abb. 130–145)

Das Zervixepithel muss sich fortwährend veränderten Umgebungsbedingungen anpassen: an die zyklische Sekretion der Sexualhormone (Kap. 8 und 18), den pH-Wert des Vaginalsekrets, an mikrobielle Erreger (Kap. 19), Veränderungen im Stoffwechsel, mechanische Kräfte u. a. m. Die Anpassung geht teils mit Veränderungen der Zellmorphologie einher, die dann bisweilen differenzialdiagnostische Probleme bereiten können (Tab. 10–12).

20.1 Metaplasie

Die Reservezelle der endozervikalen Schleimhaut ist bipotent. Aus ihr geht einerseits glanduläres Epithel hervor, andererseits kann sie sich über die Metaplasie plattenepithelial differenzieren. Bei chronischer Irritation der Schleimhaut proliferieren in dem irritierten Areal die Reservezellen zu einer Reservezellenhyperplasie (Abb. 130). Aus dieser entsteht die plattenepitheliale Metaplasie, das Plattenepithel ist deutlich widerstandsfähiger als das einschichtige zervikale Zylinderepithel. Die Ausreifung erfolgt kontinuierlich, zytologisch lassen sich frühe und späte Stadien der Metaplasie unterscheiden.

- unreife plattenepitheliale Metaplasie: Die Zellen bilden zunächst noch – ihrem Ursprung, der Reservezellenhyperplasie, entsprechend – einen Verband. Unreife Metaplasiezellen ähneln in Größe und Form den Parabasalzellen. Auch der Zellkern entspricht in der Größe dem der Parabasalzelle, das Chromatin ist gleichmäßig verteilt und fein granulär (Abb. 131). Das Zytoplasma ist intensiv zyanophil, degenerative Vakuolen finden sich häufig (Abb. 132). Mit beginnender Ausreifung lösen sich am Rande der Zellgruppen interzelluläre Kontakte, das Zytoplasma wird bei Abstrichentnahme und Zelltransfer zipfelförmig ausgezogen (Abb. 133).

- reife plattenepitheliale Metaplasie: zunächst noch lockere Zellgruppen, mit zunehmender Ausreifung dann Einzelzellen (Abb. 134). Die reife Metaplasiezelle ist in späten Phasen nicht mehr von großen Intermediärzellen zu unterscheiden. Das Zytoplasma ist zyanophil, häufig mit perinukleär hellem Endoplasma und intensiv zyanophilem äußerem Ektoplasma (Abb. 135). Die zytoplasmatischen Ausziehungen schwinden, reife Metaplasiezellen sind oval bis rund (Abb. 136). Der Zellkern ist rund, geringfügig größer als in einer Plattenepithelzelle vergleichbarer Reifestufe. Die Kernmembran ist zart, das Chromatin gleichmäßig verteilt und fein granulär.

20.2 Keratinisiertes Plattenepithel

Die Ektozervix wird von mehrschichtigem, gewöhnlich nicht verhorntem Plattenepithel bedeckt. Auf chronische, insbesondere mechanische Reize (Senkung des inneren Genitales bei geschwächtem Bindegewebe des Beckenbodens oder Ringpessar) reagiert das Epithel mit einer widerstandsfähigen Verhornungsschicht. Das Zytoplasma des keratinisierten Epithels ist kräftig orange eosinophil. Bei der Parakeratose sind in den Hornschollen des Plattenepithels Kernreste schattenhaft erhalten, bei der Leukoplakie sind sie vollständig verschwunden. Unter der Leukoplakie kann sich eine Epitheldysplasie verbergen, sie tritt wegen der Verhornung der oberflächlichen Zellschichten zytologisch dann nicht in Erscheinung.

20.3 Störungen des Zellstoffwechsels

Zytologisch sichtbar wird der Folsäuremangel, die Zelle benötigt das Vitamin zur Nukleotidsynthese. Bei erhöhtem Bedarf (gesteigerte Zellproliferation in der Schwangerschaft, Tumorerkrankung) oder mangelhafter Vitaminzufuhr bzw. -resorption (Mangelernährung oder chronischer Alkoholabusus) kommt es zum Vitaminmangel: Die DNA-Synthese ist gestört, die Zellen sind vergrößert. Im Blutbild zeigt sich der Folsäuremangel als megaloblastäre Anämie. Auch im zervikalen Plattenepithel sind viele Zellen makrozytär: Zellkerne und Zytoplasma zugleich sind vergrößert, die Kern-Plasma-Relation ist unauffällig (Abb. 136). Differenzialdiagnostisch kommt eine CIN 1 Läsion in Betracht, beim Folsäuremangel ist die Kernform aber unauffällig, rund und das Chromatin gleichmäßig verteilt, fein granulär, nicht verklumpt.

20.4 Zellveränderungen nach Strahlentherapie (syn.: radiogener Zellschaden)

Patientinnen mit einem Endometriumkarzinom werden heute postoperativ gewöhnlich nachbestrahlt, um ein Scheidenrezidiv zu verhindern. Die Strahlentherapie schädigt Tumorzellen und Zellen des gesundes Ektozervixepithels. Das Schädigungsmuster ist in stoffwechselaktiven Zellen besonders ausgeprägt, in den Basalzellen stärker als in den oberen reifen Zellschichten. In der Frühphase bei Bestrahlung kommt es zu Nekrosen der Basalzellen, sie sind im Abstrich gewöhnlich nicht sichtbar. Die höher gelegenen ausreifenden Zellen sind oft extrem vergrößert mit vielfach bizarrer Zellform. Der Zellkern zeigt sich gewöhnlich ebenfalls vergrößert, ähnlich wie beim Folsäuremangel ist die Kern-Plasma-Relation jedoch nicht gestört. Im pseudoeosinophilen oder *amphophilen* Zytoplasma finden sich unregelmäßig große Vakuolen (Abb. 137).

Strahleninduzierte Veränderungen können bis zu 20 Jahre persistieren, im Abstrich finden sich stark vergrößerte Plattenepithelien mit am Rand unscharf begrenztem „zerfließlichem" Zytoplasma. Die Zellteilung der Basalzellen ist nachhaltig gestört, mehrkernige Epithelien treten häufig auf (Abb. 138). Das glanduläre Endozervixepithel ist wegen des langsameren Regenerationszyklus weniger empfindlich.

Differenzialdiagnostisch kommt wegen der Kernveränderungen eine Präkanzerose in Betracht. Radiogene Zellveränderungen aber haben normo- oder hypochrome Zellkerne, das Chromatin ist fein granulär und nicht verklumpt. Das Präparat kann als Gruppe III befundet werden, die regelmäßige zytologische Kontrolle in Abständen von 6 bis 9 Monaten ist zu empfehlen.

Die Veränderung wird – etwas unglücklich – auch als „Postradiationsdysplasie" bezeichnet. Der Begriff „Dysplasie" wird vom behandelnden Arzt vielfach mit einer Präkanzerose assoziiert, die zumindest in den ersten Jahren nach der Strahlentherapie eher nicht vorliegen dürfte. Wenn die Atypien über 3 bis 5 Jahre persistieren, könnte eine radiogen induzierte DNA-Mutation entstanden sein mit dem Bild der präkanzerösen Dysplasie. Die Angaben zur Häufigkeit variieren erheblich, nach Literaturangaben soll eine Dysplasie in 10 bis 25% nach der Strahlentherapie entstehen. Die Differenzialdiagnose ist schwierig, evtl. ist die bioptische Abklärung nicht zu umgehen.

20.5 Epitheliale und mesenchymale Regeneration

Die physiologische Regeneration mit Ersatz der apoptotisch fortwährend untergehenden Zellen erfolgt durch Basalzelle oder zervikale Reservezelle an zahlreichen einzelnen Punkten im Epithelverband. Diese Form der Regeneration ist im Abstrich nicht sichtbar. Nach größeren Epitheldefekten jedoch ist die Regeneration im lädierten Areal vorübergehend stark gesteigert. Die reparative Regeneration wird durch exogene Faktoren hervorgerufen – mechanischer (auch nach instrumenteller Abstrichentnahme), mikrobieller, chemischer Art – oder durch energiereiche Strahlen.

Teilungsfähige Zellen (Basal- oder zervikale Reservezellen) wandern aus dem angrenzenden intakten Epithel in das defekte Areal ein. Die Zellen teilen sich mehrfach, sie proliferieren (Abb. 139). In diesem Stadium liegen meist größere flache und unreife Epithelverbände vor. Das mittelbreite Zytoplasma ist transparent zyanophil (Abb. 140). Die Zellkerne sind 20 – 30 µm groß, rund bis oval, auffällig sind Makronukleoli und Euchromatin. Im Zellverband überlagern sich die Zellkerne nur gelegentlich, meist liegt zwischen ihnen transparentes Zytoplasma. Vielfach ist eine „fischzugartige" Anordnung der Zellkerne ausgeprägt. Mitosen dürfen im Regenerationsepithel – einer kräftig proliferierenden benignen Zellpopulation – vorkommen (Abb. 141).

Nach 8 – 10 Tagen reift die Regeneration aus: Die Zellen sind isomorph zunächst zu unreifen, später zu reifen, plattenepithelialen Metaplasie. Nach ~ 6 Wochen schützt dann ausdifferenziertes Plattenepithel den ursprünglichen Defekt.

Die epitheliale Regeneration wird ± häufig von einer mesenchymalen Regeneration begleitet. Sie ist subepithelial gelegen, wird aber auch im Abstrich gelegentlich in Form kleiner Bündel von spindelförmigen Fibroblasten sichtbar (Abb. 142).

Bisweilen ist das Grundmuster der Regeneration noch erhalten, die Zellkerne jedoch sind atypisch: die Zellkerne unregelmäßig groß, leicht entrundet bis deformiert, unregelmäßig ausgerichtete Kernachsen. Die Veränderung wird als atypische Regeneration bezeichnet (Abb. 143), es empfiehlt sich die zytologische Kontrolle des Befunds nach 6 bis 8 Wochen. Eine kurzfristige Abstrichkontrolle nach nur wenigen Tagen ist nicht sinnvoll, durch die Irritation der Schleimhaut bei der Abstrichentnahme würde die Regeneration erneut angeregt. Nach 6 – 8 Wochen hingegen ist die Regeneration folgenlos ausgeheilt.

DD der atypischen Regeneration: nicht verhorntes Plattenepithelkarzinom (Kap. 22) und Adenokarzinome (Kap. 23–25).

20.6 IUP (Intrauterinpessar)-assoziierte Zellveränderungen

Mechanisch irritierende, kupfer- oder hormonhaltige Pessare rufen am endozervikalen Epithel Veränderungen hervor. Ektozervikales Plattenepithel ist gelegentlich sekundär involviert, evtl. mit Ausbildung von Regenerationsepithel. Bei mechanischem Reiz und Verschiebung des pH-Werts kommt es zur Besiedlung der Vagina mit pathogenen Keimen, insbesondere mit Anaerobiern und Actinomyces (Abb. 120, S. 145). Gelegentlich irritieren kleine, offensichtlich durch zelluläre Nekrosen hervorgerufene Kalkablagerungen (Abb. 144). Häufiger ist die Reaktion des zervikalen Zylinderepithels: In kleinen Zellgruppen sind die Zellkerne durch große Vakuolen randständig verdrängt (engl.: „bubble gum cells") und deformiert (Abb. 145). Die Veränderungen dürfen nicht mit Zellen eines Adenokarzinoms verwechselt werden (Tab. 12). Bleibt die zytologische Differenzialdiagnose unklar, empfiehlt sich die Abstrichkontrolle 3 Monate nach Entfernen des IUP: Die Veränderung ist vollständig rückbildungsfähig.

Metaplasie, unauffälliges Epithel und plattenepitheliale Präkanzerose

Zelle	Zellkern	Zytoplasma	Anordnung der Zellen
Parabasalzelle	rund, fein granuläres Chromatin	dicht zyanophil	kohäsive „saubere“ Zellverbände, Einzelzellen oft entzündlich, Apoptosen
unreife Metaplasie	rund, gleichmäßiges Chromatin, evtl. kleine Nukleoli	dicht zyanophil, zipfelartig ausgezogen	flache kohäsive Zellverbände
CIN 3	deformiert, hyperchrom, Chromatin grob granulär	schmal, zyanophil, evtl. eosinophil	einzeln liegend oder in „Straßen“ aufgereiht
kl. Intermediärzelle	rund, fein granuläres Chromatin	rund bis oval, homogen zyanophil	lockere Zellgruppen, aber keine Zellverbände
reife Metaplasie	rund, größer als in Intermediärzelle	helles Endoplasma, dunkler Saum des Ektoplasmas	einzeln, oft aber in unmittelbarer Nähe zueinander gelegen
CIN 1/CIN 2	deformiert und hyperchrom $> 15-20$ µm, grob granuläres Chromatin	wie entsprechend ausgereifte Plattenepithelzelle	

Tab. 10

Regeneration und Adenokarzinome

	epitheliale Regeneration	Adenokarzinome
Zellkern	rund, relativ isomorph	meist variable Kerngröße
Chromatin	ausgeprägtes Euchromatin	vielfach Euchromatin, aber auch grob granuläres Chromatin
Nukleolus	deutliche Makronukleoli	meist vorhanden, auch Makronukleoli
Kernmembran	zart	eher verdickt
Zytoplasma	zart zyanophil	variabel, entsprechend Herkunft der Karzinomzelle
Lagerung der Zellen	flache Zellverbände, zwischen Zellkernen ± gleichmäßige Abstände	zelldichte Zellverbände, gewöhnlich Zell- und Zellkernüberlagerungen

Tab. 11

IUP-assoziierte Veränderungen und Adenokarzinome

	IUP-assoziierte Läsion	Adenokarzinom
Vorkommen	im endozervikalen Abstrich	im ekto- und endozervikalen Abstrich
Degeneration	meist ausgeprägt	gut erhaltene Zellen, daneben degenerativ verändert
entzündl. Reaktion	meist vorhanden	gelegentlich, übriges Zellbild aber oft unauffällig
Hämorrhagie	nein	meist stark ausgeprägt
zytoplasmafreie Kerne	nein	häufig
Vakuolen	oft ausgeprägt, mit mehreren Vakuolen	selten, z. B. bei muzinösem Adenokarzinom

Tab. 12

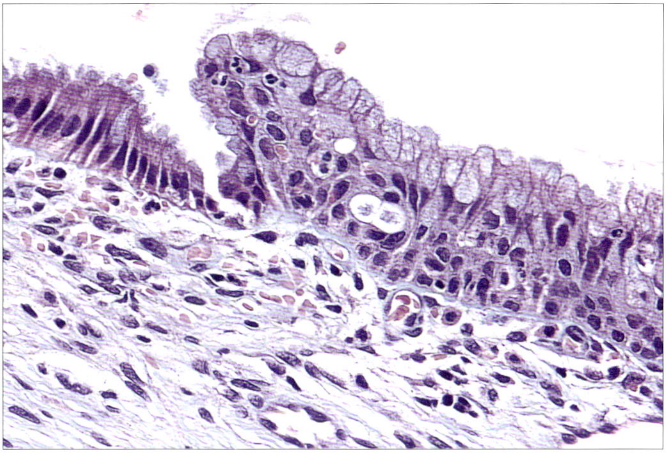

Abb. 130

Reservezellenhyperplasie
(histol. Präparat, PAPANICOLAOU-Färbung, Obj. 20 x)

- l.: einschichtiges zervikales Zylinderepithel
- r.: Proliferation der Reservezellen (unter dem Zylinderepithel)

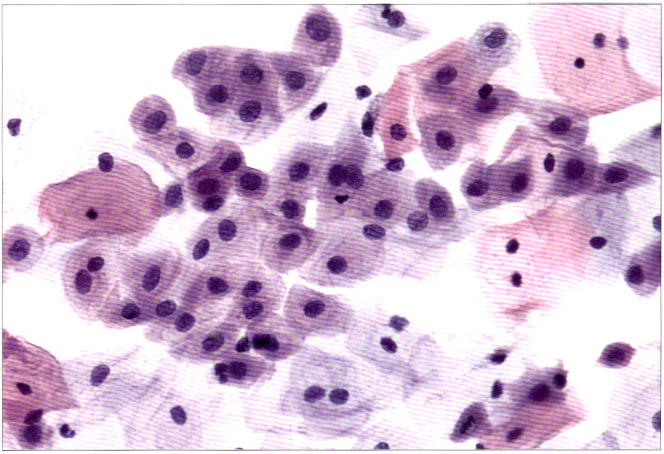

Abb. 131

Unreife plattenepitheliale Metaplasie (Obj. 20 x)

- Unreifes Plattenepithel in einem lockeren Zellverband
- 10–15 µm große Zellkerne, Zytoplasma relativ dicht

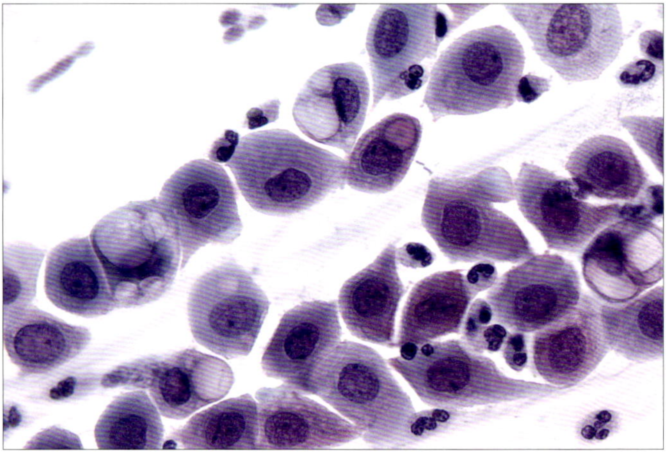

Abb. 132

Unreife plattenepitheliale Metaplasie (Obj. 40 x)

> Teils aufgelöster Zellverband, zipfelförmige Ausziehungen des Zytoplasmas
> ~ 15 µm große Zellkerne mit Nukleoli; Zytoplasmavakuolen

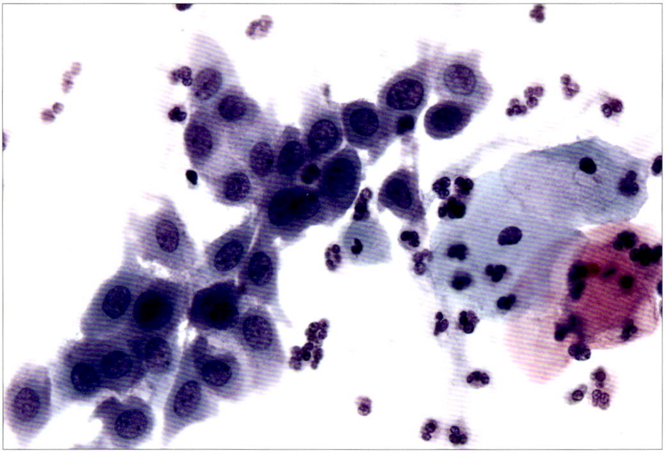

Abb. 133

Unreife plattenepitheliale Metaplasie (Obj. 20 x)

> Zellverband in Auflösung, dadurch längliche Ausziehungen des Zytoplasmas
> Homogen dichtes Zytoplasma, große isomorphe Zellkerne mit Nukleoli

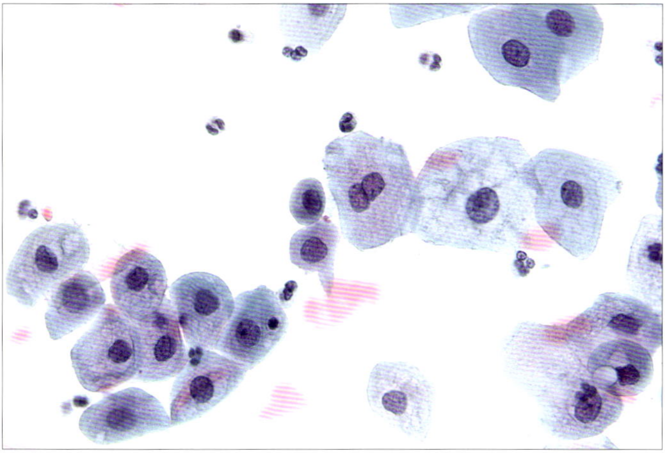

Abb. 134

Reife plattenepitheliale Metaplasie (Obj. 20 x)

> Reste interzellulärer Kontakte, zahlreiche Zellen bereits ± abgerundet
> Fein vakuoläres helles Endo- und homogenes Ektoplasma

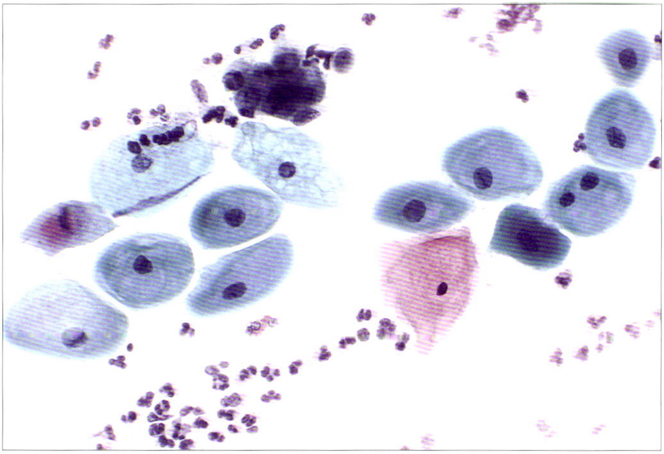

Abb. 135

Reife plattenepitheliale Metaplasie (Obj. 20 x)

> Einzeln gelegene abgerundete Zellen; Zellkerne ~ 10 – 12 µm
> Helles Endo- und homogen dunkleres Ektoplasma

Abb. 136

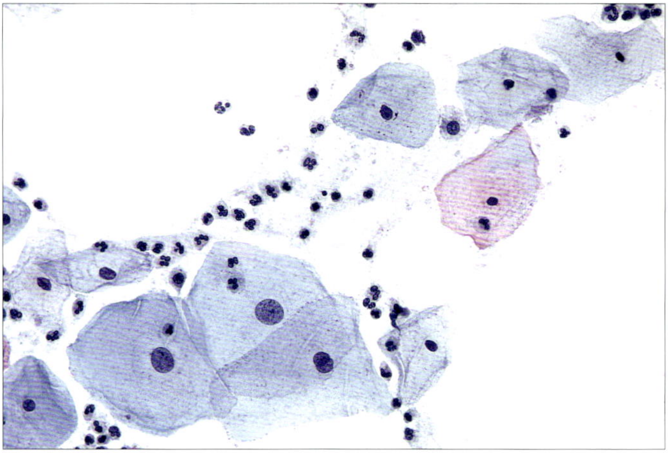

Makrozytose bei Folsäuremangel (Obj. 10 x)

> l.: Zellen und Zellkerne 2-fach größer im Vergleich zu gr. IZ oben
> Zellkerne rund und normochrom; keine Verschiebung der Kern-Plasma-Relation

Abb. 137

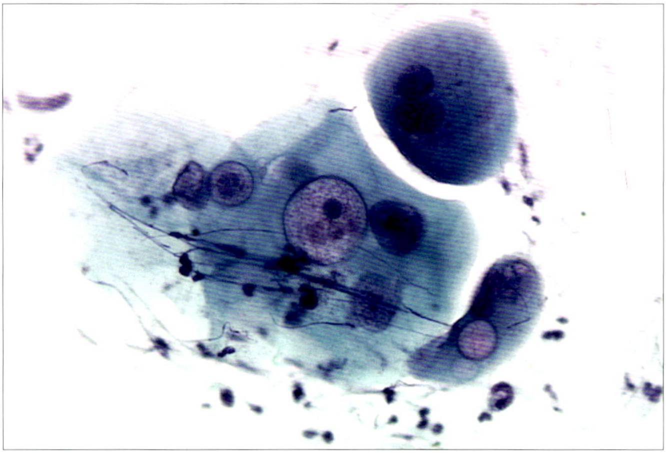

Strahlenreaktion am ektozervikalen Plattenepithel (Obj. 20 x)

> Stark vergrößerte Plattenepithelzellen (> 60–80 µm)
> Große gering entrundete Zellkerne
> Große scharf demarkierte Vakuolen im Zytoplasma

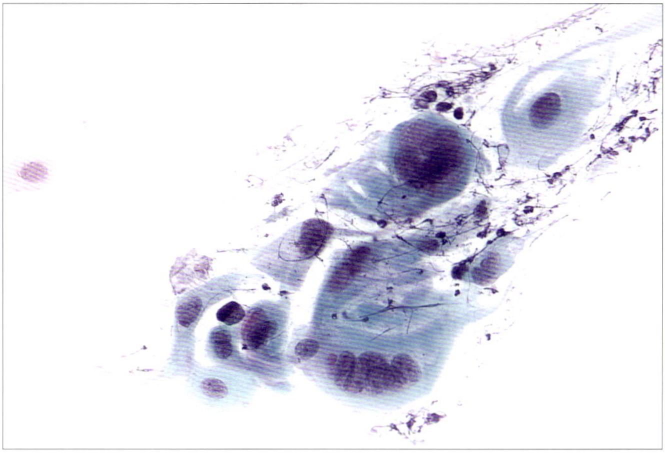

Abb. 138

Strahlenreaktion am ektozervikalen Plattenepithel (Obj. 20 x)

> Unregelmäßig vergrößerte Plattenepithelien, Zytoplasma zerfließlich
> Ausgeprägt unterschiedliche Zellkerngröße, Mehrkernigkeit

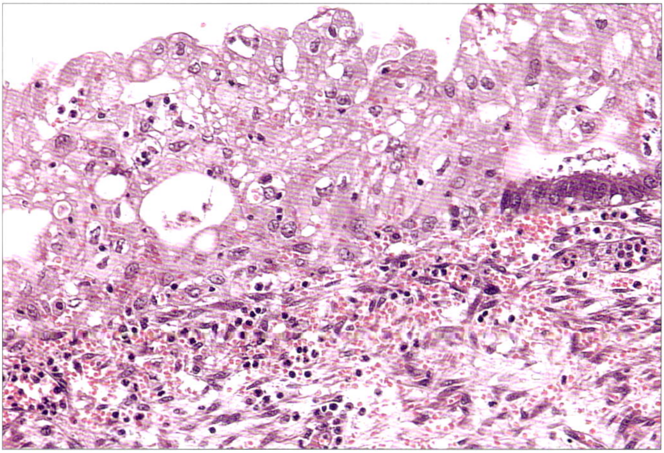

Abb. 139

Zervikale Regeneration (histol. Präparat, H & E, Obj. 20 x)

> Durchgehend mehrschichtiges Epithel; große Zellkerne mit Nukleoli
> Subepitheliale mesenchymale Regeneration (Fibroblasten und hyperämische Kapillaren)

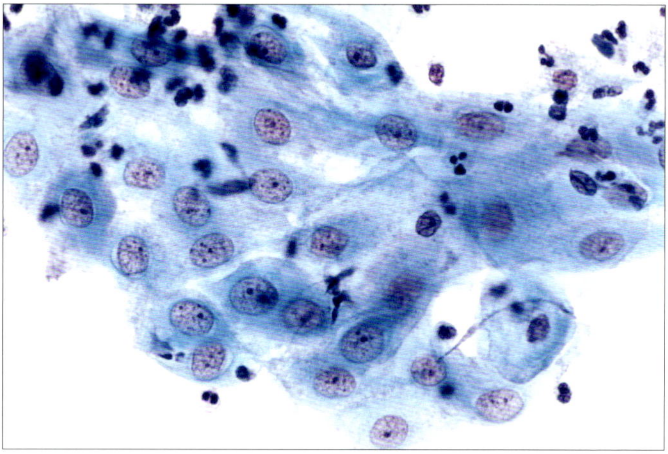

Abb. 140

Zervikale epitheliale Regeneration (Obj. 40 x)

> Flacher Zellverband mit transparent zyanophilem mittelbreitem Zytoplasma
> ~ 20–25 µm große Zellkerne, Euchromatin und prominente Nukleoli

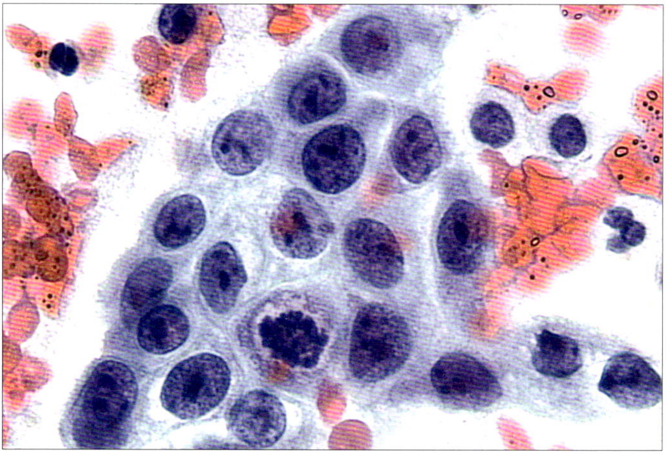

Abb. 141

Zervikale epitheliale Regeneration (Obj. 40 x)

> Zellverband mit unreifen Epithelien, vereinzelt interzelluläre Spaltbildung
> Mitose (zentral, untere Zellreihe)

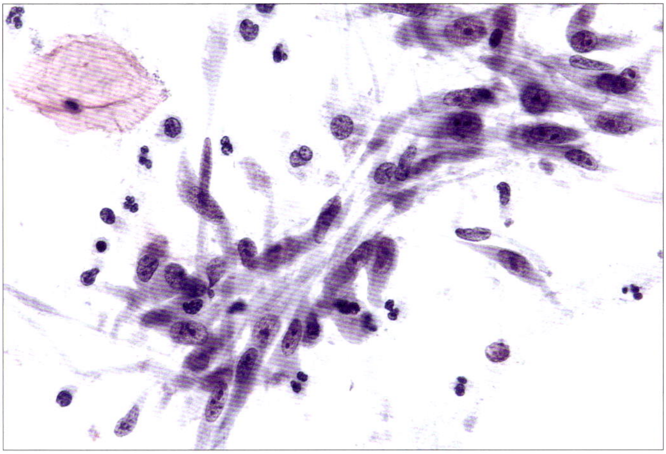

Abb. 142

Zervikale mesenchymale Regeneration (Obj. 10 x)

- Spindelförmige Fibroblasten mit ~ 10–12 µm großen elliptischen Zellkernen
- Zellkerne euchromatisch mit prominenten Nukleoli

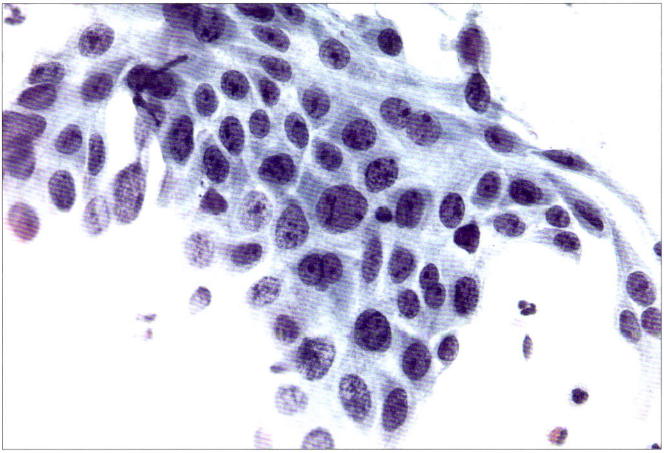

Abb. 143

Atypische (epitheliale) Regeneration (Obj. 10 x)

- Grundmuster der Regeneration erhalten
- Erhebliche Variabilität der Kerngröße, Chromatindichte und -struktur

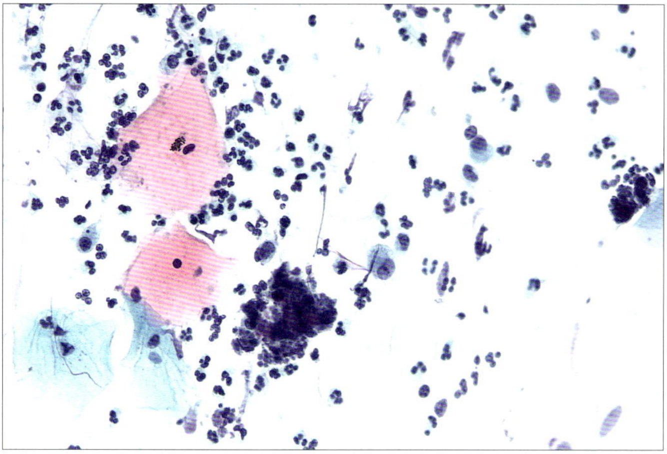

Abb. 144

IUP-assoziierte Veränderung (Obj. 20x)

> Vermehrt neutrophile Granulozyten ohne nennenswerten mikrobiellen Befund
> Dunkel angefärbte schollige Kalkablagerung mit Granulozyten

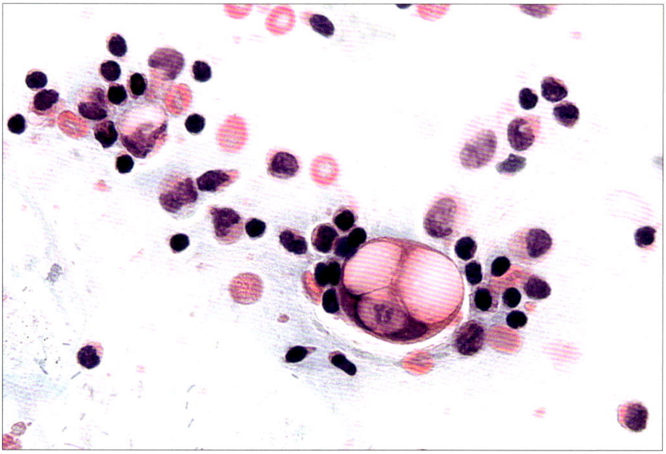

Abb. 145

IUP-assoziierte Veränderungen des Zylinderepithels (Obj. 40x)

> Kleine Gruppe zervikaler Zylinderepithelien mit großen Vakuolen
> Extrem randständig verdrängt deformierte Zellkerne

21. ZYTOLOGISCHE MALIGNITÄTSKRITERIEN (Abb. 146–148)

Der zytologische Befund enthält sowohl für die Patientin wie auch den behandelnden Arzt grundlegende Aussagen

- zur *Dignität* des Abstrichs, entscheidendes Kriterium ist die Morphologie des Zellkerns und
- zur *Histogenese* bei auffälligem Befund, wichtig sind hier Differenzierung des Zytoplasmas und die Lagerung der Zellen im Abstrich

Die einzelnen zytologischen Kriterien werden jeweils mit denen im gesunden Ausgangsgewebe verglichen; zusätzliche Hinweise ergeben sich aus dem Präparatehintergrund und dem Verteilungsmuster der Zellen im Präparat. Die endgültige Diagnose sollte nicht nur durch ein einzelnes Kriterium begründet sein, mehrere Detailbefunde müssen sich schlüssig zusammenfügen.

21.1 Zellkern

In gesundem Gewebe sind die Zellkerne mit nur geringen Abweichungen *isomorph*. Bei abweichender Morphologie spricht man von *Anisokaryose*. Malignitätskriterien können sein:

- die Zellkerngröße: In benignem Gewebe ist die Zellkerngröße in Zellen des gleichen Differenzierungsgrads weitgehend identisch (Abb. 146 r.), in einer malignen Zellpopulation ist die Größe der Zellkerne im Vergleich zur gesunden Zelle wie auch innerhalb der Tumorzellenpopulation ausgesprochen variabel (Abb. 146 l.). Gewöhnlich sind Tumorzellkerne 2- bis 3-fach größer. Da Tumorzellen genetisch zunehmend heterogen werden, kommen neben Zellvergrößerungen aber auch ungewöhnlich kleine Zellkerne vor. DD: degenerative oder reaktive Zellveränderungen (Kap. 20).
- die Form des Zellkerns: Ein wichtiges Kriterium für Malignität ist, wenn innerhalb einer Zellpopulation kaum ein Zellkern dem anderen gleicht (Abb. 146 l., 147 l.). Die Kerne sind durch Einkerbungen oder Ausstülpungen der Kernmembran unregelmäßig deformiert. Bei einigen Fällen der höhergradigen Epitheldysplasie stellt sich diese Veränderungen nur sehr diskret ausgeprägt dar. Dieser Befund wird gelegentlich als „uniforme Atypie“ bezeichnet. DD: Strahlenreaktion der Epithelzelle, degenerative Zellkernveränderungen.

- Kernmembran: Im Zellkern der benignen Zelle ist sie gleichmäßig und durchgehend zart, in Zellkernen einer Präkanzerose oder eines Karzinoms häufig unregelmäßig verdickt. Die Verdickung entsteht durch Anlagerung von Chromatin, sie ist vielfach zudem mit Veränderungen der Kernform verknüpft. DD: Virusinfektionen, auch im Verlauf der Apoptose.
- Kern-Plasma-Relation: Bei benignen Zellen ist innerhalb einer Reifungsstufe das Größenverhältnis von Zellkern zur Zelle recht konstant (Abb. 146 r.). In Zellen eines Karzinoms ist der Zellkern gewöhnlich deutlich größer als in benignen Zellen mit gleicher Differenzierung und Reifegrad: Die Kern-Plasma-Relation ist zugunsten des Zellkerns verschoben (Abb. 146 l., 147 l.). DD: reaktive Kernvergrößerung insbes. bei entzündlicher Reaktion, im Endozervixepithel bei gestagenbetonten Ovulationshemmern.
- Chromatindichte und -struktur: Das Chromatin spiegelt die Menge der im Zellkern enthaltenen DNA wider. Angefärbt mit Hämatoxylin werden die Histonproteine. Gene, die im Augenblick der Zellentnahme in mRNA transkribiert werden, sind nicht um Proteine gewunden, die Areale sind ungefärbt. Karzinomzellen sind aneuploid, gewöhnlich deutlich über dem tetraploiden Wert von 4n. Die Zellen haben eine gesteigerte Proteinsynthese, sie sind also zum Teil auch euchrom. Das restliche Chromatin enthält mehr Proteinpartikel als üblich, der Zellkern färbt sich dunkler und ist zudem vielfach unregelmäßig organisiert, die Chromatinstruktur ist grob granulär bis verklumpt (Abb. 146 l., 147 l.).
- Nukleoli: In jungen Epithelzellen (Parabasalzellen, unreife Metaplasie, Regeneration) oder sekretorisch aktiven Zellen (endozervikales Zylinderepithel) sind Nukleoli regelmäßig vorhanden, in älteren, ausdifferenzierten Zellen (große Intermediär- oder Superfizialzellen) dann nicht mehr. Zellen eines Karzinoms haben eine lebhafte Proteinsynthese, Nukleoli sind häufig gut erkennbar. Bei verdichteter Chromatinstruktur sind Nukleoli aber auch vom Chromatin verdeckt. Nukleoli sind nur gemeinsam mit anderen Malignitätskriterien von Nutzen.
- Mehrkernigkeit: Mehrkernigkeit entsteht gewöhnlich durch Endomitose, das Genom wird repliziert, die Zellteilung jedoch unterbleibt. Mehrkernigkeit kommt durchaus bei Tumorzellen vor, ist jedoch auch in einer benignen Zellpopulation keineswegs ungewöhnlich (plattenepitheliale Metaplasie,

Histiozyt, Flimmerepithel der Endozervix, Virusinfektionen). Mehrkernigkeit ist als Hinweis auf Malignität nur eingeschränkt verwertbar.

- Mitosen signalisieren, dass die Zellpopulation noch proliferiert. Im benignen Zervixepithel sind nur noch Basal- und zervikale Reservezellen teilungsfähig, sie kommen im Zervixabstrich jedoch gewöhnlich nicht vor. Karzinomzellen hingegen können auch in oberflächlich gelegenen Zellen Mitosen aufweisen. Das Kriterium ist jedoch kein Beweis für Malignität, im Regenerationsepithel z. B. sind Mitosen ein geläufiger Befund.

21.2 Zytoplasma

Veränderungen des Zytoplasmas sind zur Beurteilung der Dignität ungeeignet, vielfach geben sie jedoch einen Hinweis auf die *Histogenese*. Ein Adenokarzinom bildet wie im Ursprungsgewebe glanduläre Zellverbände, das verhornte Plattenepithelkarzinom besteht aus Plattenepithelien mit Keratinisierung im Zytoplasma u. a. m.

21.3 Präparatehintergrund

Die ungeordnete Zellproliferation im Karzinomgewebe geht bei zunehmend unzureichender Kapillarisierung im Tumorgewebe mit *nekrotischem* Gewebszerfall einher. Der Abstrich enthält dann neben (oft nur wenigen noch beurteilbaren) Tumorzellen Erythrozyten, Granulozyten, Fibrin und Zelldetritus, das zytologische Bild wird als „Tumordiathese" bezeichnet (Abb. 147 l.). Der Befund ist jedoch keineswegs als sicheres Zeichen der Malignität zu bewerten, entscheidend sind nukleäre Atypien.
DD: Abstrich in den ersten Tagen des Zyklus, bei zervikaler Regeneration, bei Ulzeration anderer Ätiologie wie Druckulkus, Verletzung, schwerer bakterieller Entzündung oder plattenepithelialer Atrophie (Abb. 148).

Abb. 146

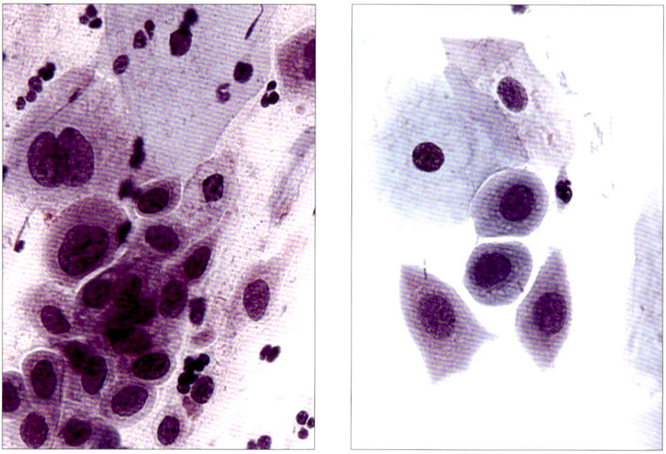

Benigne und prämaligne Zellkerne im Vergleich (Obj. 40 x)

> l. CIN 3: ungleiche Größe, Form und Chromatindichte
> r. Metaplasie: isomorphe Zellkerne in unreifem Epithel

Abb. 147

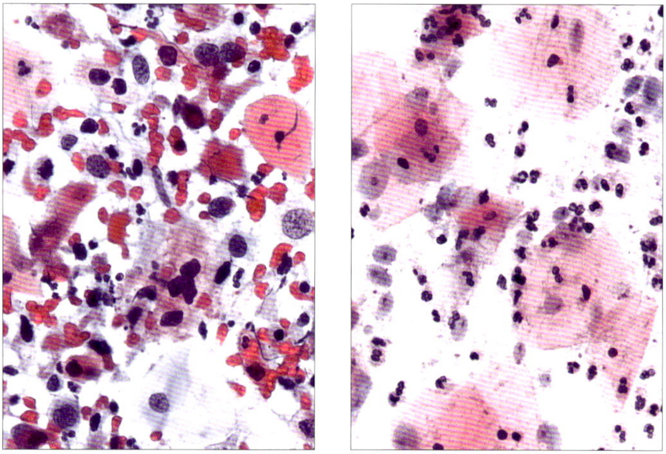

Hintergrund des Präparats (Obj. 20 x)

> l.: „Tumordiathese" mit Erythrozyten, Granulozyten und Zelldetritus (Plattenepithelkarzinom)
> r.: entzündliche Reaktion mit Granulozyten und Trichomonaden

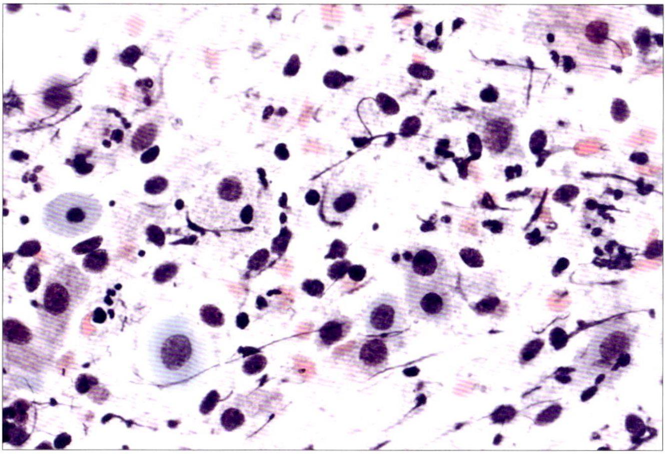
Abb. 148

Atrophie, der Präparatehintergrund ähnlich der „Tumordiathese“
(Obj. 40x)

22. EKTOZERVIX: PRÄKANZEROSEN UND PLATTENEPITHELKARZINOM

(Abb. 149–167)

Die zervikale *Karzinogenese* (syn.: Onkogenese) ist mit der Infektion durch Humane-Papillom-Viren (HPV) verknüpft. Die Zeitdauer von der initialen Zellschädigung über präkanzeröse Vorstufen bis zum Plattenepithelkarzinom beträgt ~ 10 bis 20 Jahre. Das Stadium der zytologischen (aber wohl nur in wenigen Fällen auch biologischen) Präkanzerose ist in den meisten Fällen reversibel, nur ein kleiner Teil gilt als progredient zum Plattenepithelkarzinom. Präkanzeröse Zellveränderungen sind zytologisch gut zu erkennen, der weitere Verlauf – sei es Regression, Persistenz oder Progression – ist mit den heute verfügbaren Methoden jedoch nicht absehbar.

22.1 Infektion mit Humanem-Papillom-Virus (HPV)

Die HPV-Infektion der anogenitalen Schleimhäute ist bei Frauen (Vulva, Vagina, Ekto- und Endozervix, Perineum, Anus) und Männern (Penis, Perineum, Anus) weit verbreitet. Im Alter zwischen 15 und 20 Jahren infizieren sich in Ländern mit westlichem Lebensstil vorübergehend > 50 % aller Frauen und Männer. HPV wird sexuell übertragen, die weitaus überwiegende Zahl der infizierten Personen ist klinisch unauffällig. 1976 äußerte H. zur HAUSEN (Virologe am Deutschen Krebsforschungszentrum Heidelberg, Nobelpreis 2008) die Vermutung, dass Papillom-Viren für die zervikale *Karzinogenese* entscheidend sind, wenige Jahre später gelang ihm der Nachweis von HPV 16 und 18 im Zervixkarzinom (heutiger Stand: HPV pos. > 98 % der Zervixkarzinome).

Papillom-Viren lösen das Initiationsstadium aus, das Epithel proliferiert stark. Die *Karzinogenese* jedoch ist ein mehrstufiger Prozess, der nur in Teilen verstanden wird. In den nachfolgenden Stadien der Promotion und Progression müssen weitere, augenblicklich noch nicht bekannte Karzinogene hinzukommen (Kap 6.7).

Papillom-Viren enthalten ein doppelsträngiges DNA-Genom mit 8.000 Basenpaaren. Die Gene L1 und L 2 codieren Strukturproteine des Kapsids, 7 weitere Gene (E 1–E 7) codieren Proteine, deren Funktionen teils noch ungeklärt sind. Von den ~ 200 bekannten HPV-Typen infizieren ~ 30 die Schleimhäute im Anogenitalbereich. Die Viren dringen in den Zellkern einer proliferationsaktiven Epithelzelle ein, also in die Basalzelle, unreife Metaplasie oder endozervikale Reservezelle. Die im viralen Genom codierten, aber durch Ribosomen der Zelle exprimierten Proteine E6 und E7 interagieren mit den zellulären *Suppressorproteinen* p53 bzw. RB. Die Suppressorproteine werden inaktiviert, vorübergehend überwiegt damit die Wirkung der *Protoonkogene:* Die Epithelproliferation wird als spitze Feigwarze (Condyloma acuminata) in der Schleimhaut von Vulva, Perineum und Anus sichtbar. An der Ektozervix bilden sich flache, nur kolposkopisch sichtbare Condylomata plana. Viren ohne nennenswertes Potenzial, die Zelle im weiteren Verlauf maligne zu transformieren, sind die „low risk"-Viren HPV 6, 11, 42, 43, 44, 53 u.a.m. Die „high risk"-Viren HPV 16, 18, 31, 33, 35, 39, 45, 51 u.a.m. sind potenziell onkogen. Das virale Genom wird hier in das Genom der Basalzelle bzw. zervikalen Reservezelle integriert. Die Gefahr der malignen Transformation ist jedoch – bei der großen Anzahl irgendwann einmal infizierter Personen – sehr gering. 80 bis 90% der Infektionen heilen bis zum 30. Lebensjahr aus. Nach dem 30. Lebensjahr noch persistierende Infektionen sollten kolposkopisch und zytologisch regelmäßig überwacht werden. Eine medikamentöse Therapie der Infektion ist nicht möglich, atypische Schleimhautareale werden epitheldestruktiv entfernt (Konisation, Laservaporisation, Verätzung mit Trichloressigsäure u.a.m.).

Die zytologischen Veränderungen im Plattenepithel sind für alle Papillom-Viren isomorph, eine Typisierung ist damit nicht möglich. Charakteristisch für HPV-Infektionen sind Veränderungen in Superfizial- und großen Intermediärzellen: Koilozyt und Dyskeratozyt.

- Koilozyt (griech. koilos: hohl)

Zellkern	2- bis 3-fach vergrößert, ± entrundet; Chromatin vergröbert bis grob granulär; mehrkernige Zellen sind häufig
Zytoplasma	in einem breiten Areal um den Zellkern wasserklar, das äußere Zytoplasma hiervon scharf abgegrenzt und intensiver gefärbt (Abb. 149–151)
Kernplasma	die Relation ist zugunsten des Zellkerns verschoben

DD: ausreifende plattenepitheliale Metaplasie

- Dyskeratozyt

Zellkern	gering vergrößert, insbesondere in Relation zur Zellgröße; chromatindicht
Zytoplasma	intensiv orange eosinophil, kleine Plattenepithelien, oft in kompaktem Zellverband mit dicht überlagerten Zellkernen

Zellkernatypien (vergrößerte, deformierte und hyperchrome Zellkerne, gröberes Chromatin) lassen die Diagnose „Dysplasie“ zu, der Schweregrad (CIN 1, CIN 2 oder CIN 3 bzw. leichte, mäßige oder schwere Dysplasie) ergibt sich aus dem Ausreifungsgrad der Zelle.

22.2 CIN (cervical intraepithelial neoplasia) des ektozervikalen Plattenepithels

Präkanzerosen des ektozervikalen Plattenepithels finden sich bereits ab dem 15. bis 18. Lebensjahr; das Maximum liegt zwischen 25 und 35 Jahren, nachfolgend sinkt die *Inzidenz* deutlich ab. Die CIN-Läsion (syn.: Dysplasie) hat ihren Ursprung in der zervikalen Reservezelle bzw. der Basalzelle des Plattenepithels. Die Ausreifung innerhalb der mittleren und oberen Zellschichten ist unterschiedlich stark gestört. Dem Differenzierungs- und Schichtungsverlust entsprechend werden die ektozervikalen Präkanzerosen in Schweregrade unterteilt, die Übergänge zwischen den Dysplasiegraden sind jedoch fließend. Die Abstufung ist durch Verlaufsbeobachtungen gestützt, mit Zunahme des Schweregrads steigt die Wahrscheinlichkeit der späteren Transformation zum Karzinom.

- CIN 1 (leichte Dysplasie)

Histologie	Ausreifung und Schichtung des Epithels in den oberen 2/3 erhalten (Abb. 149)
Zelltyp	Superfizial- und große Intermediärzelle (40–60 µm groß)
Zellkern	2- bis 3-fach größer als im unauffälligen Epithel gleicher Ausreifung; ± entrundet, Kernmembran betont; Chromatin vergröbert, die Zellkerne sind hyperchrom

Zytoplasma	Koilozyten nicht immer, aber doch häufig vorhanden (Abb. 150 und 151)
Verlauf	bei > 70 bis 80 % der Fälle Rückbildung innerhalb von 2 bis 3 Jahren
Befund	Münchner Nomenklatur Gruppe III D Bethesda LSIL (low-grade squamous intraepithelial lesion)
Häufigkeit	CIN 1 und CIN 2 im Routinelabor: ~ 1,5 bis 2 % der Fälle
Empfehlung	Abstrichkontrolle nach 3 Monaten; da die HPV-Infektion über Monate bis Jahre persistieren kann, ist die recht kurzfristige Abstrichkontrolle problematisch und verunsichert vielfach die Patientin
DD	· entzündliche Reaktion (alle Epithelzellen sind ± verändert, unzählige Übergänge zwischen geringen und stärker ausgeprägten Veränderungen) · reife plattenepitheliale Metaplasie (Zellkerne isomorph, häufig deutlich unterscheidbares Ekto- und Endoplasma)

In der Münchner Nomenklatur kann die Koilozytose auch nach Gruppe II befundet werden. Die zytologische Abgrenzung von Condylomata acuminata und CIN 1 ist schwierig bis unmöglich, die Bethesda-Klassifikation gruppiert die Veränderungen daher konsequent als LSIL ein (low-grade squamous intraepithelial lesion).

- CIN 2 (mäßige Dysplasie)

Histologie	Ausreifung und Schichtung des Epithels im oberen drittel noch erhalten (Abb. 152)
Zelltyp	kleine Intermediärzelle (~ 20 – 35 µm groß); transformierte Intermediärzellen reifen nicht weiter aus und erreichen die Oberfläche (Abb. 153 – 154)
Zellkern	2- bis 3-fach größer als in großer Intermediärzelle; deutlich entrundet, hyperchrom mit gröberem Chromatin

Zytoplasma	gelegentlich noch Koilozyten
Verlauf	größtenteils (70 % der Fälle?) rückbildungsfähig oder persistierend
Befund	Münchner Nomenklatur Gruppe III D Bethesda HSIL (high-grade squamous intraepithelial lesion)
Häufigkeit	CIN 1 und CIN 2 im Routinelabor: ~ 1,5 bis 2 % der Fälle
Empfehlung	Kontrolle in 3 Monaten
DD	plattenepitheliale Metaplasie (isomorphe Zellkerne)

Bei Hormonmangel – kleine Intermediärzellen überwiegen dann im Präparat – ist der Schweregrad nicht sicher einzuordnen, erst nach hormoneller Aufhellung lässt sich beurteilen, wie weit die Ausreifung der atypischen Epithelien gestört oder noch erhalten ist (Kap. 18).

- CIN 3 (schwere Dysplasie/Carcinoma in situ)

Histologie	Ausreifung und Schichtung im Epithel nicht mehr erhalten (Abb. 155)
Zelltyp	Parabasalzelle (~ 15 – 25 µm groß)
Zellkern	etwas kleiner als bei CIN 1- bzw. CIN 2-Läsion; durch Einkerbung oder Ausstülpung der Kernhülle meist stärker verformt, ausgesprochen hyperchrom mit grob granulärem verklumptem Chromatin; Kern-Plasma-Relation erheblich verschoben, der Zellkern entspricht ~ 2/3 der Zellgröße
Zytoplasma	meist zyanophil, schmal; Zellen oft in kleinen lockeren Zellgruppen oder „Epithelstraßen“ (Abb. 156 – 157)
Verlauf	wahrscheinlich häufiger progredient als CIN 1- und CIN 2-Läsion
Befund	Münchner Nomenklatur Gruppe IV a Bethesda HSIL (high-grade squamous intraepithelial lesion)

	schwere Dysplasie und Carcinoma in situ werden nicht mehr unterschieden
Häufigkeit	im Routinelabor: ~ 0,4 % der Fälle
Empfehlung	epitheldestruktiver Eingriff (Konisation, Laservaporisation, Hochfrequenzschlinge, Kryochirurgie, Trichloressigsäure u. a. m.)
DD	unreife plattenepitheliale Metaplasie

In einigen Fällen sind die Zellkerne ausgeprägt euchromatisch (Abb. 158), ein invasives Wachstum kann dann nur in histologischen Stufenschnitten des Konus ausgeschlossen werden.

Die CIN 3-Läsion kann sich an der Oberfläche der Endozervix in Schleimhautkrypten ausbreiten, es handelt sich hier nicht um ein Karzinom mit invasivem Wachstum. Die „Zellballen" ähneln einem endozervikalen Adenocarcinoma in situ, evtl. auch einem Endometriumkarzinom (Abb. 159).

Für höhergradige Dysplasien liegen nur relativ wenig Verlaufsbeobachtungen vor. Dass aber auch von den CIN 2 und CIN 3 Fällen ein großer Teil sich wahrscheinlich nicht zum Karzinom entwickelt, ergibt sich aus folgender Überlegung: In Deutschland nutzen ~ 50 % der Frauen regelmäßig die jährliche Krebsfrüherkennung. In dieser Gruppe werden ~ 50.000 CIN 3 Fälle diagnostiziert und durch Konisation o. Ä. abgeklärt. Die Inzidenz des Zervixkarzinoms beträgt ~ 6.200 Neuerkrankungen jährlich, betroffen sind hier überwiegend Frauen, die sich nicht oder nur gelegentlich an der Krebsfrüherkennung beteiligen. Für beide Frauengruppen – Teilnehmerinnen und Nichtteilnehmerinnen – dürfte das Karzinomrisiko vergleichbar sein. Es werden demnach ~ 50.000 Eingriffe durchgeführt, um letztlich die Entwicklung von weiteren ~ 6.200 Karzinomen zu verhindern.

22.3 Mikroinvasives Karzinom (Mikrokarzinom)

Der Begriff ist durch die klinische Erfahrung begründet, es liegt ein frühes Stadium des Karzinoms vor: Die Invasionstiefe beträgt maximal 5 mm, die horizontale Ausbreitung bis 7 mm. Die Prognose ist gut, sofern histologisch der Einbruch des Karzinoms in subepitheliale kleine Gefäße ausgeschlossen wird. Bei Gefäßbeteiligung ist in ~ 5 % eine Ausbreitung in die Beckenlymphknoten zu befürchten. Die Diagnose des Mikrokarzinoms erfolgt ausschließlich histologisch. Zytologisch lässt sich lediglich vermuten, dass zumindest eine CIN 3-Läsion vorliegt, eine Invasion jedoch nicht auszuschließen ist. Hinweise können sein: Kleine Nukleoli, Zellen in lockeren Zellverbänden oder eine geringe „Tumordiathese". Die Kriterien sind jedoch unsicher, die Münchner Nomenklatur empfiehlt für Fälle, bei denen eine Invasion möglich erscheint, die Gruppe IV b. Der Befund wird histologisch durch Konisation abgeklärt.

22.4 Zervikales Plattenepithelkarzinom

70 bis 80 % der Zervixkarzinome sind Plattenepithelkarzinome, *Inzidenz* < 10/100.000 Frauen jährlich (d. h. im Routinelabor ~ 0,01 % der Fälle). Betroffen sind vorwiegend Frauen zwischen 35 und 40 Jahren, im Alter von 60 bis 65 Jahren besteht ein weiterer kleinerer Gipfel. Die Patientin ist auffällig (hämorrhagischer Fluor und hartnäckige Entzündung, Kontaktblutungen), das Zervixkarzinom wird durch Inspektion der Portio (ulzeriert, exophytisches Wachstum) und Palpation des Genitales diagnostiziert. Die Prognose korreliert mit der Infiltration des Karzinoms in das zervikale Weichteilgewebe und/oder pelvine Lymphknoten.

Die Diagnose des Zervixkarzinoms ist nicht originäre Aufgabe der Zytologie, im Gegenteil: Durch Ulzeration und Nekrosen an der Oberfläche des Karzinoms findet sich im Abstrich vielfach kaum noch ausreichend erhaltene Tumorzellen. Eine „Tumordiathese" mit Erythrozyten, Fibrin, Granulozyten und Zelldetritus fehlt meist nicht, dieser Befund ist jedoch für die Diagnose eines Karzinoms keineswegs ausreichend (Kap. 21). Die *Sensitivität* des zytologischen Abstrichs ist für das invasive Karzinom deutlich geringer als für präkanzeröse Vorstufen.
Die WHO Klassifikation unterscheidet verhorntes und nicht verhorntes Plattenepithelkarzinom, die zytologisch gewöhnlich gut voneinander abzugrenzen sind (Abb. 161–164), Mischformen kommen jedoch häufig vor.

Zellkern	verhornt ->	variabel, häufig extrem polymorph, grob granuläres Chromatin, gewöhnlich massiv hyperchrom
	nicht verhornt ->	rund mit Euchromatin und Makronukleoli
Zytoplasma	verhornt ->	länglich ausgezogen, alle Zellformen möglich, schwach bis tieforange eosinophil gefärbt, gewöhnlich auch in kleinen Zellverbänden
	nicht verhornt ->	relativ rund, schwach grau gefärbt bis farblos, Tumorzellen eher einzeln gelegen
Befund	Münchner Nomenklatur Gruppe V	
Empfehlung	Biopsie und histologische Abklärung	
Therapie	Entfernung des Uterus mit Adnexen und regionären Lymphknoten	

22.5 Adenosquamöses Zervixkarzinom

Die endozervikale Reservezelle ist bipotent, aus ihr können sowohl die Zylinderepithelzelle (physiologische Regeneration) wie auch eine Plattenepithelzelle (Metaplasie) hervorgehen. Die maligne transformierte Reservezelle kann diese Differenzierungsrichtungen beibehalten: Im Tumor sind Plattenepithel- und Adenokarzinom gemeinsam vorhanden (Abb. 165). Die Malignitätskriterien sind zytologisch ausgeprägt, die bipotente Differenzierung hingegen ist zytologisch sehr viel schwieriger zu erkennen (Abb. 166).

22.6 Kleinzelliges Zervixkarzinom (syn.: neuroendokrines Zervixkarzinom)

Die Ätiologie dieses seltenen Tumors (< 1% der Zervixkarzinome) ist nicht bekannt. Das Karzinom geht aus neuroendokrinen Zellen hervor, die verstreut in der Schleimhaut vieler Organe vorkommen. Die Zellen sind meist ausgesprochen kleinzellig, das Zellbild ist relativ uniform (Abb. 167). Die Diagnose wird immunzytologisch bzw. immunhistologisch ergänzt mit dem Nachweis eines panneuroendokrinen Markers wie Chromogranin, Synaptophysin oder NSE (neuronenspezifische Enolase). Die Prognose ist gewöhnlich schlechter als die des Plattenepithelkarzinoms.

Abb. 149

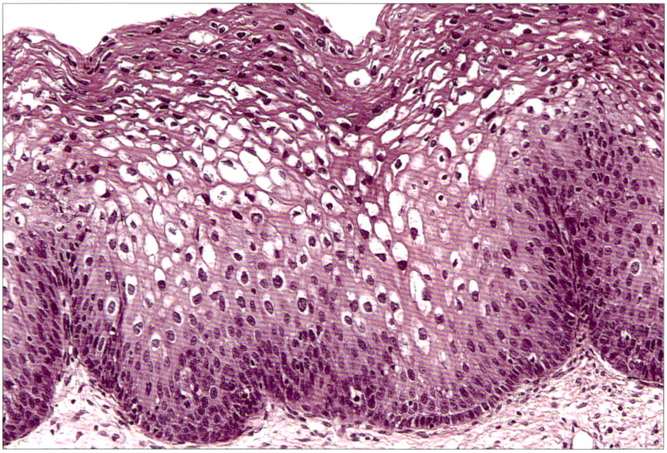

CIN 1 bei HPV-Infektion (histol. Präparat, H & E, Obj. 10 x)

> Hyperchrome Zellkerne, im oberen und mittleren Drittel erhaltene Ausreifung
> Basales Drittel mit gesteigerter Zelldichte und Kernatypien

Abb. 150

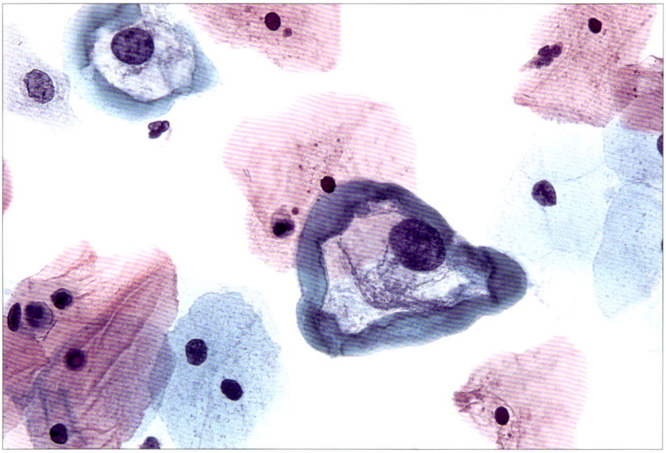

CIN 1 (leichte Dysplasie) bei HPV-Infektion (Obj. 40 x)

> Gr. IZ mit Koilozytose: perinukleär hell, außen homogen dicht
> Zellkerne mindestens 3-fach vergrößert, granuläres Chromatin

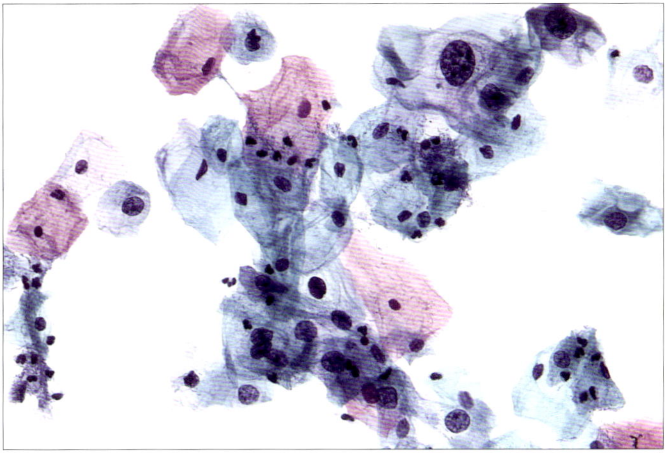

Abb. 151

CIN 1 (leichte Dysplasie) bei HPV-Infektion (Obj. 20 x)

> Koilozytose in gr. IZ (r. oben), Zellkern ~ 25 – 30 µm
> weitere gr. IZ mit > 15 µm großen und gering hyperchromen Zellkernen

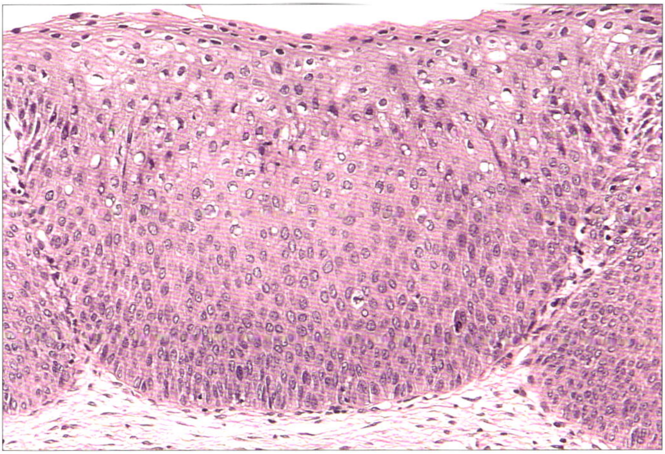

Abb. 152

CIN 2 (mäßige Dysplasie; histol. Präparat, H & E, Obj. 10 x)

> Im oberen Drittel erhaltene Ausreifung des Plattenepithels
> Basales und mittleres Drittel mit gesteigerter Zelldichte und Kernatypien

Abb. 153

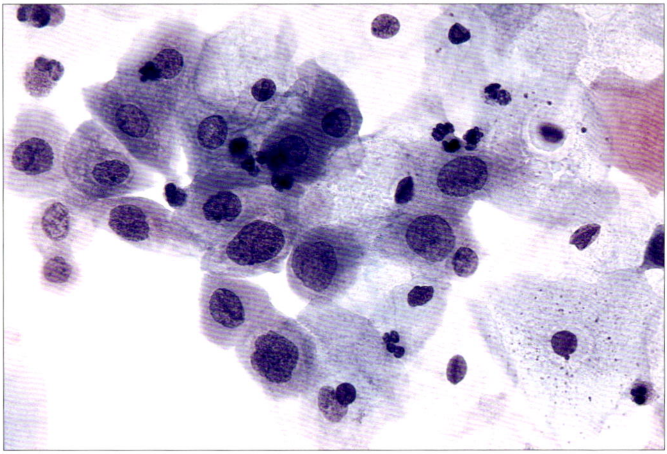

CIN 2 (mäßige Dysplasie, Obj. 20x)

> Kleine Intermediärzellen mit 2-fach vergrößerten Zellkernen
> Zellkerne unregelmäßig groß, eingekerbt oder mit Membranausstülpungen

Abb. 154

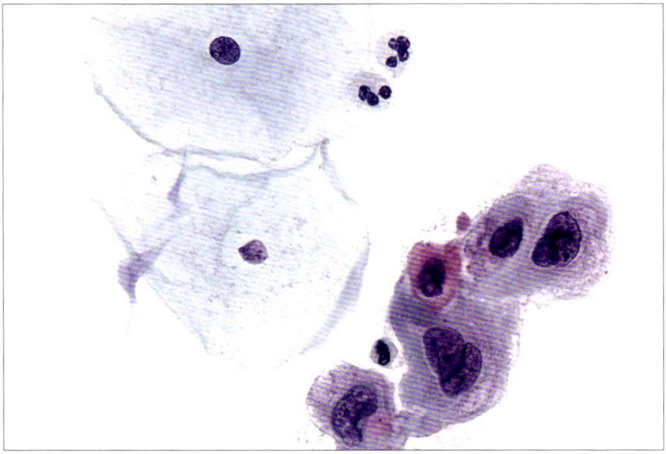

CIN 2 (mäßige Dysplasie, Obj. 20x)

> ~ 20 µm große Zellkerne in kl. IZ
> Zellkerne deformiert, grob granuläres Chromatin

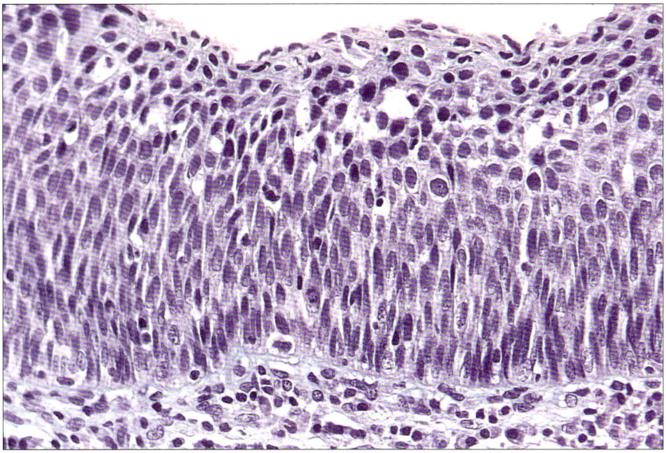

Abb. 155

CIN 3 (schwere Dysplasie bzw. Carcinoma in situ; histol. Präparat, H & E, Obj. 10 x)

- Ausreifung im Epithel nicht mehr erkennbar
- Durchgehend gesteigerte Zelldichte, entrundete und teils hyperchrome Zellkerne

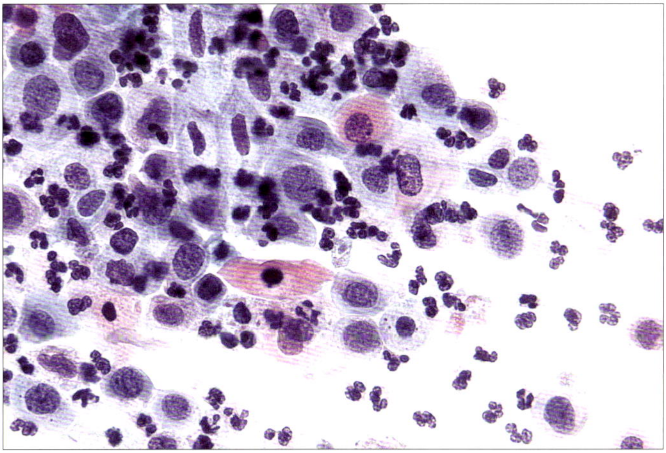

Abb. 156

CIN 3 (schwere Dysplasie bzw. Carcinoma in situ, Obj. 40 x)

- Zellkerne relativ gering vergrößert (~ 12 – 15 µm)
- Zellkerne teils deformiert, grobes Chromatinmuster

Abb. 157

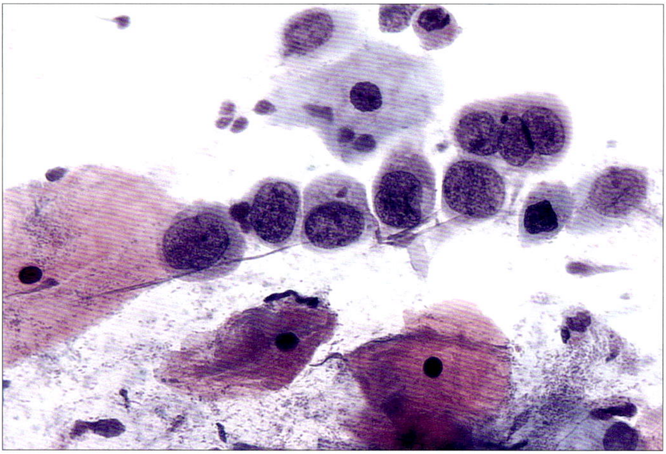

CIN 3 (schwere Dysplasie bzw. Carcinoma in situ, Obj. 40 x)

> „Straßenlagerung“ von Zellen vom Parabasalzelltyp mit Kernatypien
> Zellkerne etwas unregelmäßig groß, grobes Chromatin, betonte Kernmembran

Abb. 158

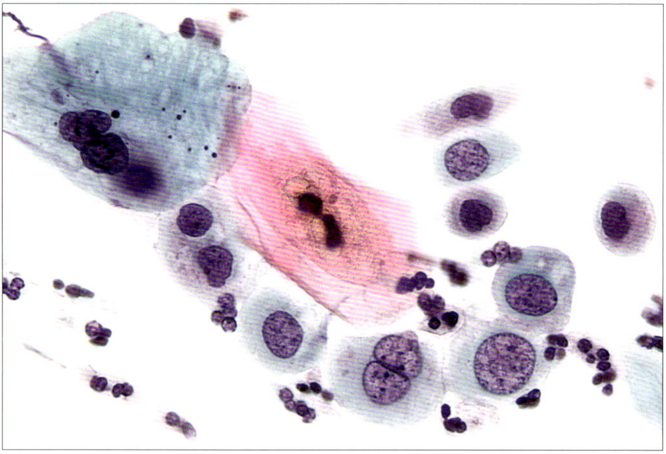

CIN 3 (schwere Dysplasie bzw. Carcinoma in situ, Obj. 40 x)

> Epithel vom Typ der Parabasalzelle
> Zellkerne teils hell (Euchromatin), teils hyperchrom und deformiert

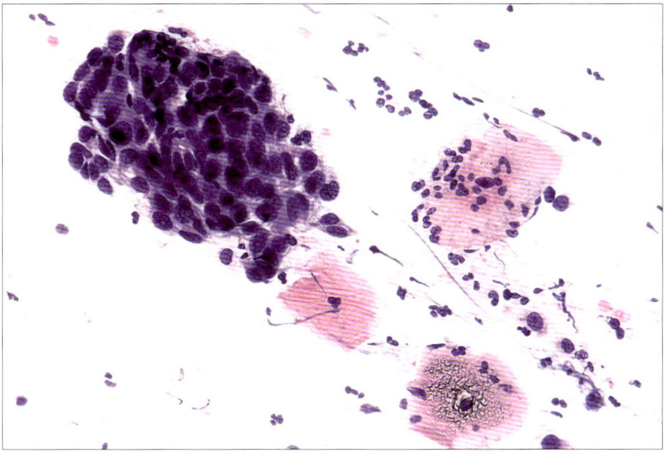

Abb. 159

CIN 3 mit Wachstum in endozervikalen Schleimhautkrypten (Obj. 20 x)

> Zelldichter Zellverband mit drüsenähnlicher Anordnung der Zellen
> Zellkerne hyperchrom, grob granuläres Chromatin (vgl. dagegen Abb. 171)

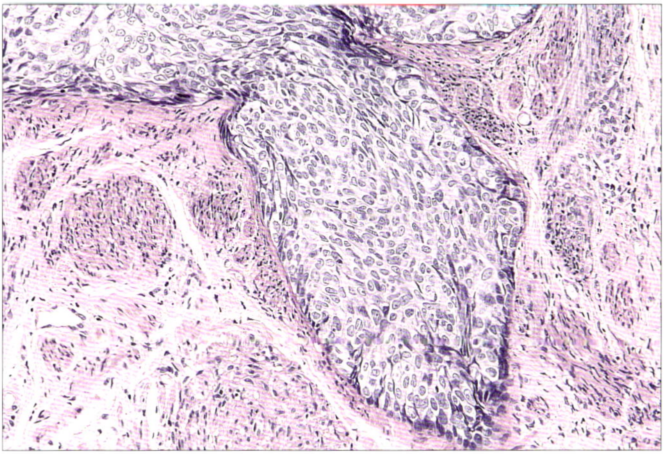

Abb. 160

Plattenepithelkarzinom der Zervix (histol. Präparat, H & E, Obj. 10 x)

Zellzapfen atypischen Plattenepithels mit invasivem Wachstum im Bindegewebe und zwischen glatten Muskelbündeln der Zervix

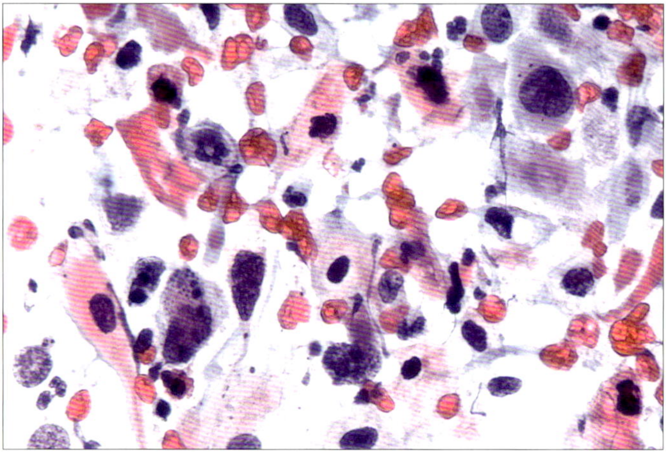

Abb. 161

Partiell verhorntes Plattenepithelkarzinom (Obj. 40 x)

> Extrem variable Kernform und -größe, teils ausgeprägte Kernhyperchromasie
> „Tumordiathese“ mit Erythrozyten, Granulozyten, Detritus und Fibrin

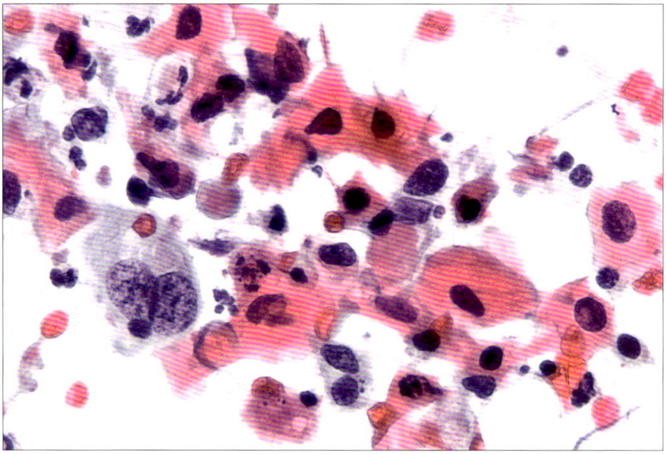

Abb. 162

Verhorntes Plattenepithelkarzinom (Obj. 40 x)

> Ausgeprägte Anisokaryose mit teils extremer Kernhyperchromasie
> Verhornte Karzinomzellen mit homogen dicht eosinophilem Zytoplasma

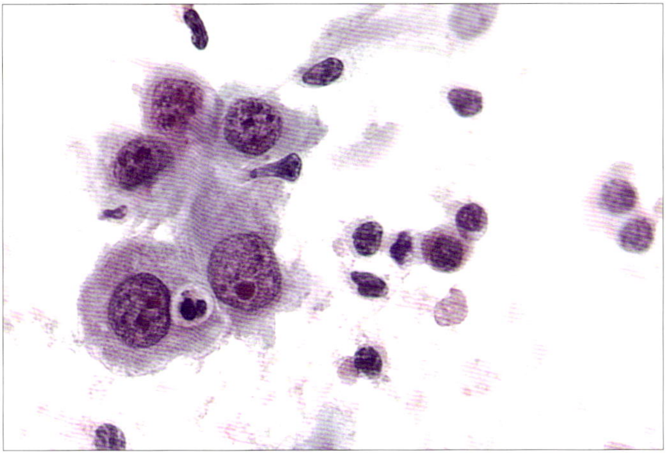

Abb. 163

Nicht verhorntes Plattenepithelkarzinom (Obj. 40 x)

- mehr als 20 µm große Zellkerne, relativ gleichmäßig rund
- unregelmäßige Kerngröße
- Euchromatin und prominente Nukleoli

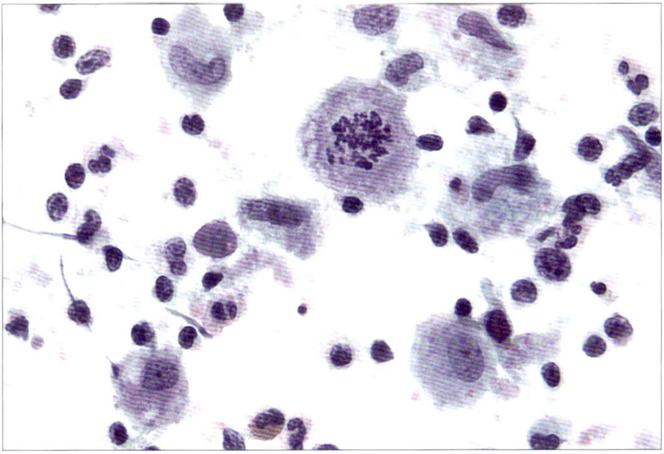

Abb. 164

Nicht verhorntes Plattenepithelkarzinom (Obj. 40 x)

- Große Zellkerne mit Euchromatin und prominenten Nukleoli
- Atypische Mitose in einer Karzinomzelle

Abb. 165

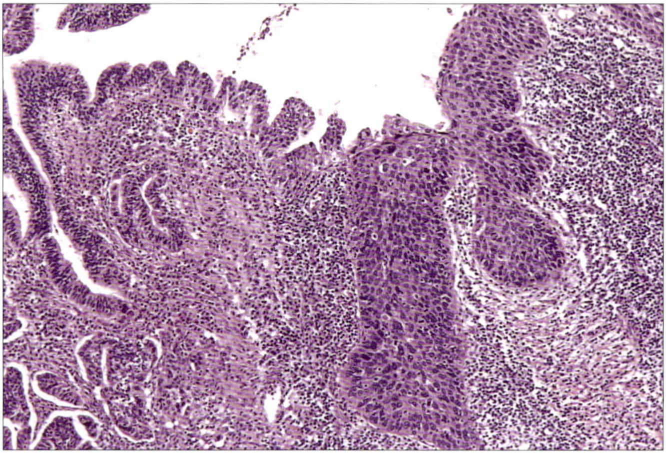

Plattenepithel- und Adenokarzinom der Ektozervix (histol. Präparat, H & E, Obj. 4 x)

> l.: Adenokarzinom, r.: Plattenepithelkarzinom

> Massive lymphozytäre Immunreaktion (Abwehrreaktion)

Abb. 166

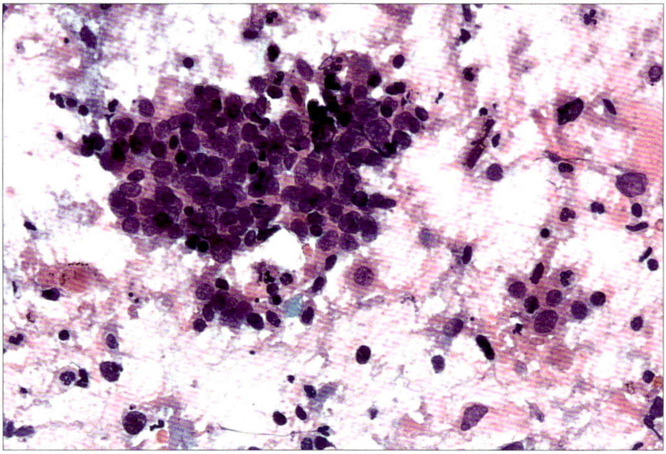

Adenosquamöses Zervixkarzinom (Obj. 20 x)

> Zelldichter glandulärer Karzinomzellverband

> Einzeln gelegene Zellen eines Plattenepithelkarzinoms mit Zytoplasma

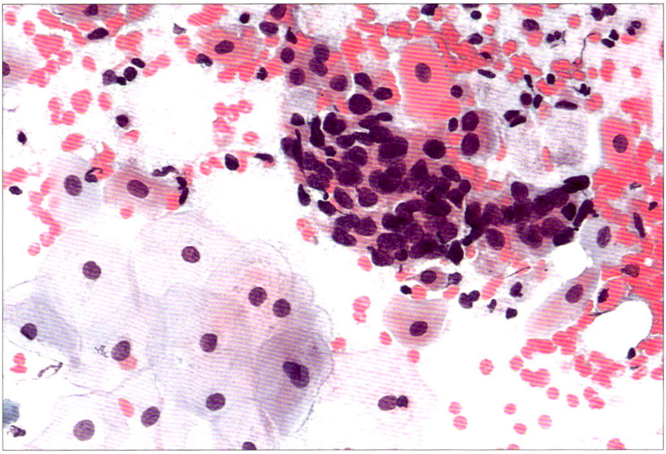

Abb. 167

Kleinzelliges (neuroendokrines) Zervixkarzinom (Obj. 40 x)

- Verband von Karzinomzellen, Zellkerngröße ~ 10 µm
- Zellkerne ausgeprägt hyperchrom, sehr schmaler Zytoplasmasaum

23. ENDOZERVIX: PRÄKANZEROSE UND ADENOKARZINOM (Abb. 168–178)

Noch vor wenigen Jahrzehnten waren ~ 10 % der Zervixkarzinome glandulär differenziert. Mit dem starken Rückgang der Plattenepithelkarzinome – bei allerdings dramatischer Zunahme der Präkanzerosen (CIN 1 bis 3) – hat sich das Verhältnis heute verschoben: Bis 30 % der Zervixkarzinome sind Adenokarzinome. In der Literatur werden Plattenepithel- und Adenokarzinome unter dem Sammelbegriff „Zervixkarzinom" zusammengefasst, Angaben zur Inzidenz sind daher nicht immer eindeutig.

Für die endozervikale Präkanzerose wie auch das Adenokarzinom gilt:

- vorwiegend erkranken Frauen im 35. bis 50. Lebensjahr
- Präkanzerose ist das Adenocarcinoma in situ (ACIS oder AIS) des Zylinderepithels
- Risikofaktor ist – wie beim ektozervikalen Plattenepithelkarzinom – die persistierende HPV-Infektion 16 und 18. Weitere, augenblicklich noch unbekannte Kofaktoren sind zu vermuten.

23.1 Endozervikales Adenocarcinoma in situ (ACIS)

Vorstufen des Adenokarzinoms im Sinne einer glandulären Epitheldysplasie sind histologisch und insbesondere zytologisch nicht hinreichend definiert, eine Unterteilung in verschiedene Schweregrade ist nicht üblich. Beim ACIS ist das Zylinderepithel im histologischen Präparat mehrreihig, die Zelldichte gesteigert. Die Zellkerne liegen nicht in gleichmäßiger Höhe im Epithelverband: Kriterien, die zytologisch leider nicht zu bewerten sind (Abb. 168).

Das Adenocarcinoma in situ (ACIS) der Endozervix wird aus sehr unterschiedlichen Gründen häufig nicht erkannt:

- Epithel aus den im Bindegewebe verzweigten Schleimhautkrypten wird mit dem konventionellen Abstrich nur unzureichend erfasst
- Zylinderepithelien sind leicht vulnerabel (stabilisierendes Zytokeratin fehlt im Zytoplasma)
- den Veränderungen am endozervikalen Zylinderepithel wurde bisher wenig Aufmerksamkeit geschenkt

Zellen im Abstrich	auffallend zelldichte Verbände, häufig mehrfach in einem Blickfeld
Zellkern	~ 2-fach größer als im sekretorischen Zylinderepithel (Abb. 169); Nuklei gelegentlich elongiert, deutlich hyperchrom; Nukleoli meist durch dichtes Chromatin überlagert (Abb. 170), aber auch sichtbar (Abb. 171)
Zytoplasma	schmal, erheblich verschobene Kern-Plasma-Relation; im Zellverband oft randständig vorgewölbte Zellkerne (engl. „feathering", Abb. 172)
Verlauf	ein nicht bekannter Teil der ACIS-Fälle dürfte unbehandelt nach Jahren in das zervikale Adenokarzinom übergehen
Befund	Gruppe IV a (Münchner Nomenklatur) mit Hinweis „zervikales Adenocarcinoma in situ"
Empfehlung	Konisation
DD	zervikales Adenokarzinom, zytologisch vielfach kaum möglich

23.2 Endozervikales Adenokarzinom

Noch ausgeprägter, nicht aber grundsätzlich abweichend sind die Zellveränderungen beim Adenokarzinom:

Zellen im Abstrich	wiederum zelldichte Verbände, häufig mehrfach in einem Blickfeld (Abb. 173), auffällige „traubenförmige" Zellgruppen (Abb. 174), teils bilden die Zellkerne Rosetten (Abb. 175)
Zellkern	~ 2- bis 3-fach größer als im sekretorischen Zylinderepithel; meist deutlich hyperchrom; Nukleoli oft durch dichtes Chromatin überlagert (Abb. 176)
Zytoplasma	schmal, erheblich verschobene Kern-Plasma-Relation; im Zellverband oft überlagerte Zellkerne (Abb. 177); gelegentlich im Zytoplasma Sekretvakuolen (Abb. 178)

Befund	Gruppe V (Münchner Nomenklatur) mit Hinweis „zervikales Adenocarcinom“
Empfehlung	histologische Abklärung, häufig zunächst durch Konisation, im Abradat ist die Invasion wesentlich schwieriger zu interpretieren
Prognose	korreliert wie beim Plattenepithelkarzinom mit Infiltrationstiefe und/oder Befall der regionären Lymphknoten

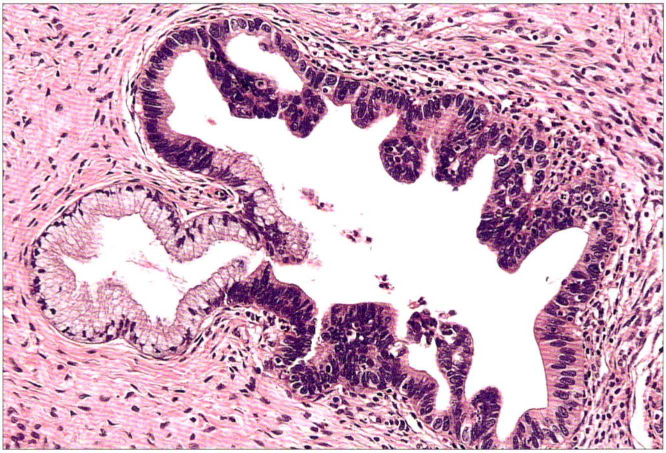

Abb. 168

Zervikales Adenocarcinoma in situ (ACIS, H & E, Obj. 4x)

> l.: unauffälliges sekretorisches Zylinderepithel

> r.: glanduläres Epithel mit papillären Zellverbänden sowie hyperchromatischen und vergrößerten Zellkernen

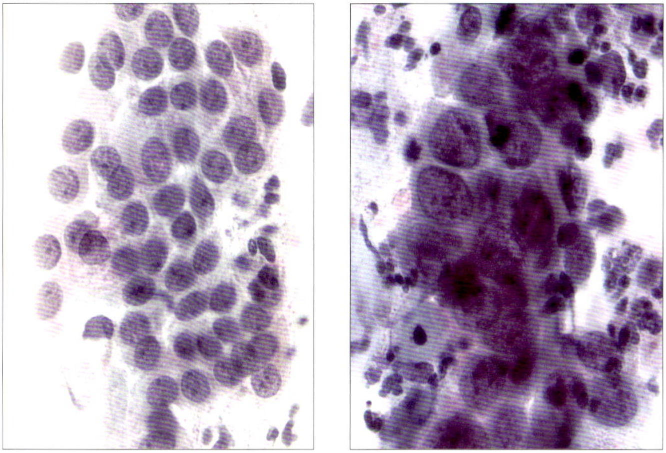

Abb. 169

Vergleich der Zellkerngröße (l. und r., Obj. 40 x)

> l.: unauffälliges sekretorisches Zylinderepithel der Endozervix
> r.: 2- bis 3-fach größere Zellkerne eines Adenocarcinoma in situ (ACIS)

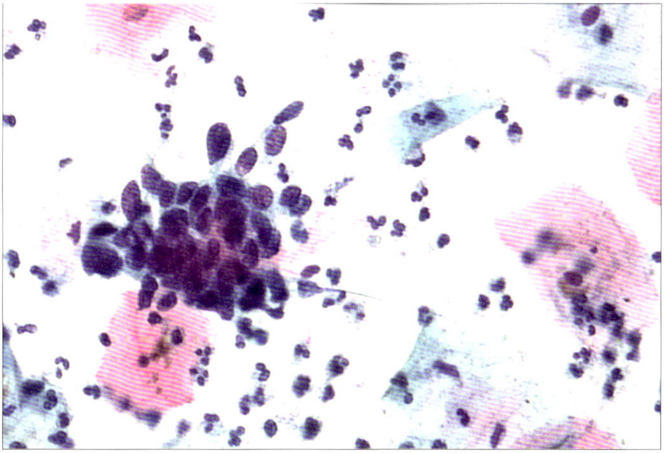

Abb. 170

ACIS der Endozervix (Obj. 20 x)

> Zelldichter Verband mit glandulärer Anordnung der Zellen
> Zellkerne ~ 12 – 15 µm, etwas elongiert und hyperchrom

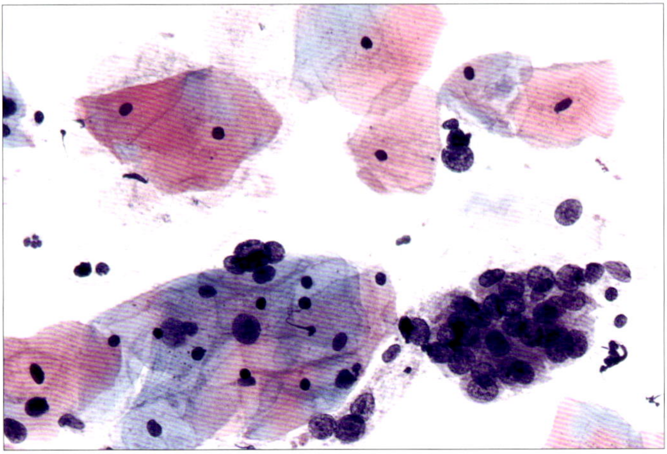

Abb. 171

ACIS der Endozervix (Obj. 20 x)

> Traubenförmiger (glandulärer) Zellverband, ~ 25 – 30 µm große Zellkerne
> Zellkerne mit grobem Chromatin und noch sichtbaren Nukleoli

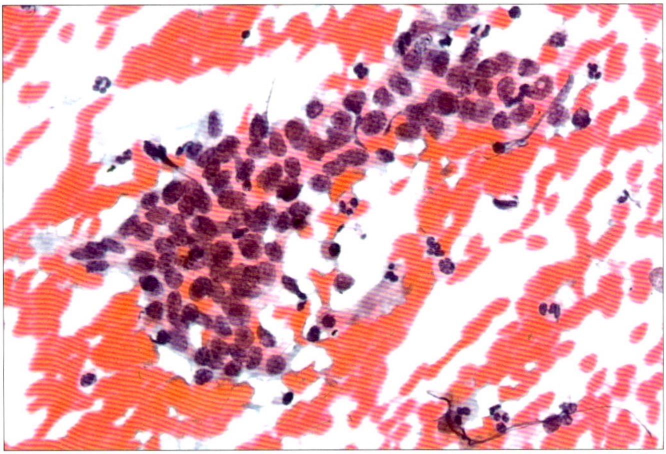

Abb. 172

ACIS der Endozervix (Obj. 10 x)

> Glandulärer Zellverband mit teils gering überlagerten Zellkernen
> Zellen um eine imaginäre Längsachse; am Rand treten Zellen mit länglichen Kernen aus der Zellgruppe hervor („feathering“)

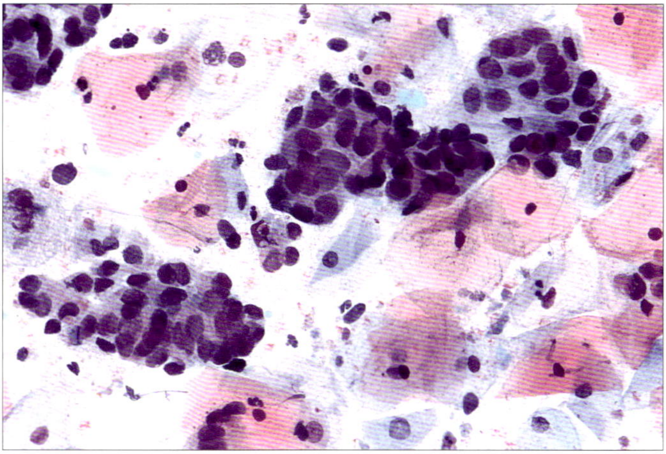

Abb. 173

Adenokarzinom der Endozervix (Obj. 20 x)

> Mehrere atypische Zellverbände im Gesichtsfeld
> Zellkerne ~ 15 – 20 µm; Zellkerne homogen dicht und hyperchrom

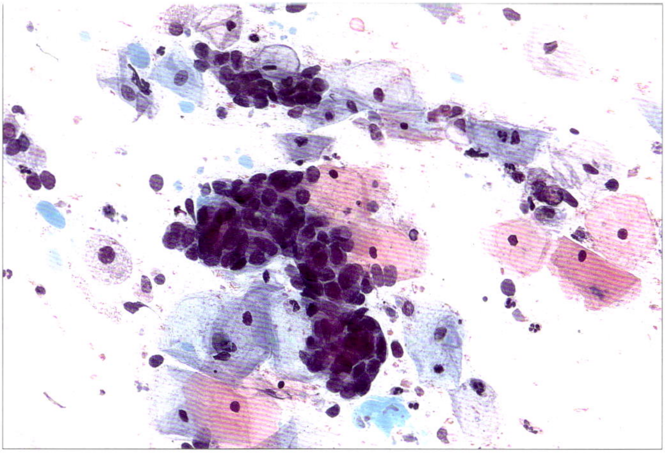

Abb. 174

Adenokarzinom der Endozervix (Obj. 20 x)

> Traubenförmiger (glandulärer) Zellverband mit hoher Zellkerndichte
> Zellkerne vielfach überlagert, hyperchrom
> Zellstrukturen gut erhalten, keine nennenswerte Autolyse

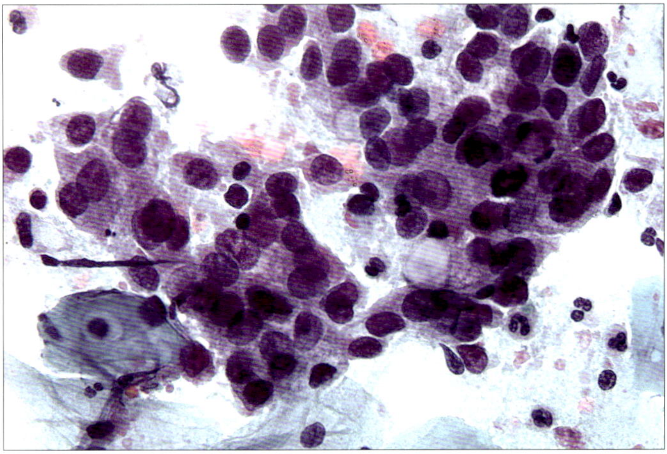

Abb. 175

Adenokarzinom der Endozervix (Obj. 40 x)

> Zellkerne 2- bis 3-fache Größe der Granulozyten
> Zellkernmembran betont; dichte Chromatinstruktur, aber erkennbare Nukleoli

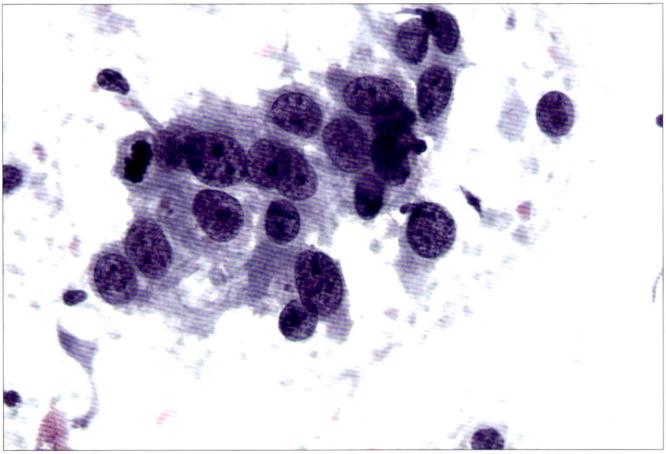

Abb. 176

Adenokarzinom der Endozervix (Obj. 40 x)

> Verband mit hoher Zelldichte, Zellkerne rund bis leicht oval
> Gut erhaltenes grob granuläres Chromatin, noch erkennbare große Nukleoli

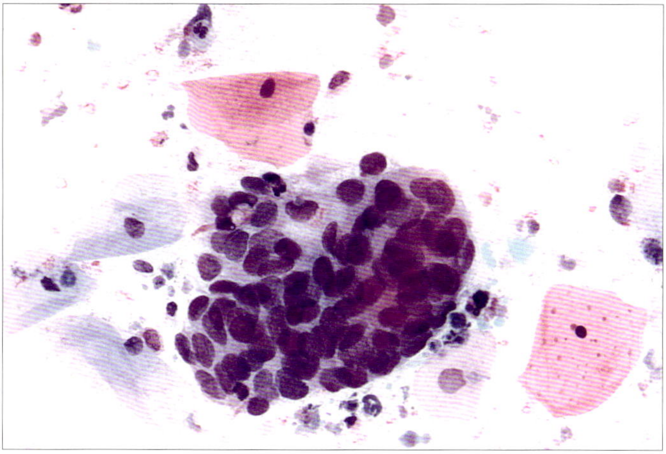

Abb. 177

Adenokarzinom der Endozervix (Obj. 20 x)

> Glandulärer zelldichter Verband mit überlagerten Zellkernen
> Zellkerne ~ 15 – 20 µm mit homogen dichtem Chromatin

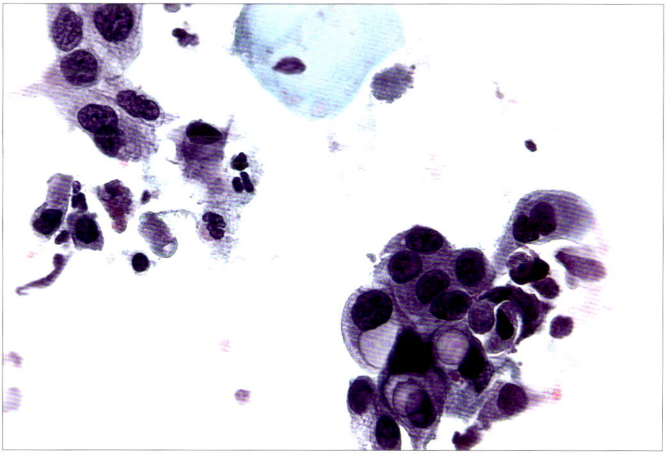

Abb. 178

Adenokarzinom der Endozervix mit Sekretvakuolen (Obj. 40 x)

> Zellverbände mit hoher Zelldichte, variable Größe und Form der Zellkerne
> Einzelne Zellen mit Sekretvakuolen im Sinne eines muzinösen Adenokarzinoms

24. ENDOMETRIUM: ADENOKARZINOM (Abb. 179–189)

Um 1920 lag das Verhältnis von Zervix- zu Endometriumkarzinomen bei 15 : 1, die Relation hat sich in den letzten Jahrzehnten drastisch verschoben und beträgt jetzt 1 : 2. Heute erkranken in Deutschland jährlich ~ 6.200 Frauen an einem Zervixkarzinom (*Inzidenz* < 12 Frauen/100.000), am Endometriumkarzinom jedoch ~ 11.500 Frauen (*Inzidenz* > 25/100.000). Was sind die Gründe für diese gegensätzliche Entwicklung? Das Zervixkarzinom ist eine Erkrankung der Frau zwischen 30 und 45 Jahren, am Endometriumkarzinom hingegen erkranken ältere Frauen mit einem Altersgipfel zwischen dem 65. und 75. Lebensjahr. Nur wenige Karzinome treten vor dem 40. Lebensjahr auf. Die stark angestiegene Inzidenz für das Endometriumkarzinom ist zum Teil auch in der gestiegenen Lebenserwartung begründet (Quelle: Statistisches Bundesamt 2007):

1900	weibl.: 48,3 Jahre	männl.: 44,8 Jahre
1930	weibl.: 63,5 Jahre	männl.: 60,0 Jahre
1965	weibl.: 74,3 Jahre	männl.: 67,5 Jahre
2005	weibl.: 81,7 Jahre	männl.: 75,9 Jahre

24.1 Karzinogenese

80 % der Endometriumkarzinome sind östrogensensible Karzinome, ein lang dauernder höherer Östrogenspiegel ohne zyklische Gegenregulation durch Gestagene erhöht das Karzinomrisiko. Die restlichen 20 % der Karzinome sind nicht hormonabhängig, kanzerogene Faktoren sind hier nicht bekannt. Beide Formen des Karzinoms sind zytologisch und histologisch isomorph.

- **östrogensensibles (syn.: hormonsensibles) Karzinom, ein low-risk-Karzinom:**
  - durch exogene Hormonzufuhr
    - bei meist langjähriger Applikation von Östrogenen ohne Gegenregulation durch Gestagene. Die Hormone werden insbesondere im Klimakterium und in der frühen Postmenopause häufig verschrieben, um das subjektive Missempfinden zu lindern. Die langjährige Östrogenapplikation gilt seit einigen Jahren auch in Deutschland wegen möglicher Nebenwirkungen (u. a. Thromboseneigung, höhere Rate von Mammakarzinomen) als umstritten. Östrogene

wirken wahrscheinlich nicht direkt als Karzinogen, sondern sind ein Wachstumsfaktor für bereits transformierte Zellen.

- nach Tamoxifen®-Therapie beim Mammakarzinom: Das Medikament ist ein Antiöstrogen, es hemmt das Wachstum hormonempfindlicher Karzinome Nach langjähriger Applikation wird jedoch durch hypophysäre Rückkopplung die Östrogensekretion in den Ovarien aktiviert, Östrogene stimulieren dann das offenbar empfindlichere Endometrium.

- endogen erhöhter Östrogenspiegel
  - bei polyzstischen Ovarien (syn.: PCO-Syndrom; STEIN-LEVENTHAL-Syndrom)
  - beim hormonsezernierenden Granulosa- oder Thekazelltumor des Ovars
  - bei Leberzirrhose, das Steroidmolekül Östrogen wird durch die Leberzelle nur zeitlich verzögert metabolisiert
  - durch die Aromatase; das Enzym ist insbesondere im Fettgewebe vorhanden und bewirkt die Umwandlung von Steroidhormonen z. B. aus der Nebennierenrinde in Östrogen; der Mechanismus erklärt die höheren Östrogenspiegel bei Frauen mit Adipositas oder Diabetes mellitus Typ II
  - bei früher Menarche oder später Menopause, hier ist die hormonaktive Zeit länger
  - bei Nullipara; während einer Schwangerschaft ist der Gestagenspiegel hoch, die Wirkung der Östrogene dementsprechend über einen längeren Zeitraum gering

- **nicht östrogenabhängiges Endometriumkarzinom, ein high-risk-Karzinom;** die Karzinome sind gewöhnlich gering differenziert.

24.2 Krankheitsbild und diagnostische Methoden

Klinisches Leitsymptom des Endometriumkarzinoms ist die irreguläre Blutung in der Peri- oder inbesondere in der Postmenopause. Zytologisch finden sich gelegentlich Karzinomzellen, die Patientin ist zu diesem Zeitpunkt aber gewöhnlich durch irreguläre Blutungen auffällig. Das Karzinom ist bereits invasiv, wenn vielfach auch noch in einem relativ frühen Stadium. Für die Früherkennung insbesondere der endometrialen Präkanzerose ist die Zytologie absolut ungeeignet. Der Zytologe muss aber Endometrium in der Peri- und Postmenopause sicher erkennen und dem behandelnden Arzt den Befund mitteilen. Diese wird dann zunächst die vaginale Endometriumsonografie veranlassen, bei einer Endometriumdicke von > 5 mm wird der Befund durch eine Abrasio abgeklärt.

24.3 Präkanzerose des Endometriumkarzinoms

Bei lang andauernder Einwirkung von Östrogenen – ohne die physiologische Gegenregulation der Gestagene – proliferiert das Endometrium vermehrt, es kommt zur umschriebenen oder flächenhaften Endometriumhyperplasie:

- einfache Hyperplasie (syn.: glandulär zystische Hyperplasie), insbesondere bei anovulatorischen Zyklen, wie sie in der Perimenopause häufig vorkommen; diese Form der Hyperplasie ist keine Präkanzerose
- komplexe Hyperplasie (syn.: adenomatöse Hyperplasie): relativ stromaarmes Endometrium mit hohem Anteil von Drüsentubuli, das Drüsenepithel ohne Atypien; im Verlauf von bis zu 20 Jahren entwickelt sich in ~ 2 % ein Endometriumkarzinom
- atypische Hyperplasie: Das glanduläre Epithel mit mikropapillären Zellverbänden, die Zellkerne vergrößert und entrundet, das Chromatin vergröbert. Die atypische Hyperplasie gilt als Präkanzerose des (hormonsensiblen) Endometriumkarzinoms, in ~ 30 % entwickelt sich nach 10 bis 20 Jahren ein Endometriumkarzinom. Für den Histopathologen ist es vielfach schwierig, die atypische Hyperplasie von einem hochdifferenzierten Endometriumkarzinom abzugrenzen.

24.4 Materialgewinnung für die Zytologie

Die gezielte Materialgewinnung aus dem Cavum uteri mit einem Entnahmeinstrument – Prevical™, Pipelle™, TruTest™ u. a. m. – ist problematisch. Gewöhnlich wird der relativ enge Zervixkanal instrumentell aufgedehnt, der

Eingriff ist schmerzhaft und zudem besteht die Gefahr einer aszendierenden bakteriellen Entzündung.
Endometrium kommt im konventionellen Abstrichpräparat eher zufällig vor. Hauptproblem ist, dass Endometriumzellgruppen im konventionell entnommenen Abstrich gewöhnlich ± stark autolytisch-degenerativ verändert sind (Abb. 179).
Endometrium im Abstrich nach dem 10. bis 12. Zyklustag ist bei der Patientin > 40. Lebensjahr ein Befund, auf den der behandelnde Arzt nachdrücklich hingewiesen werden sollte. Die Münchner Nomenklatur ermöglicht, „normale Endometriumzellen auch nach der Menopause" als Gruppe II zu befunden. Es wird hier leider nicht berücksichtigt, dass in 5 bis 10 % der Fälle mit zytologisch unauffälligem Endometrium in der Postmenopause ein hochdifferenziertes Endometriumkarzinom vorliegt. Die zytologische Detektion der atypischen Endometriumhyperplasie gelingt nur in Einzelfällen (Abb. 180, 181).

24.5 Zytologie des Endometriumkarzinoms

Die WHO-Klassifikation unterscheidet beim Endometriumkarzinom verschiedene Subtypen, ~ 85 % sind endometroide Adenokarzinome: Zytologisch ist die Unterteilung nur in einzelnen Fällen einmal möglich. Zellen des Endometriumkarzinoms liegen gewöhnlich in kompakten, teils traubenförmigen Zellverbänden („Zellballen") vor, isoliert gelegene Zellen eines Adenokarzinoms sind schwierig zu interpretieren. Das hochdifferenzierte Endometriumkarzinom (syn.: G1-Karzinom) unterscheidet sich nicht oder nur geringfügig vom unauffälligen Endometrium: Die Kernform ist kaum verändert, das Chromatin diskret vergröbert, die Kerne sind etwas größer als in der Intermediärzelle (Abb. 182 – 184). Beim wenig differenzierten Karzinom (syn.: G3-Karzinom) sind die Zellatypien wesentlich stärker ausgeprägt: Die > 15 µm großen Zellkerne liegen ungeordnet dicht, das Chromatin ist grob granulär, Kernform und -größe sind deutlich unregelmäßig (Abb. 185, 186). Gelegentlich sind im Zytoplasma – auch des gut differenzierten Adenokarzinoms – Sekretvakuolen sichtbar (Abb. 187).
Stromazellen sind beim Endometriumkarzinom im zytologischen Präparat nicht zu erwarten, das Karzinom besteht nahezu ausschließlich aus glandulärem Epithel bei erheblicher Verminderung der Stromazellen (Abb. 188).

Der relativ seltene MÜLLER-Mischtumor tritt nur bei Frauen in der Postmenopause auf. Auffällig ist die extreme Zellatypie mit stark vergrößerten und polymorphen Zellkernen (Abb. 189). Der Tumor geht von pluripotenten Zellen der beiden MÜLLER-Gänge aus, neben epithelialen Anteilen sind vielfach auch undifferenzierte mesenchymale Zellen vorhanden. Die Prognose des Tumors ist ausgesprochen schlecht.

24.6 Differenzialdiagnose

- endozervikales Adenokarzinom; das Epithel in Endozervix und im Endometrium geht aus dem Epithel der konfluierten MÜLLER-Gänge hervor, 25 % der endozervikal gelegenen Adenokarzinome sind ebenfalls endometroide Karzinome
- CIN 3-Läsion mit Ausbreitung in Krypten der endozervikalen Schleimhaut; die zelldichten drüsenähnlichen Zellgruppen ähneln dem Endometriumkarzinom stark (Abb. 159, S. 184). Die Patientin ist gewöhnlich ~ 20 bis 30 Jahre jünger. Weitere isoliert liegende Zellen der CIN 3-Läsion erleichtern die Diagnose.

24.7 Therapie

85 % der Endometriumkarzinome werden wegen der subjektiv empfundenen Beschwerden relativ früh im Stadium I diagnostiziert, das Karzinom ist noch auf das Corpus uteri beschränkt. Im Stadium II ist bereits die Zervix uteri infiltriert. Karzinome in diesen Stadien werden – soweit der Allgemeinzustand der Patientin dies nicht ausschließt – operiert. Der Hysterektomie wird eine Nachbestrahlung angeschlossen, um ein Rezidiv im Vaginalstumpf zu verhindern. Die 5-Jahres-Überlebensrate für die Tumorstadien I und II beträgt 85 % bzw. 70 %.

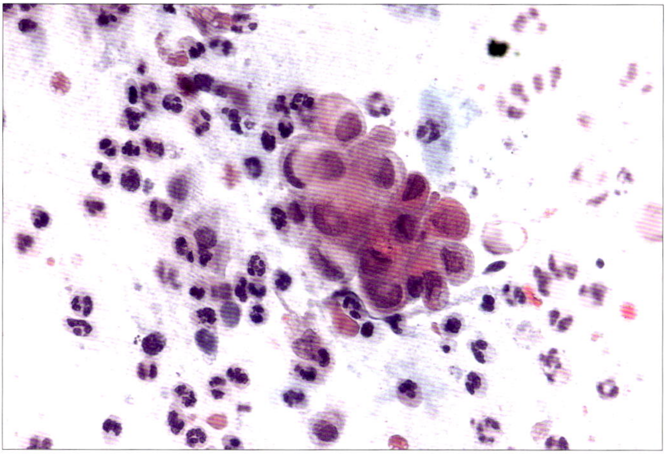

Abb. 179

Endometriumkarzinom, degenerativ-autolytisch verändert (Obj. 20x)

> Zellverband mit gut erhaltenem glandulärem Muster
> Zellkerne anisomorph, vielfach aber schlecht erhaltene Chromatinstruktur

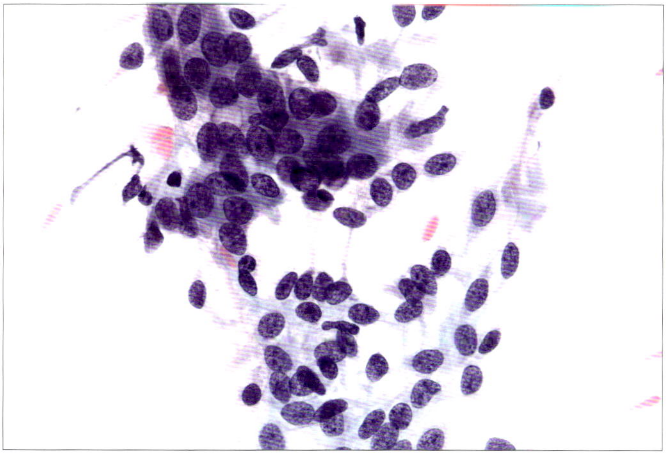

Abb. 180

einfache adenomatöse Endometriumhyperplasie (Obj. 20x)

> Glanduläre Anordnung der Zellen im Verband
> ~ 10 µm große Zellkerne, durchgehend isomorph zu dem glandulären Endometrium
> Die o. g. Diagnose wurde im histologischen Präparat gestellt

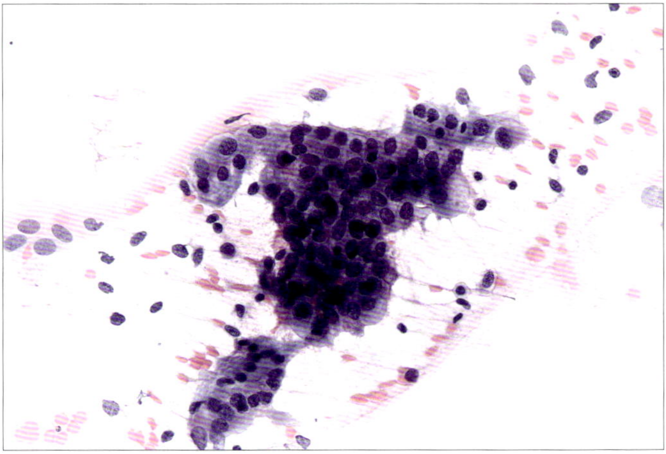

Abb. 181

Adenomatöse Endometriumhyperplasie mit Atypien (Obj. 20x)

> Glanduläre Zellgruppe mit etwas unregelmäßiger Kerngröße
> Die o.g. Diagnose wurde im histologischen Präparat gestellt

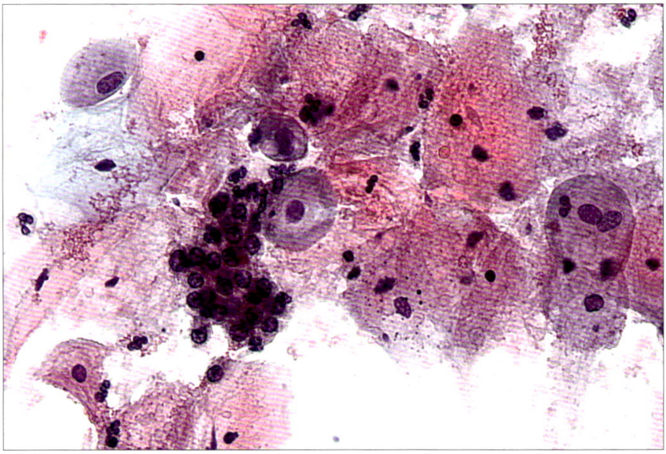

Abb. 182

Hochdifferenziertes Endometriumkarzinom G1 (Obj. 20x)

> Endometriumzellverband ohne Atypien
> Klin.: perimenopausale Blutungen, o.g. Diagnose ergab sich nach vaginaler Endometriumsonografie mit nachfolgender Abrasio

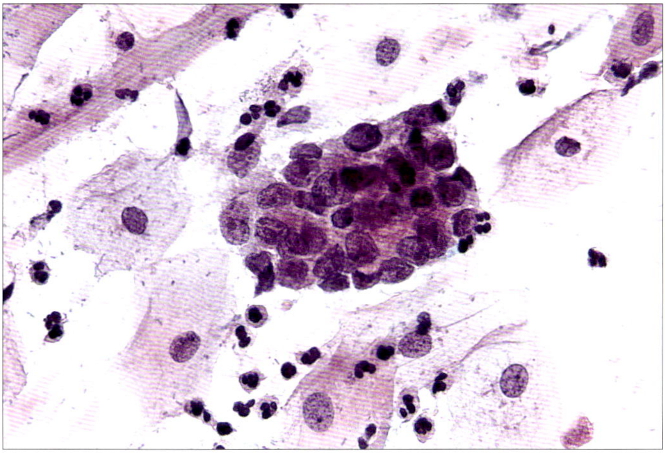

Abb. 183

Mäßig differenziertes Endometriumkarzinom G2 (Obj. 20 x)

> Glandulärer Endometriumzellverband mit Zellkernen > 10–12 µm
> Zellkerne teils etwas deformiert, leicht vergröbertes Chromatin

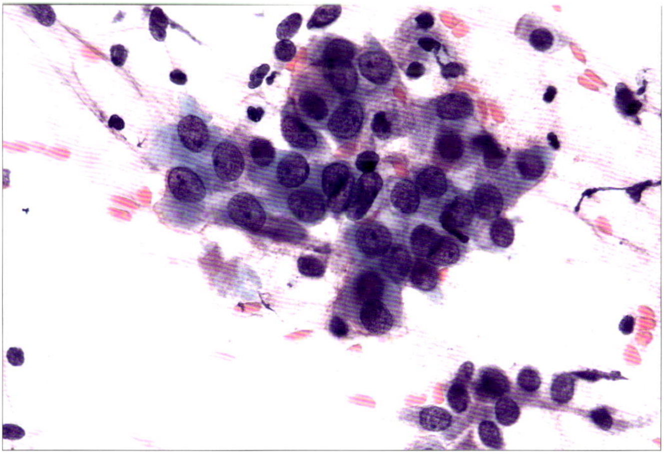

Abb. 184

Hochdifferenziertes Endometriumkarzinom G1 (Obj. 40 x)

> Relativ gleichmäßige Größe und Form der Zellkerne
> Auffällig betonte Zellkernmembran, gut sichtbare Nukleoli
> Abrasio zu empfehlen, o. g. Diagnose erfolgte histologisch

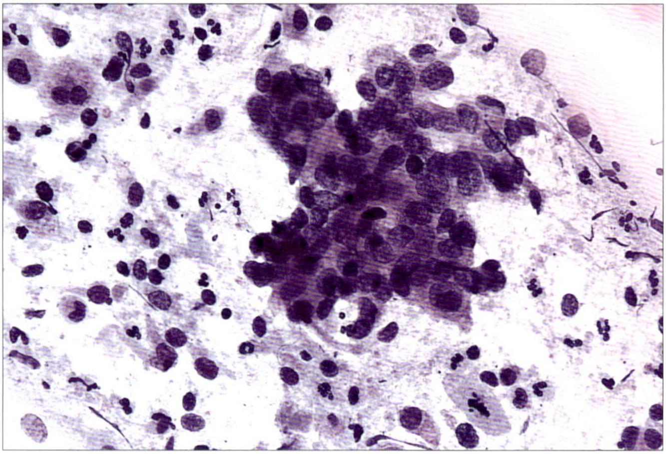

Abb. 185

Wenig differenziertes Endometriumkarzinom G3 (Obj. 20 x)

> Drüsiger Zellverband, Zellkerne > 15 µm mit grob granulärem Chromatin
> „Tumordiathese" vorwiegend mit Niederschlägen von Fibrin

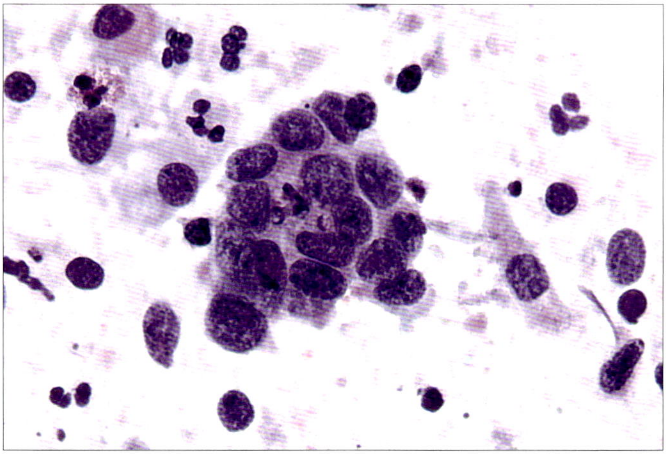

Abb. 186

Wenig differenziertes Endometriumkarzinom G3 (Obj. 40 x)

> Zellkerne teilweise etwas größer als Granulozyten
> Unregelmäßige Form der Zellkerne, sehr grob granuläres Chromatin

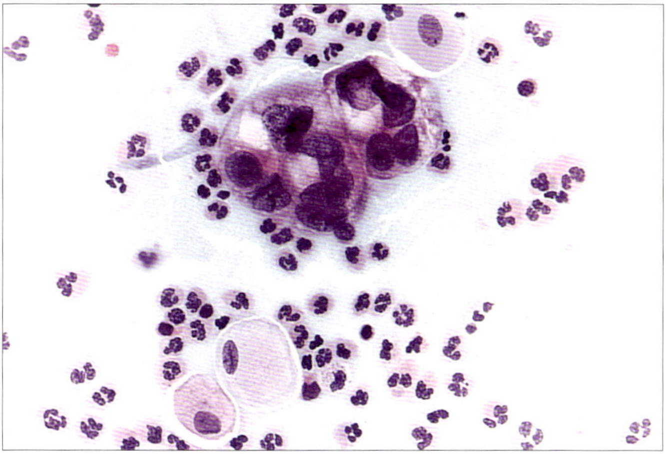

Abb. 187

Muzinöses Endometriumkarzinom (Obj. 20 x)

> Zellgruppe mit Zellkernen > 25 µm, hyperchrom und deformiert

> Teils große wasserklare Vakuolen im Zytoplasma

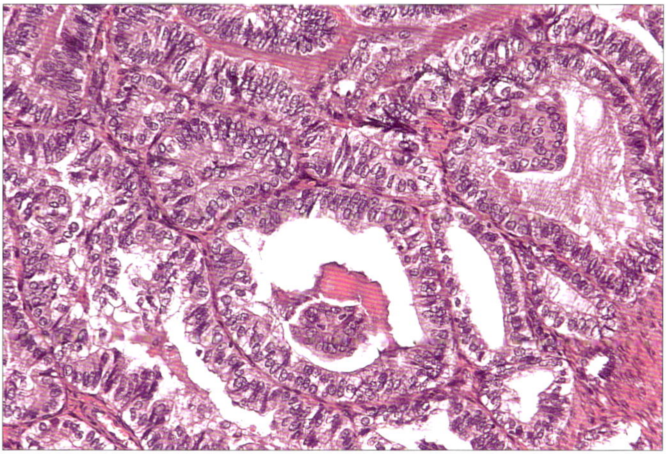

Abb. 188

Endometriumkarzinom (histol. Präparat, H & E, Obj. 10 x)

> Zelldichte glanduläre Zellverbände, kleine papilläre Epithelverbände

> Ausschließlich epitheliale Zellverbände, kein Stroma (vgl. dagegen Abb. 81, S. 115)

Abb. 189

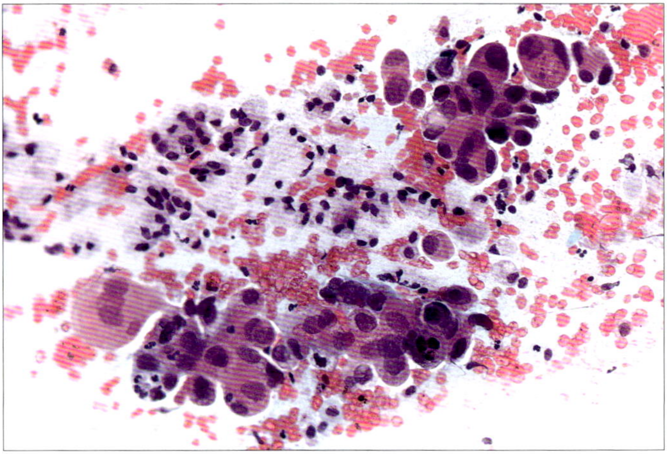

Maligner MÜLLER-Mischtumor des Endometriums (Obj. 20 x)

> Undifferenzierte (glanduläre ?) Zellverbände mit mittelbreitem Zytoplasma

> über 25 – 30 µm große hyperchrome Zellkerne, variable Kernform

25. UNGEWÖHNLICHE TUMOREN IM ZERVIXABSTRICH (Abb. 190–200)

Gelegentlich enthält der Abstrich Zellen, die sich weder der Ekto- oder Endozervix noch dem Endometrium zuordnen lassen. Die korrekte Diagnose ergibt sich in den meisten Fällen erst durch Einbeziehung klinischer Befunde.

In die Zervix infiltrieren oder metastasieren fast ausschließlich Adenokarzinome, insbesondere aus den direkt benachbarten Organen Ovar, Rektum oder Colon, seltener aus einem Urothelkarzinom der Harnblase (Abb. 190–193). Aus der Vielzahl weiterer Karzinome, die möglicherweise einmal im Zervixabstrich vorkommen können, werden nur wenige Beispiele abgebildet (Abb. 194–197). Entscheidend ist, dass der Zytologe die Zellverbände korrekt als maligne einordnet. In vielen Fällen wird die Diagnose zunächst „Karzinom der Endozervix oder des Endometriums“ lauten. Bei einem histologisch negativen, zytologisch aber eindeutig positiven Befund sollte der Zytologe Rücksprache mit dem behandelnden Arzt nehmen und weitere Untersuchungen anregen. Entscheidend ist, dass auch an die Möglichkeit eines extrauterin gelegenen Primärtumors gedacht wird.

In der Literatur wird häufig darauf hingewiesen, dass bei extrauterinem Ursprung von Tumorzellverbänden eine „Tumordiathese“ fehle. Dieser Hinweis ist für Zellgruppen, die kanalikulär – also über Tube und das Cavum uteri – in den Abstrich gelangen, wohl korrekt. Wenn der Primärtumor aber in die Zervix oder Vaginalwand metastasiert hat, ist der Hinweis nicht mehr überzeugend: Die über dem Infiltrat gelegene Schleimhaut ulzeriert, neben Tumorzellverbänden enthält der Abstrich dann Erythrozyten, Granulozyten, Fibrin und Detritus.

Gelegentlich werden Zellen eines uterinen Leiomyoms sichtbar, der benigne Charakter bleibt erhalten (Abb. 198). Die maligne Variante, das Myosarkom, zeigt Atypien, die problemlos als „maligne“ interpretiert werden müssen: Das Zytoplasma ist homogen rötlich, die extrem großen und hyperchromen Zellkerne liegen typischerweise ausgesprochen exzentrisch (Abb. 199). Auch beim seltenen Stromasarkom des Endometriums befinden sich die atypischen Zellkerne vielfach am Zellrand (Abb. 200). Die endgültige Diagnose erfolgt auch hier durch die histologische Untersuchung.

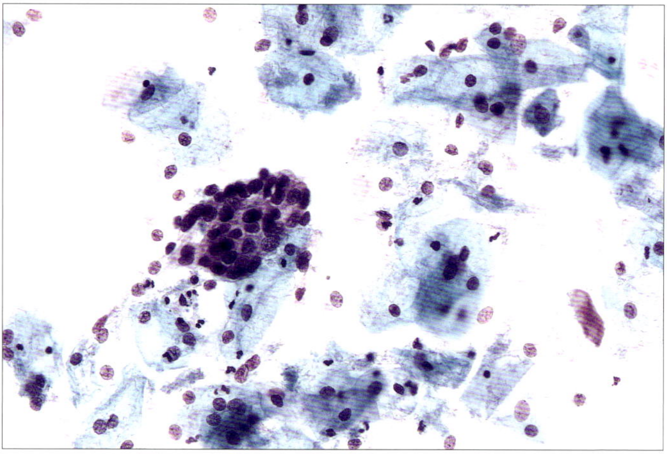

Abb. 190

Ovarialkarzinom im Zervixabstrich (Obj. 10 x)

- Atypisches Epithel, glanduläre Formation
- Unauffälliges übriges Zellbild mit DÖDERLEIN-Bakterien
- Abrasio unauffällig; weitere Untersuchungen –> Ovarialkarzinom

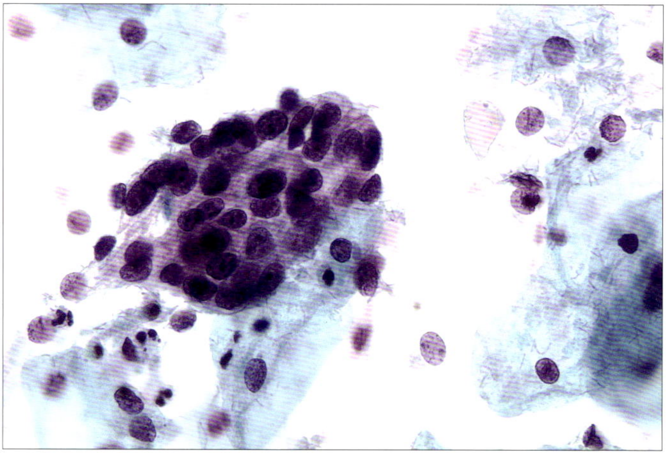

Abb. 191

Ausschnittvergrößerung o. g. Fall

- Zellkerne mit grob granulärem Chromatin und Nukleoli
- DD: endozervikales Adenokarzinom (vgl. Abb. 173–175, S. 194–195)

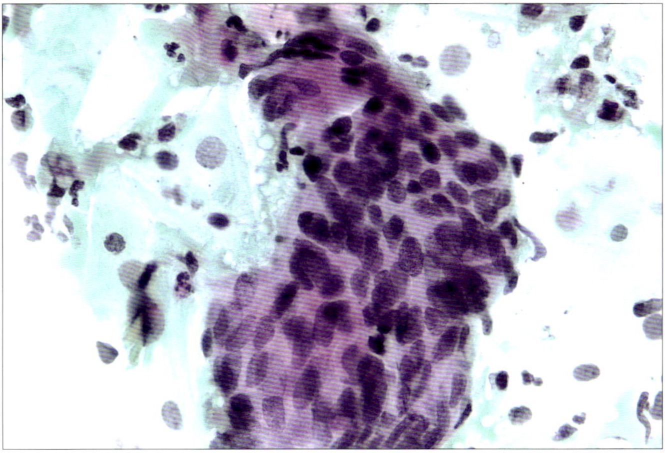

Abb. 192

Rektumkarzinom im Zervixabstrich, vor 4 Jahren Rektumkarzinom-OP (Obj. 20x)

> Zellverband malignen glandulären Epithels
> DD: endozervikales Adenokarzinom

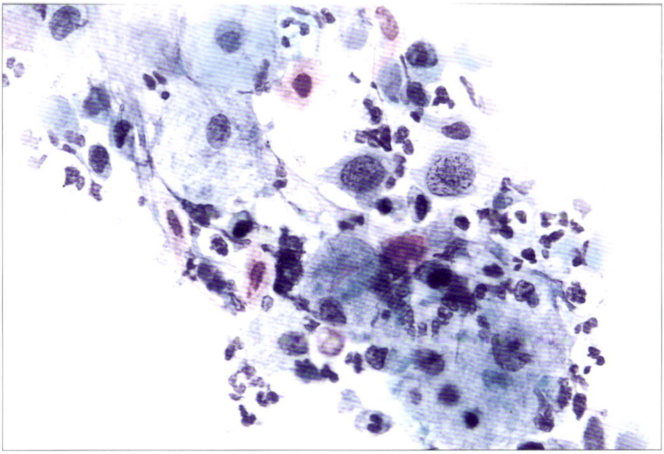

Abb. 193

Harnblasenkarzinom im Zervixabstrich (Obj. 20x)

> Atypisches Epithel, an Plattenepithel erinnernd
> Klinisch und kolposkopisch unauffällig
> Weitere Untersuchungen –> Urothelkarzinom der Harnblase

Abb. 194

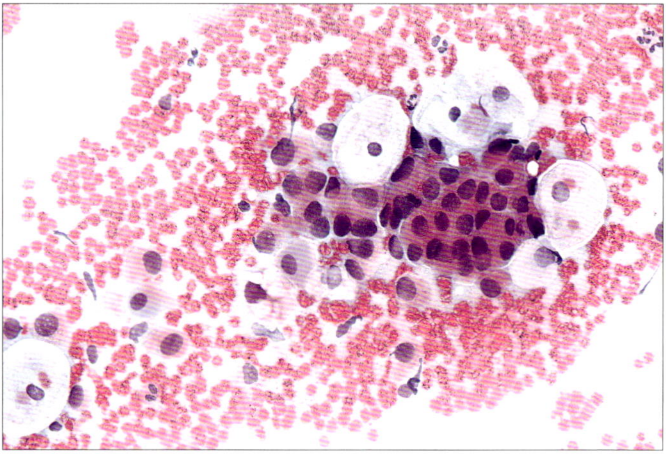

Mammakarzinom im Zervixabstrich, vor 7 Jahren Mammakarzinom (Obj. 20 x)

> Karzinomzellverband plattenepithelial bis glandulär
> Anamnestischen Hinweis beachten
> Histologischer Befund –> metastasiertes duktales Mammakarzinom

Abb. 195

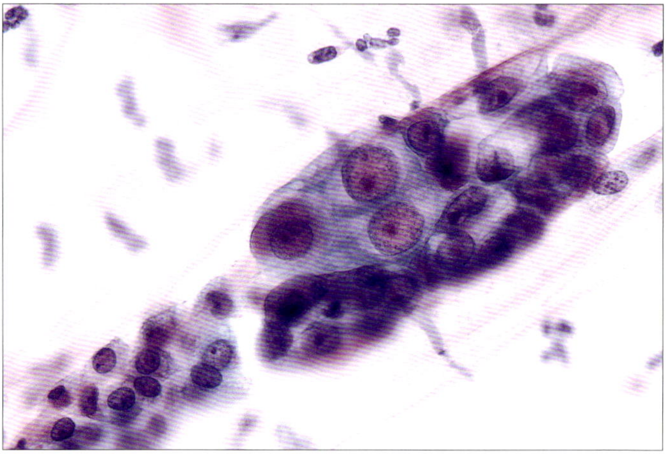

Pankreaskarzinom im Abstrich, Ikterus seit 6 Wochen (Obj. 40 x)

> Zytologisches Bild nicht kompatibel mit uterinem Adenokarzinom
> Weitere Untersuchungen –> Pankreaskarzinom mit Verschluss des Gallengangs (klin.: Ikterus)

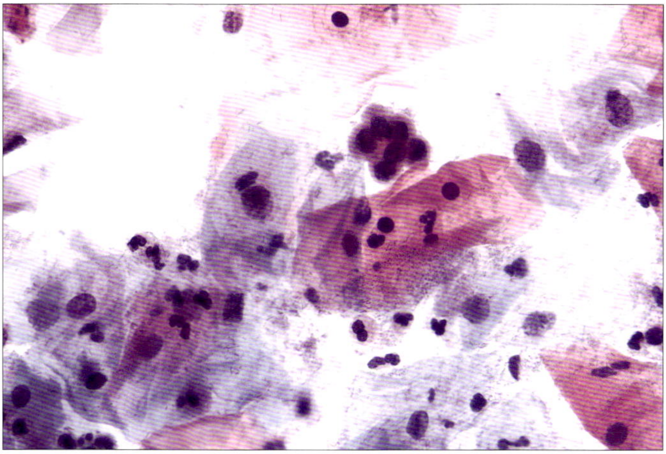

Abb. 196

Papilläres Schilddrüsenkarzinom im Zervixabstrich (Obj. 20 x)

> Leicht zu übersehen: kleine atypische glanduläre Zellgruppe
> Abrasio unauffällig
> Weitere Untersuchungen –> papilläres Schilddrüsenkarzinom mit weiteren Metastasen

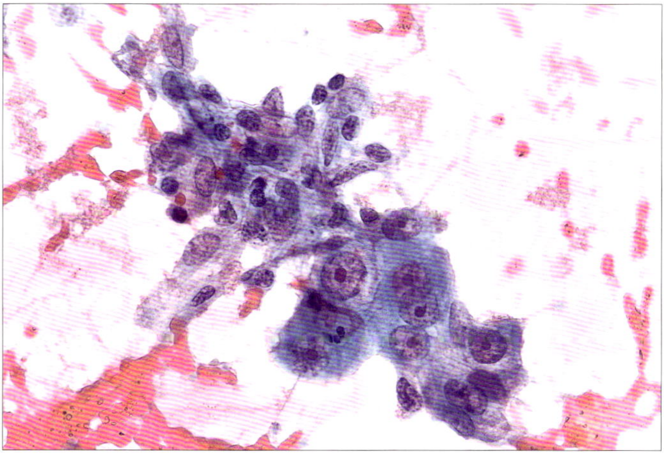

Abb. 197

Renales Karzinom im Zervixabstrich, vor 3 Jahren Nephrektomie (Obj. 20 x)

> Spindel- und großzellig differenziertes Karzinom
> Auffälliges Euchromatin und Makronukleoli
> Bioptisch-histologischer Befund –> metastasiertes renales Karzinom

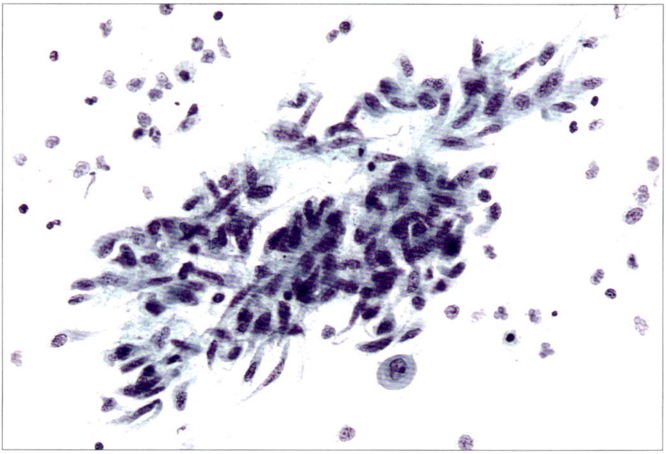

Abb. 198

Leiomyom des Corpus uteri (Obj. 20 x)

> Zellen mit isomorphen, länglichen und normochromen Zellkernen
> Das Leiomyom liegt submukös und ist teils nekrotisch zerfallen

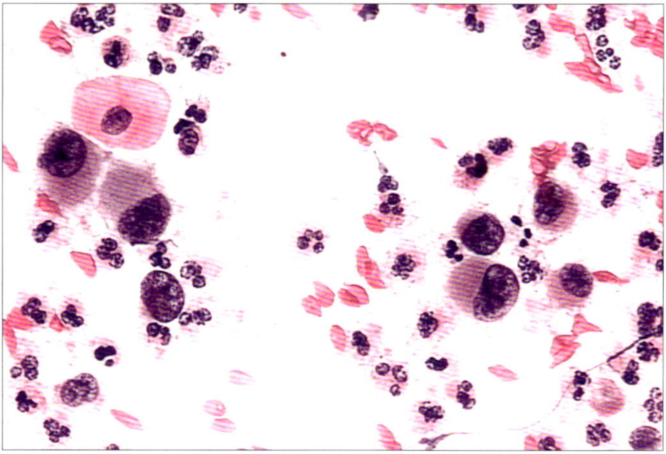

Abb. 199

Myosarkom des Uterus (Obj. 20 x)

> Tumorzellen mit extrem großen, massiv hyperchromen Zellkernen
> Auffällige exzentrische Lage der Zellkerne, eosinophiles Zytoplasma

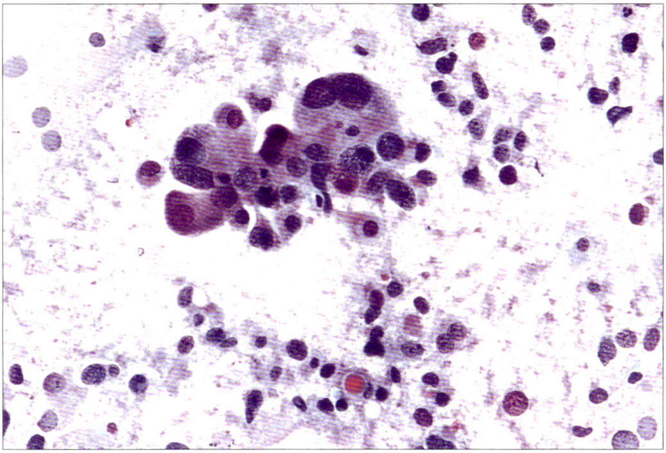

Abb. 200

Stromasarkom des Endometriums (Obj. 20x)

- Gruppe von Tumorzellen mit große deformierten Zellkernen
- Grob granuläres Chromatin; auffällige exzentrische Lage der Zellkerne
- Diagnose nach histologischer Untersuchung des Abradats

26. VULVAZYTOLOGIE (Tab. 13, Abb. 201–209)

Die Vulva ist Teil der Haut, das breite Spektrum dermatologischer Erkrankungen findet sich damit auch in dieser Region:

- Reaktionen auf exogene Noxen, z. B. als Ekzem
- Dermatosen ungeklärter Ätiologie, z. B. als Lichen sclerosus
- Autoimmunerkrankungen, z. B. als Pemphigus vulgaris
- infektiöse Veränderungen bakterieller, viraler oder mykotischer Ätiologie
- Neubildungen des Plattenepithels, z. B. als Plattenepithelkarzinom
- Neubildungen kutaner Pigmentzellen, z. B. als Melanom
- Neubildungen der Hautanhangsgebilde

Die Treffsicherheit der Vulvazytologie ist nicht mit der des Zervixabstrichs vergleichbar, die präparativ-technischen Voraussetzungen sind einfach nicht optimal. In einigen Fällen kann der zytologische Abstrich aber durchaus richtungsweisend sein und die Patientin einer Therapie zuführen. An dieser Stelle werden lediglich die häufigsten Veränderungen herausgegriffen.

26.1 Anatomie

Das äußere Genitale (Abb. 201) umfasst

- Mons pubis und Labia majora (große Schamlippen), sie sind von verhorntem Plattenepithel bedeckt, das im Bereich der Schamlippen medial in ein nicht verhorntes Plattenepithel übergeht. Das Bindegewebe enthält Haarschäfte, Talg-, Schweiß- und Duftdrüsen.
- Labia minora (kleine Schamlippen), Clitoris und Vestibulum vaginae (syn.: Scheidenvorhof) sind von nicht verhorntem Plattenepithel bedeckt. Bei Nullipara überdecken die großen Schamlippen die darunter gelegenen Bereiche. Bei Frauen, die bereits geboren haben, sind kleine Schamlippen und Vestibulum vaginae sichtbar. In das Vestibulum münden schleimsezernierende Drüsen ein. Epithel und Bindegewebe der Vulva haben Hormonrezeptoren, das Gewebe des äußeren Genitales unterliegt hormonellen Einflüssen.

26.2 Technik der Abstrichentnahme

Gut auswertbare Abstriche ergibt der Spatel: Unter kräftigem Druck wird die verhornte Oberfläche abgeschabt, der Abstrich enthält dann auch Zellen aus den kernhaltigen Zellschichten. Abstriche mit dem konventionellen Watteträger sind meist unergiebig. Besser geeignet sind maschinell gefertigte feste Watteträger (Q-tips®), sie werden mit 2 bis 3 Tropfen physiologischer Kochsalzlösung angefeuchtet. Die Ausstriche werden mit 96% Ethanol bzw. 80% Iso-propanol oder einem Fixierspray fixiert. Es empfiehlt sich, für Vulvaabstriche die PAPANICOLAOU-Färbung zu modifizieren (Tab. 13).

Bei der Gewebsentnahme zur histologischen Abklärung eines Befunds ist die Stanzbiopsie der vielfach üblichen Knipsbiopsie vorzuziehen. Die Eindringtiefe des Instruments ist bei vergleichbarer Läsion der Oberfläche deutlich größer (Abb. 202).

26.3 Normale Vulvazytologie

Vulvaabstriche sind gewöhnlich zellarm, es überwiegen parakeratotische Plattenepithelien mit schattenhaft erhaltener Kernstruktur sowie kernlose Hornlamellen (orthokeratotisches Epithel). Die Plattenepithelzellen der Vulva sind – offensichtlich durch die Austrocknung bedingt – kleiner als die der Vagina oder Ektozervix (Abb. 203). Das Zytoplasma ist homogen orange bis gelbbraun angefärbt und nicht transparent, die Zellen sind oft geriffelt oder gefältelt.

26.4 Klinik der Vulvaerkrankungen

Die Patientin empfindet wegen der dichten Nervenplexus bei nahezu allen Erkrankungen der Vulva Juckreiz (Pruritus vulvae); der Arzt erkennt bei der Inspektion häufig gerötete, geschwollene oder auch ulzerierte Areale. Zum Ausschluss präkanzeröser oder maligner Läsionen kann die Zytologie dann hilfreich sein, für die übrigen Vulvaerkrankungen ist sie nur eingeschränkt möglich.

Vulvaerkrankungen werden klassifiziert in

- entzündliche Reaktionen
- Dermatosen der Vulva und epitheliale Wachstumsstörungen
- benigne Gewebsneubildungen
- Präkanzerosen und maligne Gewebsneubildungen

Lediglich die letztgenannte Gruppe ist für die Zytologie geeignet, die übrigen Krankheitsbilder werden jedoch hier angeführt, da sie auf den Antragsscheinen häufiger angeführt sind.

26.5 Zytologie: Entzündungen der Vulva

Die Vulvitis ist eine Entzündung des äußeren Genitales, sie tritt häufig auf. Die nicht infektiöse Entzündung wird durch eine Vielzahl chemisch-physikalischer Faktoren hervorgerufen: Unzureichende Hygiene, einengende Bekleidung, starke Schweißabsonderung, Reaktion auf Sprays, Seifen oder Desinfektionslösungen. Sie begleitet Allgemeinerkrankungen, z. B. Diabetes mellitus oder Urämie. Die unbehandelte Kolpitis wird früher oder später durch den Fluor mit Bakterien, Viren oder Pilzen eine infektiöse Vulvitis hervorrufen. Die Zytologie ist wenig hilfreich, die Diagnose wird nach dem klinischen Befund gestellt. Candida spec. sind wahrscheinlich Teil der normalen Flora im Vulvabereich, erst ein Befund mit hoher Keimdichte bei meist schwacher Abwehrreaktion der Patientin sollte als Candidamykose bezeichnet werden.

Virale Infektionen werden durch Sexualkontakte übertragen, zytologisch lassen sich diagnostizieren:

- HPV mit flachen oder spitzen Kondylomen (Condyloma acuminata), die für zervikale Läsionen pathognomonischen Koilozyten sind im Vulvaabstrich gewöhnlich nicht vorhanden. HPV-assoziierte Zellatypien sind nicht von den Atypien bei VIN-Läsionen zu unterscheiden.

- Herpes-simplex-Viren – im Bereich der Vulva Typ HSV 2 – werden sexuell übertragen. Die im Plattenepithel gelegenen Blasen rupturieren, mehrkernige Epithelien treten auf.

Weitere sexuell übertragene Infektionen wie Syphilis oder Granuloma inguinale sind heute außerordentlich selten, das zytologische Bild ist uncharakteristisch.

26.6 Zytologie: Dermatosen der Vulva und epitheliale Wachstumsstörungen

Die Ätiologie dieser Erkrankungen wird auch unter dem Begriff „chronische Vulvaerkrankungen" zusammengefasst (früher: Vulvadystrophie). Leitsymptome sind der chronische Verlauf, starker Juckreiz und das Missempfinden von Trockenheit.

WHO und ISSVD (International Society for the Study of Vulvovaginal Disease) empfehlen eine Klassifikation, die dermatologische wie auch histopathologische Befunde berücksichtigt:

- Lichen sclerosus (früher: atrophische Vulvadystrophie oder Craurosis vulvae), die häufigste chronische Vulvaerkrankung. Betroffen sind alle Altersstufen, vorwiegend jedoch Frauen in der Postmenopause. Die Schleimhaut ist atrophisch, flach mit weißlichen Arealen. Das entzündlich infiltrierte Bindegewebe sklerosiert im weiteren Verlauf, das Gewebe schrumpft bis hin zur Stenose des Introitus vaginae. Die Erkrankung gilt als nicht neoplastische Epithelreaktion, die Zytologie ist uncharakteristisch.
- Plattenepithelhyperplasie (früher: hyperplastische Vulvadystrophie), sie geht mit einem leicht erhöhten Karzinomrisiko einher. Betroffen sind Frauen zwischen dem 50. und 60. Lebensjahr. Die Schleimhaut ist verdickt und gerötet, oberflächlich mit hyperkeratotischen grauweißen Plaques verändert. Der COLLINS-Test (2 % Toluidinlösung für 3 Min. einwirken lassen, mit 1 % Essigsäure abspülen) färbt proliferationsaktive Areale blau; die Reaktion ist jedoch unspezifisch, entzündliche Veränderungen, VIN-Läsionen und Karzinome reagieren positiv. Die Zytologie ist auch hier wenig hilfreich, vielfach erfolgt die Abklärung bioptisch.
- in 10 bis 15 % der Fälle chronischer Vulvaerkrankungen finden sich Mischformen mit atrophischen und hyperplastischen Arealen. Mischform und Plattenepithelhyperplasie sind teils mit Zellatypien assoziiert und sollten dann als VIN-Läsion klassifiziert werden. Der Arzt behandelt mit

lokaler Applikation von Corticoiden und fetthaltigen Salben; bei Verdacht auf eine VIN-Läsion ist die histologische Abklärung zu empfehlen.

26.7 Zytologie: benigne Gewebsneubildungen

Benigne Tumoren liegen meist unter der Epidermis, sie werden zytologisch nur gelegentlich erfasst z. B. bei oberflächlicher Ulzeration oder Ruptur des tiefer gelegenen, meist zystischen Tumors (z. B. Hidradenom und Syringom = Adenome der Schweißdrüsen).

Pigmenttumoren können intraepidermal (seborrhoische Warze; verschiedene Naevi) oder subepidermal liegen, zytologisch lassen sie sich nicht diagnostizieren.

26.8 Zytologie: maligne Gewebsneubildungen

3 % aller malignen Tumoren der Frau betreffen die Vulva. Es erkranken vorwiegend Frauen über 60 Jahre, in den letzten Jahren aber zunehmend auch jüngere Frauen. 90 % der Läsionen sind Plattenepithelkarzinome und 5 % Melanome. Selten ist der Morbus PAGET der Vulva.

- plattenepitheliale Präkanzerosen: VIN (vulväre intraepitheliale Neoplasie). Zytologisch ist bei den VIN-Läsionen – im Gegensatz zu den ektozervikalen CIN-Läsionen – eine Zuordnung nach dem Reifegrad des Epithels nicht möglich. VIN I und II zeigen geringfügig vergrößerte und hyperchrome Zellkerne, die Dyskaryosen werden leicht verwechselt, z. B. mit einer entzündlichen Reaktion. Bei VIN III-Atypien ist die Zelle gewöhnlich deutlich kleiner, die Zellkerne sind vergrößert und stark hyperchrom; die Chromatinstruktur ist wegen der meist ausgeprägten degenerativen Veränderungen nicht erhalten. Einen wichtigen Hinweis liefert die verschobene Kern-Plasma-Relation (Abb. 204–206).

VIN I	leichte Dysplasie (bei HPV-Infektion oder hyperplastischer Dystrophie)
VIN II	mäßige Dysplasie
VIN III	schwere Dysplasie / Carcinoma in situ (früher: Morbus BOWEN, bowenoide Papulose), ein invasives Karzinom ist nicht ausgeschlossen

- Plattenepithelkarzinom: Die Inzidenz ist mit 3/100.000 Frauen gering, betroffen sind überwiegend Frauen ab dem 60. Lebensjahr, in den letzten Jahren erkranken zunehmend auch jüngere Jahrgänge. Häufigste Lokalisation sind die großen Labien, weniger Clitoris oder die kleinen Labien. Das Karzinom ist gewöhnlich stark verhornt bis verrukös und gut differenziert. 35 % der betroffenen Frauen konsultieren wegen Rötung, Juckreiz, schuppender Oberfläche oder Ulzeration mit Blutung den Arzt. Die zytologische Treffsicherheit ist begrenzt: Nur in 60 % werden diagnostisch relevante Zellen gewonnen. Falsch negative Befunde sind häufig, unter der hyper- oder parakeratotischen Epithelschicht gelegene Tumorzellen werden oft nicht erfasst. Zytologisch entspricht der Befund dem eines Plattenepithelkarzinoms der Ektozervix mit stark hyperchromen und elongierten Zellkernen, das Zytoplasma ist kräftig braungelb bis orange gefärbt. Undifferenzierte, nicht verhornte Plattenepithelkarzinome zeigen große entrundete Zellkerne in meist zyanophilem Zytoplasma (Abb. 207).

- Morbus PAGET: Der Befund ist isomorph zu dem Morbus PAGET der Mamille, dieser ist stets mit einem duktalen Mammakarzinom verknüpft. Der Morbus PAGET der Vulva hingegen findet sich gewöhnlich nur intraepidermal, ist gelegentlich jedoch auch mit einem Adenokarzinom der lokalen Schweiß- oder Talgdrüsen assoziiert. Zytologie: Epithelien mit großen, runden und nicht kondensierten Zellkernen, die Zellen bilden Zellballen oder Rosetten (Abb. 208).

- Melanom: In Relation zu der geringen Hautoberfläche kommen Melanome der Vulva deutlich häufiger vor als in der übrigen Haut. Der Tumor ist gewöhnlich bereits ulzeriert, zytologisch finden sich Detritus, Granulozyten und Tumorzellen mit prominenten Nukleoli und gelbbraunen Pigmentgranula im Zytoplasma (Abb. 209). Vulvamelanome sind zum Zeitpunkt der Diagnose meist weit fortgeschritten, die Prognose ist schlecht.

Modifizierte PAPANICOLAOU-Färbung für die Vulvazytologie

96 % Isopropanol	15–30 Sek.
absteigende Alkoholreihe 80 % –> 70 % –> 50 % Isopropanol	jeweils 15 Sek.
Wasser	30 Sek.
Hämatoxylin Harris (Papanicolaou-Lösung 1)	10 Min.
fließend wässern	5–10 Min.
aufsteigende Alkoholreihe 50 % –> 70 % –> 80 % –> 96%	jeweils 15–30 Sek.
Orange-G6 (Papanicolaou-Lösung 2 a)	10–15 Min.
2 x spülen in 96 % Isopropanol	jeweils 15–30 Sek.
Polychrom EA 50 (Papanicolaou Lösung 3 b)	10 Min.
3 x spülen in 96% Isopropanol	jeweils 15–30 Sek.
100% Isopropanol	15–30 Sek.
3 x Xylol	jeweils 15–30 Sek.

Tab. 13

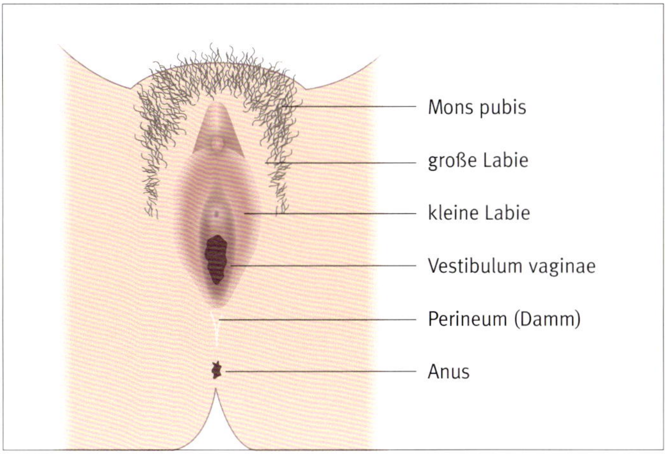

Abb. 201

Anatomie der Vulva

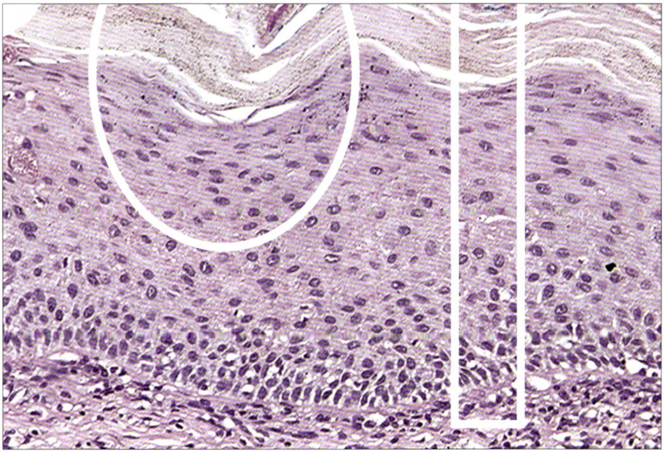

Abb. 202

Biopsie mit Zange und Stanze (histol. Präparat, H & E, Obj. 10 x)

> l. Biopsiezange: größeres Gewebsstück, aber keine basalen Zellschichten
> r. Stanze: mit basalem Epithel und subepithelialem Bindegewebe

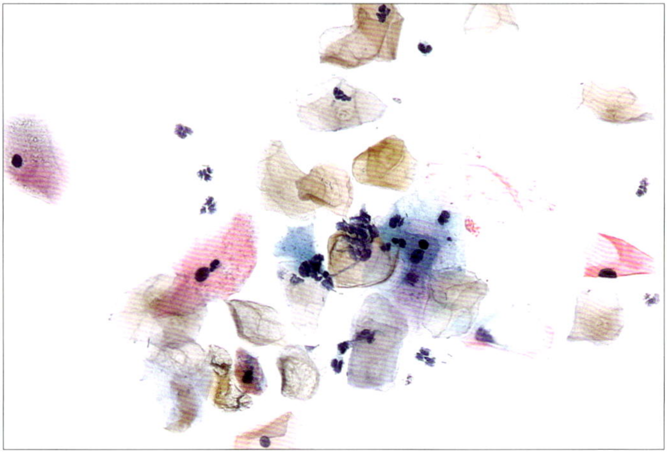

Abb. 203

Vulvazytologie: unauffälliges Plattenepithel (Obj. 10 x)

> Kernloses orthokeratotisches Plattenepithel (große Labie)

> Kernhaltige SZ (kleine Labie bzw. Vaginalschleimhaut)

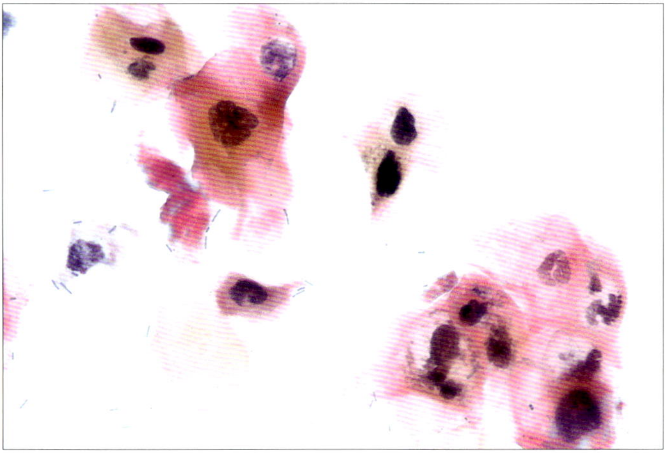

Abb. 204

Vulvazytologie: VIN 1 (Obj. 40 x)

> Zellen vom Typ der SZ

> Ausgeprägt hyperchrome, deformierte und vergrößerte Zellkerne

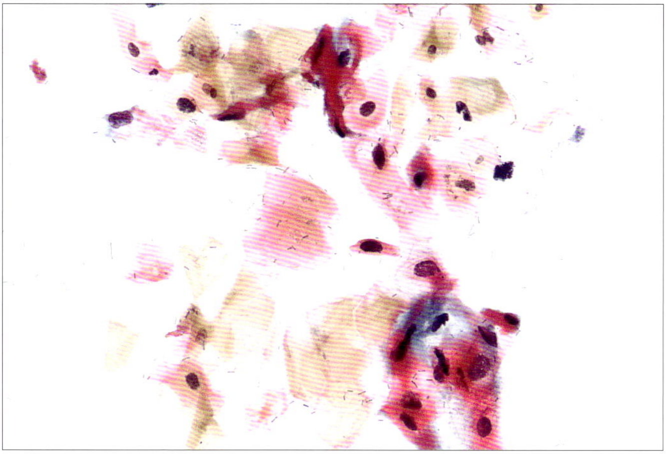

Abb. 205

Vulvazytologie: VIN 1, Übergang zu VIN 2 (Obj. 20 x)

> SZ und IZ: große, massiv hyperchrome und deformierte Zellkerne
> Unauffälliges orthokeratotisches Epithel

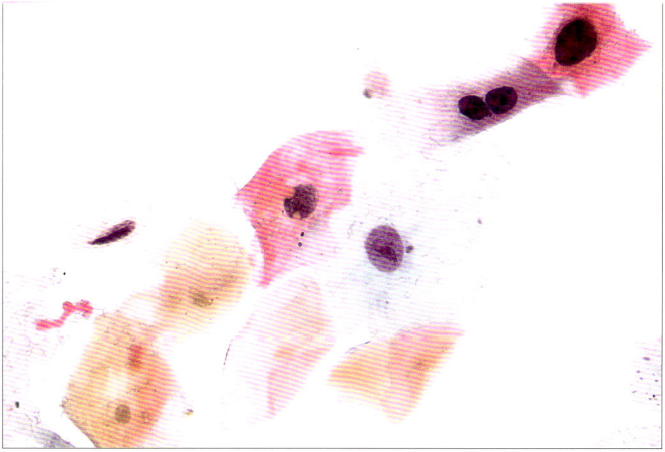

Abb. 206

Vulvazytologie: VIN 3 bei Craurosis vulvae (Obj. 40 x)

> Zentral VIN 1: Orthokeratose und 2 Zellen einer leichten Dysplasie
> r. oben VIN 3: kl. IZ mit hyperchromen, unregelmäßig großen Zellkernen

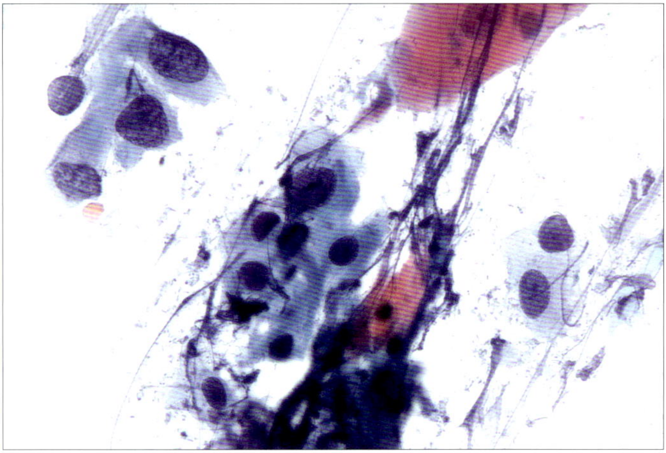

Abb. 207

Vulvazytologie: gering verhorntes Plattenepithelkarzinom (Obj. 20 x)

- Karzinomzellen mit relativ schmalem zyanophilem Zytoplasma
- Zellkerne stark vergrößert, unregelmäßige Kernform, grobes Chromatin

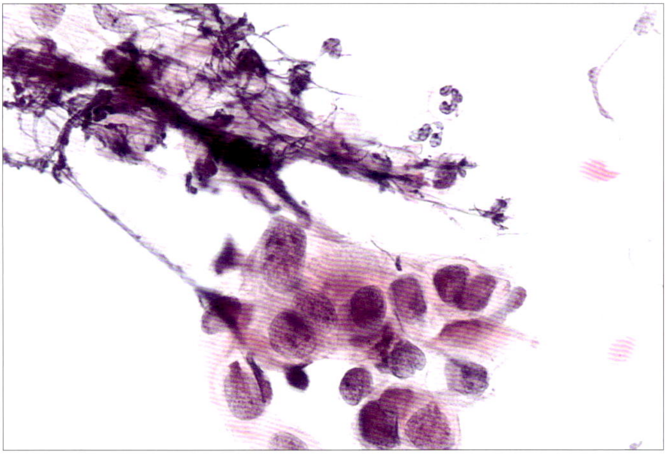

Abb. 208

Vulvazytologie: Morbus PAGET (Obj. 20 x)

- Karzinomzellen in einem glandulären Zellverband
- Zellkerne ~ 20 µm, Euchromatin; Zytoplasma durchscheinend, farblos

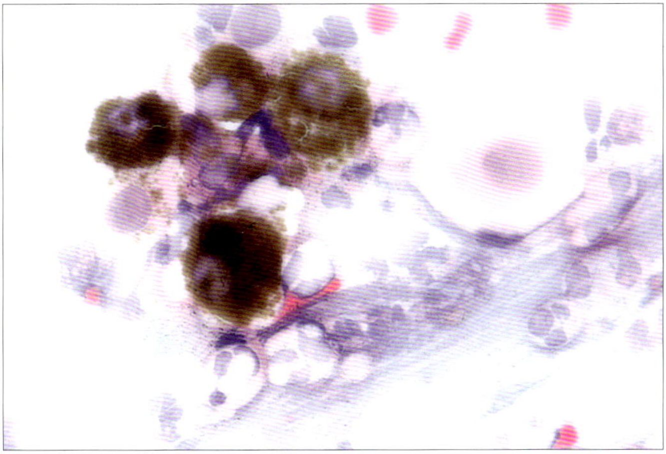
Abb. 209

Vulvazytologie: Melanom (Obj. 40 x)

- Im Zytoplasma der Tumorzellen zahlreiche Melaningranula
- Restliche Strukturen fortgeschritten autolytisch-degenerativ verändert

27. DIFFERENZIALDIAGNOSTISCHE TABELLEN

Der Zytologe beurteilt den Zellkern, das Zytoplasma, den Hintergrund des Präparats und die Anordnung sowie das Verteilungsmuster der Zellen. Vor der endgültigen Diagnose werden die einzelnen Kriterien jeweils auf ihr Vorkommen auch bei anderen Befunden überprüft, der Diagnose geht somit stets die Differenzialdiagnose voraus.

Auffällige Beobachtungen sind – für sich allein genommen – oft vieldeutig. Erst die Synopsis mehrerer Details festigt die Diagnose. Nachfolgende Tabellen sind als Anregung gedacht. Die ausgewählten Kriterien – Kernvergrößerung, Mehrkernigkeit, Anordnung der Zellen im Verband u. a. m. – wurden nach den Erfahrungen im Unterricht und der täglichen Arbeit im Labor zusammengestellt. Jeder von uns hat „Stärken" und „Schwächen", jeder kann selbst am besten beurteilen, welche Fälle immer wieder einmal Probleme bereiten: Hierfür lassen sich dann ähnliche tabellarische Zusammenstellungen ausarbeiten.

27.1 Vergrößerter Zellkern

Definition: Kern > 10 µm, d. h. größer als Zellkerne in großen Intermediärzellen

- zervikales Zylinderepithel, insbesondere bei Entzündung und unter Einwirkung von Gestagenen
- Parabasalzelle, insbesondere bei kohäsiver Form der Atrophie
- reaktive Kernvergrößerungen
    - · entzündlich-mikrobiell –> bakterielle Mischflora-, Soor- oder Trichomonas- kolpitis
    - · metabolisch –> Folsäuremangel
    - · unreife plattenepitheliale Metaplasie
    - · zervikales Regenerationsepithel
    - · nach Strahlentherapie oder Applikation von Zytostatika
- plattenepitheliale Präkanzerosen CIN 1 und CIN 2
- nicht verhorntes Plattenepithelkarzinom
- Adenokarzinome (Endozervix, Endometrium oder Karzinommetastasen)

27.2 Hyperchromer Zellkern

Definition: Farbdichte intensiver als im Zellkern großer Intermediärzellen

- Superfizialzelle	Zellkern pyknotisch < 7 µm
- Apoptose bei plattenepithelialer Atrophie	Zellkern < 7 µm
- CIN 1 und CIN 2	Zellkern > 20 µm
- CIN 3	Zellkern 15 bis 20 µm

- verhorntes Plattenepithelkarzinom

- Laborfehler (bei Überfärbung bzw. unzureichender Differenzierung)

- „blue blobs" im Abstrich bei Atrophie

27.3 Mehrkernige Zelle

Mehrkernigkeit wird häufig in Zellverbänden ohne deutliche Zytoplasmagrenzen vorgetäuscht

- bei kohäsiver Form der Atrophie und epithelialer Regeneration

Mehrkernigkeit in engerem Sinn ist gewöhnlich Zeichen einer Mitosestörung

- gelegentlich im benignen ektozervikalen Plattenepithel oder bei Metaplasie
- häufig im endozervikalen Flimmerepithel
- Histiozyten, insbesondere in histiozytären Riesenzellen beim Abstrich in der Postmenopause
- Synzytiotrophoblast in der Schwangerschaft (physiologisch)
- Virusinfektionen (Herpes und Humanes Papillom-Virus)
- gelegentlich im Plattenepithelkarzinom

27.4 Auffällige Nukleoli (Makronukleoli)

Nukleoli enthalten ribosomale RNA und Proteine, sie signalisieren die gesteigerte Proteinsynthese

- endozervikales Zylinderepithel, vor allem bei Entzündung
- endozervikales Adenocarcinoma in situ (ACIS)
- zervikale epitheliale Regeneration
- uterine Adenokarzinome (Endozervix, Endometrium)
- nicht verhorntes Plattenepithelkarzinom
- Karzinommetastasen, insbes. von Ovar und Colon/Rektum

27.5 Die „kleine“ Zelle

Definition: Zelle bis 15 µm groß, d.h. ungefähre Größe der Parabasalzelle

- Lymphozyt, insbesondere bei follikulärer Zervizitis
- Histiozyt oder gelegentlich auch Plasmazelle
- zervikale Reservezelle
- unreife (frühe) plattenepitheliale Metaplasie
- CIN 3 (plattenepitheliale schwere Dysplasie/CIS)
- Endometrium (glanduläres Epithel und Stromazelle)

27.6 Zellverbände

- glanduläres Endometrium
- sekretorisches Endozervixepithel, auch Adenocarcinoma in situ (ACIS)
- plattenepitheliale Atrophie in der Postmenopause, kohäsive Form
- unreife (frühe) plattenepitheliale Metaplasie
- zervikale epitheliale Regeneration
- CIN 3 mit Wachstum in Schleimhautkrypten der Endozervix
- verhorntes Plattenepithelkarzinom
- Adenokarzinome (Endozervix, Endometrium und Metastasen)

27.7 Präparatehintergrund

- physiologisch: Granulozyten in der zweiten Zyklushälfte
- relativ häufig: einzelne Erythrozyten und Histiozyten
- Blutung bei Abstrichentnahme mit Spatel oder Zervixbürste insbesondere in der Postmenopause oder bei zervikaler Ektopie
- bei lokaler Epitheldestruktion, z. B. durch IUP, Tampon, Pessar oder Sexualkontakt
- massive, in erster Linie ulzeröse Entzündung
- Menstruationsphase mit Erythrozyten, Histiozyten und Fibrin
- suspekt – ausgenommen oben aufgelistete Befunde – sind Fibrin und Detritus (Zellfragmente)
- sogenannte „Tumordiathese“, z. B. beim Plattenepithelkarzinom

27.8 Vakuolen im Zytoplasma

- physiologisch: endozervikales Zylinderepithel, Histiozyten und Metaplasie (insbesondere unreife Metaplasie)
- degenerativ, überwiegend im unreifen Plattenepithel, dann häufig auch in Zellkernen
- endozervikales oder endometriales muzinöses Adenokarzinom (nur vereinzelt)
- Metastase, insbesondere eines Kolonkarzinoms

28. DÜNNSCHICHTZYTOLOGIE (Abb. 210–217)

Eine unbestrittene Schwäche der konventionellen Zytologie ist die häufig unbefriedigende Qualität der Präparate: Zellarme Abstriche, mangelhafte Fixierung der Zellstrukturen, Zellüberlagerungen, störende Beimengung von Schleim, Erythrozyten oder Granulozyten, fehlerhafter und unzureichender Zelltransfer auf den Objektträger sind für ~ zwei Drittel der falsch negativen Befunde verantwortlich; in nicht wenigen Fällen wird mit einem ungeeigneten Entnahmeinstrument die für die Krebsfrüherkennung so wichtige Junktionszone nicht korrekt abgestrichen u. a. m. Diese präparativen Mängel belasten die *Sensitivität* der Zytologie. Der Stellenwert der Zytologie leidet dadurch erheblich. Es liegt nahe, die *Sensitivität* der Krebsfrüherkennung durch Vermeidung dieser technischen Mängel zu verbessern. Unabhängig davon müssen zytologisch tätige Personen sich regelmäßig in Theorie und Praxis fortbilden (Kap. 12).

Mit der Dünnschichtzytologie (syn.: flüssigkeitsgestützte Zytologie, Monolayerzytologie u. a. m.) lässt sich ein Teil der Mängel vermeiden, jedoch wäre dies auch bei sorgfältiger konventioneller Abstrich- und Ausstrichtechnik durchaus möglich. In zahlreichen Studien wurden konventionelle Präparationstechnik und Dünnschichtzytologie miteinander verglichen. Auf die vielfach konträren Ergebnisse wird an dieser Stelle jedoch nicht eingegangen.

Die gesetzlichen Krankenkassen in Deutschland bieten die Dünnschichtzytologie in ihrem Leistungskatalog nicht an. Die Technik wird jedoch u. a. in den USA und der Schweiz ergänzend oder alternativ zur herkömmlichen Abstrichzytologie eingesetzt und ist sowohl in England als auch in Schottland Standard im öffentlichen Gesundheitswesen. Nachfolgend seien Pro und Kontra einander gegenübergestellt.

Pro Dünnschichtzytologie:

- der Abstrich erfolgt mit einem der Anatomie der Zervix angepassten Entnahmeinstrument (Zervixbesen oder Spatel); ektozervikales Plattenepithel, Metaplasiezellen aus der Junktionszone und endozervikales Zylinderepithel werden hier zwangsläufig in einem Arbeitsgang erfasst
- die Zellen werden optimal in einem ausreichenden Flüssigkeitsvolumen fixiert

- das im Labor gefertigte Präparat ist eine repräsentative Stichprobe des entnommenen Zellmaterials
- nur ein Teil der Zellsuspension wird zum Präparat verarbeitet, damit ist gewöhnlich ausreichend Restmaterial für ergänzende Untersuchungen verfügbar (HPV-Detektion, Immunzytologie, Fluoreszenz-in-situ-Hybridisierung, Sammlungspräparate u. a. m.); vielfach bleibt der Patientin ein erneuter Arztbesuch erspart, allein die Bitte um einen Kontrollabstrich kann die Patientin stark verunsichern
- Kernatypien sind in vielen Fällen vor dem meist „sauberen" Präparatehintergrund leichter zu erkennen
- die relativ gleichmäßige Anordnung der Zellen im Präparat erlaubt das Präparatescreening durch automatisierte Bilderkennungssysteme, der Zytologe kann sich den unklaren oder krankhaften Befunden intensiver zuwenden

Kontra Dünnschichtzytologie:

- das mikroskopische Bild weicht teils von dem des konventionellen Abstrichpräparats etwas ab, bei einigen Systemen ist die Mikrobiologie nur schwierig zu erkennen; das zunächst ungewohnte zytologische Bild erfordert eine Einarbeitungszeit
- Investitionen für Laborinstrumente und auch das Verbrauchsmaterial übertreffen die Ausgaben für konventionelle Präparate teils deutlich
- 90 % unserer Bevölkerung sind in den gesetzlichen Krankenkassen versichert, diese vergüten die Dünnschichtzytologie nicht; häufig hat sich hier bereits eine „Zweiklassenmedizin" entwickelt: eine Entwicklung, die unserem (noch) auf sozialem Konsens beruhenden Gemeinwesen nicht entspricht

Die in Deutschland im Handel erhältlichen Systeme werden nachfolgend in alphabetischer Reihenfolge dargestellt. Abbildungen zu den Arbeitsanleitungen und die eines Präparats erhielten wir freundlicherweise von den genannten Firmen.

GynoPrep®
(Vertrieb: Tharmac GmbH, Drosselweg 1, 35647 Waldsolms, www.tharmac.de)

Technische Grundlage: Zentrifugationsverfahren.

Arztpraxis: Der Bürstenkopf des Entnahmeinstruments (ROVERS Cervex-brush®) wird in der Fixierlösung (Ethanolbasis) des Versandgefäßes kräftig ausgespült.

Im zytologischen Labor wird das Probengefäß – nach Registrierung und Vorbereitung der Zentrifuge – aufgeschüttelt, die Zellen werden dadurch gleichmäßig in der Fixierlösung verteilt. 0,5 ml der Suspension werden in die (wiederverwendbare) Zentrifugenkammer (ECOFUNNEL®) pipettiert und für 5 Min. bei 1250 U/min zentrifugiert.

Das Präparat enthält die Zellen in repräsentativer Verteilung in einem markierten 22 x 17 mm großen Areal. Die Fläche entspricht ~ 30 % derjenigen des konventionellen Abstrichpräparats (50 x 24 mm).
In einem Durchlauf werden bis zu 12 Proben aufgearbeitet. Die Präparate werden individuell gefärbt, das mikroskopische Bild unterscheidet sich kaum vom gewohnten Bild bezüglich Farbintensität, Kernfärbung etc. Durch die Zentrifugation sind die Zellen etwas abgeflacht, das mikroskopische Bild ist plan, ein störender 3-D-Effekt tritt nicht auf. Eine besondere Einarbeitung ist nicht erforderlich. Alle mit dem Abstrich entnommenen Elemente sind im Präparat enthalten: Also auch Bakterien, Trichomonas, Erythrozyten, Granulozyten und Histiozyten.
Die restliche Zellsuspension kann über mehrere Wochen aufbewahrt werden, bis zu 10 Präparate von gleicher Zelldichte und -qualität können für ergänzende Untersuchungen gefertigt werden. Alle gängigen molekularmedizinischen Untersuchungen (HPV, L1, p16, DNA-Zytometrie etc.) sind möglich. Wegen der günstigen Anschaffungskosten für Zentrifuge und Zubehör dürfte das GynoPrep®-Verfahren sich insbesondere für das kleinere Labor eignen, in dem das Dünnschichtverfahren in Ergänzung zur herkömmlichen Zytologie angeboten wird.
Das Verfahren ist auch für die extragenitale Zytologie geeignet und in vielen Laboratorien seit Jahren bewährt.

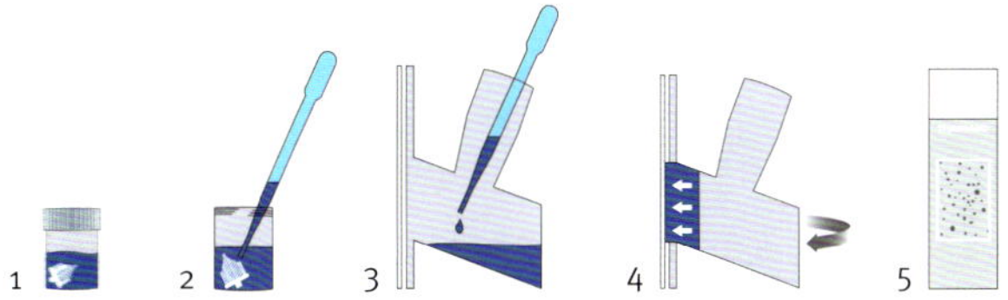

1. Schütteln des Probengefäßes, 2. Entnahme der Zellsuspension, 3. Pipettieren der Zellsuspension in die ECOFUNNEL®, 4. Zentrifugation der Zellsuspension direkt auf den Objektträger, 5. Dünnschichtpräparat

Abb. 210

Aufbereitung nach der GynoPrep®-Methode

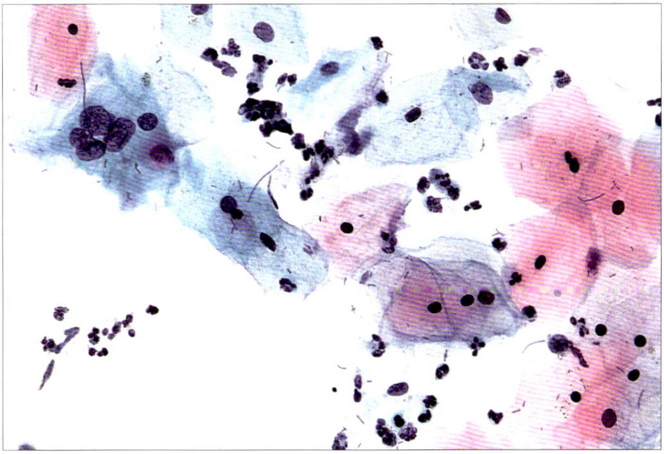

Abb. 211

Leichte, HPV-assoziierte Dysplasie (Obj. 20x)

SurePath®/FocalPoint Guided Screening System®
(Vertrieb: BD Diagnostics – Diagnostic Systems, Tullastr. 8–12, 69126 Heidelberg, www.bd.com)

Technische Grundlage: patentiertes Trennverfahren mit Dichtegradientenzentrifugation (seit vielen Jahren im molekularbiologischen und biochemischen Labor bewährt).

Arztpraxis: Das entnommene Zellmaterial wird mit dem Bürstenkopf des Entnahmeinstruments in alkoholischer Lösung fixiert, das Versandgefäß enthält damit alle entnommenen Zellen einschließlich Erythrozyten, Granulozyten und Histiozyten sowie mikrobielle Partikel.

Bei der Weiterverarbeitung im Labor werden Schleim, Erythrozyten und Granulozyten durch die Dichtegradientenzentrifugation weitgehend eliminiert. Platten- und Zylinderepithelien wie auch Zellen der vaginalen Mikroflora werden automatisch auf den Objektträger pipettiert und nach PAPANICOLAOU gefärbt. Die optimierte Färbereihe ergibt durchgehend weitgehend identische Färberesultate. Die Arbeitsschritte sind automatisiert und erfordern nur wenige manuelle Eingriffe. Das SurePath®-Verfahren ist ein geschlossenes System, es besteht während der präparativen Schritte und der Färbung keine Gefahr der Kontamination mit den übrigen Proben.

Die Zellen sind im Präparat in repräsentativer Verteilung in einem kreisförmigen Areal von 13 mm Durchmesser aufgebracht. Die Fläche entspricht ca. 15 % derjenigen des konventionellen Abstrichpräparats (50 x 24 mm), die Screeningzeit verkürzt sich entsprechend beim SurePath®-Verfahren.

Die verbliebene Zellsuspension kann über mehrere Wochen aufbewahrt werden, bis zu 10 Präparate vergleichbarer Zelldichte und -qualität lassen sich für ergänzende Untersuchungen fertigen.
Das System ist für die Stapelverarbeitung von Präparaten ausgelegt, 48 gefärbte Präparate stehen in weniger als 1 Stunde zur Verfügung. Das SurePath®-Verfahren ist damit auch für größere Laboratorien geeignet.

Ein computerassistiertes Screening der Präparate mit dem von der Firma entwickelten FocalPoint Guided Screening System® ist möglich.

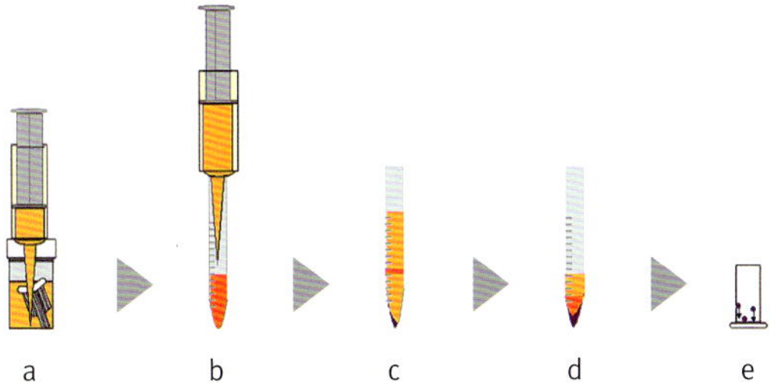

a. Entnahme der Zellsuspension, b. Übertrag in Dichtegradientenröhrchen, c. erste Zentrifugation, d. zweite Zentrifugierung, e. Sedimentation auf Objektträger

Abb. 212

Aufbereitung nach der SurePath®-Methode

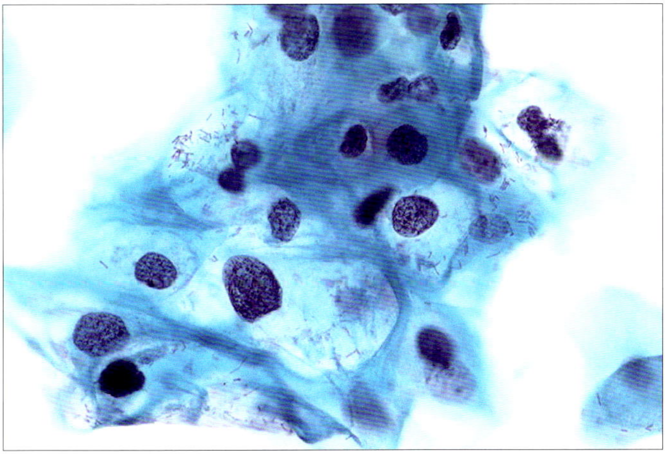

Abb. 213

Leichte, HPV-assoziierte Dysplasie (Obj. 40x)

Thermo Scientific PapSpin™
(Vertrieb: Thermo Fisher Scientific, Im Steingrund 4–6, 63303 Dreieich, www.thermofisher.com)

Technische Grundlage: Zentrifugationsverfahren, durch Zentrifugalkraft werden die Zellen auf den Objektträger sedimentiert.

Arztpraxis: Entnahmekit mit der Zervixanatomie angepasstem Entnahmeinstrument und Versandgefäß mit Fixierlösung. Das Zellmaterial wird einschließlich des Bürstenkopfs in das Versandgefäß eingebracht.

Im zytologischen Labor wird das Probengefäß – nach Registrierung und Vorbereitung der Cytospin®-Zentrifuge – zunächst aufgeschüttelt, die Zellen werden erneut suspendiert. Ein dem System beigefügtes Messgerät (Cytocheck®) misst den Trübungsgrad und damit die Zelldichte der Zellsuspension. Das vom Gerät empfohlene Volumen – gewöhnlich 0,5 ml, bei zellarmer Suspension auch 1 ml – wird in die Kammer der Zentrifuge pipettiert. Dauer der Zentrifugation: 5 Min. bei 1250 U/Min.

Die durch die Zentrifugation etwas abgeflachten Zellen ergeben ein planes mikroskopisches Bild, ein störender 3-D-Effekt tritt nicht auf. Das Präparat enthält die Zellen in einer repräsentativen Verteilung in einem markierten 22 x 15 mm großen Areal. Die mikroskopisch zu untersuchende Fläche entspricht > 25 % derjenigen des konventionellen Präparats (50 x 24 mm).

In einem Umlauf werden 12 Proben aufgearbeitet. Die Färbung erfolgt nach dem im Labor üblichen Färbeverfahren, das mikroskopische Bild des Präparats unterscheidet sich damit nicht vom gewohnten Bild bezüglich Farbintensität, Kernfärbung etc. Alle mit dem Abstrich entnommenen Elemente sind im Präparat enthalten: also auch Bakterien, Trichomonas, Erythrozyten und Granulozyten.

Die restliche Zellsuspension kann über mehrere Wochen aufbewahrt werden, bis zu 10 Präparate gleicher Zelldichte und-qualität können für ergänzende Untersuchungen gefertigt werden.

Das Verfahren ist auch für die extragenitale Zytologie geeignet.

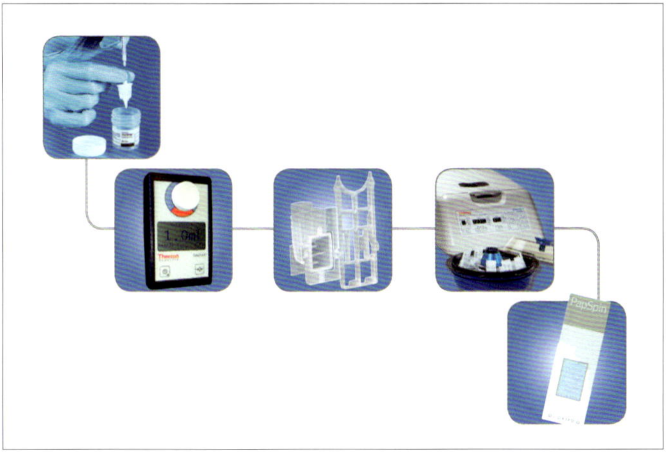

Abb. 214

Aufarbeitung nach der PapSpin™-Methode

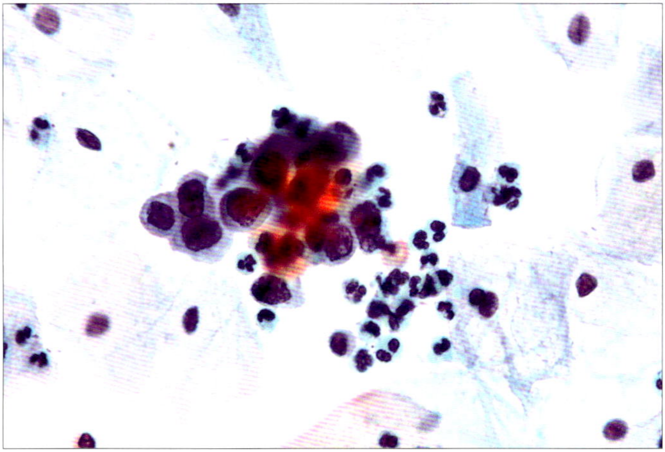

Abb. 215

Schwere Dysplasie/Carcinoma in situ (Obj. 40x)

ThinPrep® Pap Test/ThinPrep® Imaging System®
(Vertrieb: Hologic Deutschland GmbH, Lyoner Str. 15/Atricom, 60528 Frankfurt a. M., www.hologic.de)

Technische Grundlage: Patentierte, prozessorgesteuerte Filtrationstechnik

Arztpraxis: Abstrich-Kit mit Versandgefäß, Zervix-Broom oder Spatel/Zervixbrush. Das Entnahmeinstrument wird in der Fixierlösung im Versandgefäß ausgespült.

Aus der Zellsuspension wird im Labor mit dem ThinPrep® Prozessor das zytologische Präparat gefertigt (halbautomatisch: T2000 Prozessor, vollautomatisch: T3000 bzw. T5000 Prozessor). Die Zellen werden in der Fixierlösung mechanisch gleichmäßig verteilt, das System überprüft die Zelldichte. TransCyt®-Filter mit einer entsprechenden Porengröße sammeln bei geringem Unterdruck, der die Zellmorphologie nicht beeinträchtigt, Zellen auf der Außenfläche der Membran. Die Filtrationsgeschwindigkeit ist prozessorgesteuert. Das Gerät überträgt nach Abschluss der Filtration die Zellen von der Filtermembran auf den Objektträger. Es verbleibt ausreichend Restmaterial für ergänzende Untersuchungen (HPV-Detektion, Immunzytologie, FISH u. a. m.).

Das Präparat ergibt ein kreisrundes planes mikroskopisches Bild mit 22 mm Durchmesser. Die mikroskopisch zu untersuchende Fläche entspricht ~ 32 % der des konventionellen Präparats (50 x 24 mm).

Für das Präparatescreening wurde das ThinPrep® Imaging System entwickelt, hierfür werden die Präparate standardisiert gefärbt. Das System identifiziert auf jedem Objektträger 22 auffällige Areale, insbesondere wird die Farbdichte vermessen. „Auffällig“ heißt hier im Vergleich zu den übrigen Zellen im Präparat, die Diagnose verbleibt beim Untersucher. Die Koordinaten der auffälligen Areale werden an die Assistentin bzw. den Zytologen weitergeleitet, im Verdachtsfall wird der Zytologe die Zellen rasch im Präparat auffinden und kann am Originalpräparat die Dignität beurteilen. Das System lehnt sich eng an die Screeningprozedur im Labor an. Mit zwei unterschiedlichen Versionen ist das System sowohl für größere wie auch kleinere Laboratorien geeignet.

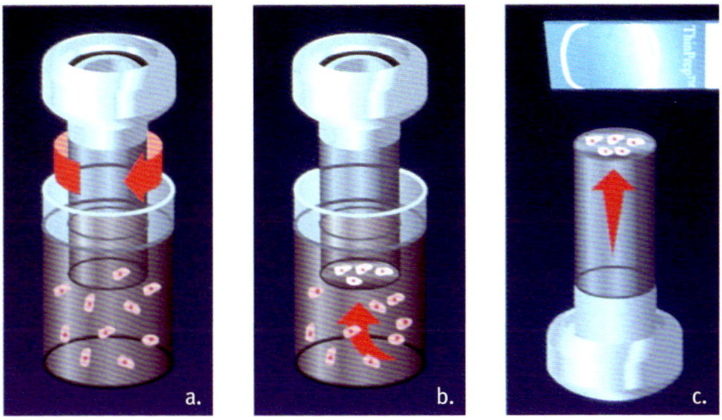

a. Dispersion, b. Zellanreicherung auf dem Filter, c. Zellübertragung

Abb. 216

Aufbereitung nach der ThinPrep®-Methode

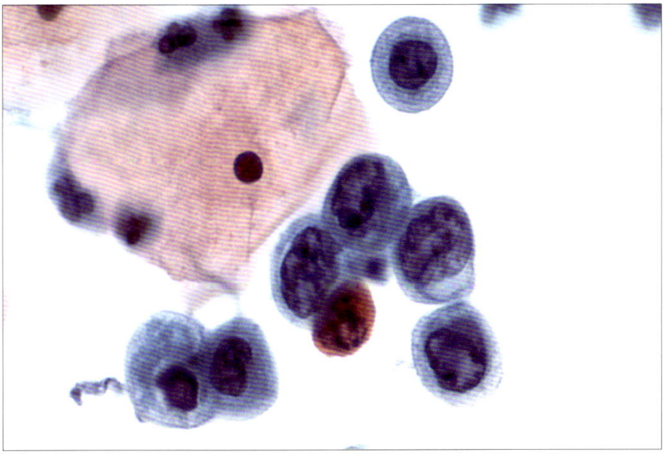

Abb. 217

Schwere Dysplasie/Carcinoma in situ (Obj. 60x)

29. GLOSSAR

Actin/Actinfilament fadenförmiges Strukturprotein im Zytoplasma; stabilisiert die Zellform, Actin und Myosin bilden kontraktile Filamente für die aktive Zellbewegung

Aminosäure (syn.: Aminokarbonsäure) Karbonsäuren mit zwei funktionellen Gruppen: Carboxygruppe -COOH und Aminogruppe $-NH_2$, Aminosäuren sind Bausteine der Proteine

Amphophilie/amphophil mischfarben, eosinophile und zyanophile Zytoplasmafärbung

Amplifikation/amplifiziert Vervielfachung eines oder mehrerer Gene
biologisch: In Tumorzellen sind Onkogene häufig amplifiziert
Laborverfahren: Amplifikation extrahierter DNA durch PCR (polymerase chain reaction)

Anabolismus/anabol Aufbaustoffwechsel, Umwandlung von Nahrungsstoffen in körpereigene Substanzen; i. e. S. der Proteinstoffwechsel (Gegensatz: Katabolismus)

Aneuploidie/aneuploid –> Ploidie/Ploidiegrad

Anisokaryose ungleiche Größe und Form der Zellkerne (syn.: Kernatypie)

Antagonist im paarigen System Gegenspieler des Agonisten:
Insulin <–> Glukagon
Beugemuskel <–> Streckmuskel
anaboler Stoffwechsel <–> kataboler Stoffwechsel u. a. m.

Apoptose genetisch programmierter Zelltod mit kontrollierter Destruktion der DNA; Karzinomzellen haben die Fähigkeit zur Apoptose verloren

ATP (Adenosintriphosphat) Nukleotid aus Adenin, Ribose und drei energetisch gebundenen Phosphorsäuremolekülen; ATP entsteht bei der Glykolyse und im Zitratzyklus

Autolyse „Selbstverdauung" der Zelle durch lysosomale Enzyme

Autosom Chromosom, ausgenommen die Geschlechtschromosomen X und Y; Autosomen sind im diploiden Chromosomensatz paarweise vorhanden

Chromatin fadenförmige Kernstruktur: DNA mit Histonproteinen; Chromatin liegt dekondensiert im Zellkern vor im Gegensatz zur kondensierten DNA im Chromosom

Diffusion Durchtritt von Ionen oder Molekülen durch die Zellmembran bis zum Ausgleich eines Konzentrationsgefälles; die Diffusion ist ein passiver Vorgang

Dignität Krankheitswert einer Zelle, ob „gutartig" (benigne) oder „bösartig (maligne)

Diploidie/diploid –> Ploidie/Ploidiegrad

DNA engl. deoxyribonucleic acid, dt. DNS; Polynukleotid mit Base (Adenin, Cytosin, Guanin oder Thymin) – Desoxyribose (Zucker) – Phosphorsäure; im Genom des Menschen sind zwei komplementäre Polynukleotide zu einer ~ 100 cm langen Doppelhelix verwunden

Endozytose Substrataufnahme durch Einstülpung der Zellmembran (Gegensatz: Exozytose)

Enzym Eiweiße, die als Biokatalysator in der Zelle wirken; beschleunigen zielgerichtet und reaktionsspezifisch biochemische Reaktionen

Epitop (syn.: antigene Determinante) Bereich eines Antigens, der mit dem Antikörper reagiert; ein Antigen besitzt gewöhnlich mehrere Epitope

Ester chemische Verbindung von Säure und Alkohol unter Wasseraustritt, z. B. Fettsäure und Glycerin (Alkohol) –> Neutralfette (Lipide)

Exozytose Sekretion von Zellprodukten oder phagozytierten Restkörpern durch Anlagerung von Sekretvakuolen an die Zellmembran (Gegensatz: Endozytose)

Genexpression Umsetzung der DNA eines Gens über mRNA (Transkription) in ein Protein (Translation)

Genom Gesamtheit des genetischen Materials in der Zelle

Histogenese morphologische und funktionelle Differenzierung eines Gewebes

Histonprotein basische Proteine im Zellkern Strukturelement für die räumlich enge Anordnung der DNA

Hybrid/Hybridisierung allg.: Mischtyp aus 2 Komponenten,
molekularmed.: Nachweis einer Basensequenz durch ein Hybrid aus DNA (Polynukleotid) und RNA (Oligonukleotid)

hydrophil/hydrophob Substrate mit polaren Atomgruppen sind in Wasser gut löslich (hydrophil), apolare Substrate hingegen schlecht löslich oder unlöslich (hydrophob)

Involution allg.: Rückbildung,
med.: alters- oder krankheitsbedingter Rückbildungsprozess

Inzidenz Anzahl neuer Erkrankungsfälle in einem bestimmten Zeitraum; gewöhnlich bezogen auf 100.000 Personen/Jahr

isomorph von gleicher Form

Karyoplasma (syn.: Nukleoplasma) von der Kernhülle umgeben mit DNA, Histonproteinen, Nukleolus (rRNA) und Flüssigkeit (syn.: Karyolymphe)

Karzinogenese über mehrere Jahre bis Jahrzehnte ablaufende Transformation einer vorher gesunden Zelle zum Malignom; Faktoren für die Karzinogenese heißen Karzinogene

Katabolismus/katabol Abbaustoffwechsel, i. e. S. des Proteinstoffwechsels (Gegensatz: anabol)

Kompartiment durch Membranen begrenzter Raum in der Zelle, direkt benachbart können in Kompartimenten unterschiedliche Funktionen ohne wechselseitige Störungen ablaufen

Mediator Biomoleküle, die als Vermittler- oder Überträgerstoffe wirken

Membran (Biomembran, Elementarmembran) Außenhülle der Zelle und Zellorganellen aus Phospholipiden und Proteinen mit zahlreichen Funktionen, bei allen Lebewesen weitgehend ähnlicher Aufbau

Metaplasie Umwandlung eines differenzierten Gewebes in ein anderes differenziertes Gewebe, gewöhnlich mit abweichender Funktion; der Vorgang ist reversibel

monoklonal identische Zelle, sie entstehen aus einer Vorläuferzelle; i. e. S. Antikörperbildung in einem Zellklon, die Antikörper reagieren mit einem einzelnen Epitop

Mutation Veränderung des Genoms; sie entstehen ohne erkennbare Ursache (Spontanmutation) oder durch Einwirkung mutagener Faktoren (induzierte Mutation).
Keimzellmutationen sind Grundpfeiler der Evolution, aber auch Ursache von Erbkrankheiten.
Mutationen in Körperzellen können die Zelle maligne transformieren.

Nekrose/nekrotisch durch exogene Faktoren (chemische mikrobiell oder physikalisch) hervorgerufener Untergang von Zellen

Nucleolus (syn.: Kernkörperchen) Konzentration von ribosomaler RNA (rRNA) und assoziierten basischen Proteinen im Zellkern; im Zytoplasma bilden rRNS und Proteine die Ribosomen

osmotisch ein Lösungsmittel diffundiert durch eine für gelöste Moleküle undurchlässige Membran, am Ort der höheren Substratkonzentration entsteht ein osmotischer Druck

Peptidbindung chemische Bindung zwischen der Aminogruppe (-NH2) einer Aminosäure mit der Carboxylgruppe (-COOH) einer zweiten Aminosäure

Ploidie/Ploidiegrad Maß für die Anzahl der Chromosomen

haploid	= 1n (Keimzelle, 22 + X oder 22 + Y)
diploid (syn.: euploid)	= 2n (normale, benigne Körperzellen, 44 + XX oder 44 + XY)
tetraploid	= 4n (Zellen der G2-Phase durch Verdoppelung des gesamten Genoms in der S-Phase)
polyploid	= in einigen Organen, z. B. Urothel, Hepatozyt, Thyreozyt (8n, 16n, 32n etc.)
aneuploid	= numerische Chromosomenaberration (> 4n und < 8n, > 8n und < 16 n etc., Aneuploidie ist ein typisches Merkmal der malignen Zelle)

Polarität/polar durch Verschiebung der elektrischen Ladung in einem Atom oder Molekül entsteht ein Dipolmoment; um polare Substrate bilden ebenfalls polare Wassermoleküle eine Hydrathülle, das Substrat ist wasserlöslich

Polymer/Polymerisation Verbindung chemisch identischer oder ähnlicher Verbindungen zu einem Makromolekül (Beispiele: Proteine, Kohlenhydrate, DNA oder RNA)

Polyploidie/polyploid –> Ploidie/Ploidiegrad

Protoonkogen Gene für die Regulation der physiologischen Zellproliferation; Protoonkogene mutieren zum Onkogen und können die Zelle maligne transformieren

Regeneration Ersatz abgestorbener Zellen durch teilungsaktive Vorläuferzellen; physiologische R. nach physiologischer Apoptose, pathologische R. nach induzierter Nekrose

Rezeptor molekulare Strukturen der Zellmembran oder im Zytoplasma, die chemische (Sexualhormon, Wachstumsfaktor, Arzneimittel) oder physikalische Signale (Lichtreiz) aufnehmen

Ribosom Protein- und rRNA-Partikel; liegen frei im Zytoplasma oder sind an Membranen im endoplasmatischen Retikulum gebunden; an R. erfolgt die Translation von mRNA zum Protein

RNA engl. ribonucleid acid, dt. RNS; Polynukleotid mit Base (Adenin, Cytosin, Guanin oder Uracil) – Ribose (Zucker) – Phosphorsäure; aus ribosomaler RNA (rRNA) bilden sich Ribosomen, in der mRNA (messenger RNA = Boten-RNA) ist ein Gen der DNA transkribiert

Sensitivität Anteil der korrekt als erkrankt erkannten Personen, bezogen auf die Gesamtzahl Erkrankter; falsch negative Befunde belasten die Sensitivität

somatisch körperlich, z. B. somatische Zellen: Körperzellen im Gegensatz zu den Keimzellen

Spezifität Anteil der korrekt als gesund erkannten Personen, bezogen auf die Gesamtzahl Gesunder; falsch positive Befunde belasten die Spezifität

Stroma interstitielles Stützgewebe (Bindegewebe) der Organe

Suppressorprotein Proteine, die als Antagonisten der Protoonkogenproteine bzw. der Onkogenproteine wirken; Suppressorproteine unterbrechen den Zellzyklus

Tetraploidie/tetraploid –> Ploidie/Ploidiegrad

Transkription/Translation im Zellkern erfolgt die Transkription von DNA zur mRNA, durch Ribosomen im Zytoplasma die Translation der mRNA in die Aminosäuresequenz des Proteins

Vesikel intrazellulärer membranbegrenzter Hohlraum, bis 100 nm groß; > 100 nm werden sie als Vakuole bezeichnet

Wasserstoffbrücke Anlagerung von Molekülen durch polare Wechselwirkung, z. B. in der DNA-Doppelhelix oder der Sekundär- und Tertiärstruktur der Proteine; Wasserstoffbrücken sind relativ instabil; atomare chemische Bindungen hingegen sind stabil

Zellkern größte lichtmikroskopisch sichtbare Zellorganelle; Doppelmembran mit zahlreichen Kernporen, im Karyoplasma Histonproteine, Genom der DNA und ribosomale RNA

Zellorganelle strukturell abgegrenzte Partikel der Zelle: Zellkern, Mitochondrien, Ribosomen, endoplasmatisches Retikulum, GOLGI-Apparat, Vesikel und Vakuolen u. a. m.

Zytoskelett/Zytokeratin Zellproteine für Stütz-, Transport- und Bewegungsfunktionen

30. WEITERFÜHRENDE LITERATUR

Lexika

- *Pschyrembel® Klinisches Wörterbuch. 261. Aufl. Walter de Gruyter, Berlin 2007.*

deutschsprachige Lehrbücher

- *Böcker W., Denk H., Heitz P. U. (Hrsg.): Pathologie. 4. Aufl. Urban & Fischer, München 2008.*
- *Buddecke E: Molekulare Medizin: eine systematische Einführung. ecomed, Landsberg 2002.*
- *Buselmaier W.: Biologie für Mediziner. 11. Aufl. Springer, Berlin 2010.*
- *Feichter G., Dalquen P.: Zytopathologie. Springer, Berlin 2000.*
- *Flindt R.: Biologie in Zahlen. 5. Aufl. Spektrum Akad. Verlag, Heidelberg 2000.*
- *Gruber S.: Gynäkologie und Geburtshilfe. 3. Aufl. Urban & Fischer, München 2009.*
- *Hirsch-Kauffmann M., Schweiger M.: Biologie für Mediziner und Naturwissenschaftler. 7. Aufl. Thieme, Stuttgart 2009.*
- *Holzner D.: Chemie für Technische Assistenten in der Medizin und in der Biologie. 5. Aufl. Wiley VCH, Weinheim 2006.*
- *Horn F.: Biochemie des Menschen. 4. Aufl. Thieme, Stuttgart 2009.*
- *Karp G.: Molekulare Zellbiologie. Springer, Berlin 2005.*
- *Kayser F. H., Böttger E., Zinkernagel R. M. et al.: Taschenlehrbuch medizinische Mikrobiologie. 11. Aufl. Thieme, Stuttgart 2005.*
- *Munk K. (Hrsg.): Taschenlehrbuch Biologie. Biochemie . Zellbiologie. Thieme, Stuttgart 2008.*
- *Mutschler E., Schaible H. G., Vaupel P.: Anatomie Physiologie Pathophysiologie des Menschen. 6. Aufl. Wissenschaftl. Verlagsges., Stuttgart 2007.*
- *Nauth H. F.: Gynäkologische Zytodiagnostik. Thieme, Stuttgart 2002.*
- *Nennstiel S.: Allgemeine Pathologie. Urban & Fischer, München 2009.*
- *Soost H. J., Baur S.: Gynäkologische Zytodiagnostik. 5. Aufl. Thieme, Stuttgart 1990.*

englischsprachige Lehrbücher

- *Bibbo M. (ed): Comprehensive cytopathology. 3rd ed. Saunders, Philaldelphia 2008.*
- *Koss L. G.: Koss´diagnostic cytology. 5th ed. vol 1 + 2. Lippincott Wiliams & Wilkins, Philadelphia 2006.*

Zeitschriften

- *Acta Cytologica (zweimonatl., engl., im IAC-Beitrag eingeschlossen); Hrsg.: IAC International Academy of Cytology, St. Louis, USA, www.acta-cytol.com*
- *Cyto-Info (vierteljährl., im VDCA-Beitrag eingeschlossen); Hrsg.: VDCA, Verband Deutscher Cytologisch Tätiger Assistenten e. V., www.vdca.de*

31. INDEX (Seitenangaben in Grau weisen auf Abbildungen oder Tabellen hin)